本草學實習

本草學教材編纂委員會 編

[下卷]

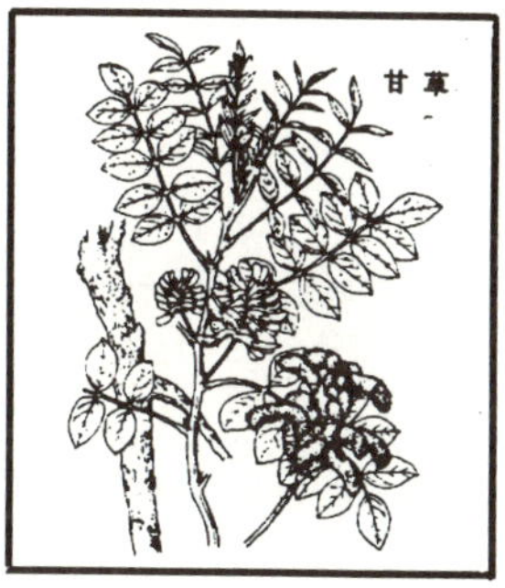

圖書出版 永林社

머 리 말

本草學教育의 體系化 및 교재의 통일을 위하여 全國韓醫科大學의 공동교재로 本草學 교과서가 비로소 출판되었고, 이에 따라 새로운 實習書의 필요성을 느끼게 되었다. 또한, 韓藥의 수요가 늘어나고, 새로운 약효가 개발됨에 따라 약물의 종류도 늘어나 새로운 약물이 많아졌을 뿐만 아니라 僞品도 많이 생기게 되어 傳統性을 究明하고 비교 검토하여 올바른 藥材를 識別하는 能力과 知識, 開發과 品質管理 등이 무엇보다도 중요하다고 하겠다.

本實習書는 全國本草學 教授가 分擔執筆한 本草學에 準하여 韓藥材의 基原, 採集, 修治, 性味, 效能 및 應用方法 등의 教科 과정 중에서 주로 基原, 修治 및 品質, 理化學鑑別, 貯藏에 중점을 두고 제한된 時間 안에서 實習으로 익히고 究明하는데 留意하였다.

① 약물의 基原은 현재 우리나라에서 유통되고 있는 약재의 기원을 주로 하였고, 유통되고 있는 약재들 중에서 잘못된 것은 究明하고 바른 기원을 기재하므로써 앞으로 약재 유통에 있어서 개선된 방향으로 유도하고자 하였다.

② 韓藥材는 또한 採取時期에 따라서 藥效의 차이가 많이 나므로 올바른 採取時期를 記錄하고 또한 이를 바탕으로 채취시기에 관심을 가지므로서 藥效를 높일수 있다고 하겠다.

③ 교과서 총론부분에 서술한 修治에 대한 이론을 實習을 통해 실제적인 방법이나 약물 하나하나의 구체적인 방법들을 자세히 기록하므로써 修治로 인한 藥效의 變化 및 增大, 副作用의 減少 등의 효과를 가져올 수 있도록 하였다.

④ 鑑別에 있어서는 주로 理化學鑑別을 통해 육안적으로 판별하기 어려운 것과 귀한 약재들은 실습을 통하여 충분히 익힘으로써 감별 및 확인을 하여 처방에 기재된 약재를 올바르게 사용할 수 있는 능력을 갖도록 하였다. 또한 약재의 品質의 優劣을 가릴 수 있는 鑑定과 약재의 眞·僞品을 판별할 수 있는 鑑別知識도 기재하였다.

⑤ 韓醫學에서 藥物作用을 규정한 性味, 歸經 및 效能, 應用方法 등도 중요하지만, 韓藥은 거의 天然物로 이루어져 있으므로 이에 대한 基原, 修治 및 鑑別도 이에 못지 않게 중요하다고 생각한다. 실습서에 기재된 내용을 단지 관념적으로만 이해하지 말고 실제로 실습을 통하여 古今의 效能을 익히므로써 韓醫學을 發展, 志向시키기 위한 기초로 삼기 바란다.

끝으로 實習時 주의사항은 다음과 같다.

1. 실습에 임할 때는 반드시 실습까운을 착용하여야 하며, 실습실 내에서는 정숙한 태도로 지시하는 대로 실습하여야 한다.
2. 藥材의 味를 반드시 확인해야 하는데, 향기나 냄새가 좋지 않다고 하여 확인을 피해서는 안 된다.
3. 藥材의 形態를 실험함에 있어서 육안적인 방법으로 세밀하고 정확한 판단을 내려야 한다. 시판되는 약재들은 그 형태가 原形, 切片, 碎片, 조각, 粉末 등 다양한 형태를 하고 있어서, 藥材 하나하나의 原形과 함께 처방에 들어갈 때의 형태도 올바로 판단할 수 있어야 한다. 이를 위하여 藥材의 특징적인 형태를 관찰하여야 하며, 부분에만 집착하지 말고 약물의 전체적인 형태와 크기를 알아야 한다.
4. 修治에 대한 實習을 할 때에는 修治하는 과정에서 대개 불을 사용하므로 火災에 주의하여야 하며, 藥材의 종류에 따라서 필요한 火力을 맞추도록 하여야 한다.
5. 理化學的인 鑑別에서는 인체에 나쁜 영향을 주는 유기용매를 다룰 때가 많으므로, 이러한 시약은 지시자의 설명을 잘 듣고 주의하여 다루어야 하며 환기에 주의하여야 한다.

1991年 5月

總 目 次

—上 卷—

—下 卷—

目 次 —下 卷—

第 11 章 止 血 藥

第 12 章 活血祛瘀藥

第 13 章 化痰 止咳 平喘藥

第 14 章　安　神　藥

第 15 章　平　肝　藥

第 16 章　開　竅　藥

第 17 章　補　益　藥

第18章 收 澀 藥

第19章 涌 吐 藥

第20章 外 用 藥

第11章 止 血 藥

第 1 節 收斂止血藥

仙 鶴 草 [滇南本草]

【基原植物】 짚신나물 *Agrimonia pilosa* LEDEB.

多年生 草本으로 높이는 30~100㎝이고 줄기는 곧게 자라고 전체에 희고 긴 털이 있다. 奇數羽狀 複葉이 互生하고 葉柄이 있다. 托葉은 2개로 비스듬한 卵形에 깊게 갈라진 톱니가 있고 긴 柔毛로 덮여 있다. 小葉은 다소 많고 여러쌍이며 長楕圓形 내지는 楕圓形이며 양끝이 좁고 가장자리에 톱니가 있다. 總狀花序는 원줄기의 끝과 가지 끝에 달리고 꽃은 黃色, 꽃받침통은 길이 3㎜ 정도로 세로로 파진 줄이 있으며 윗부분이 5개로 갈라지고 그 밑에 갈고리같은 털이 있어서 다른 물체에 잘 붙는다. 꽃잎은 5개이고 倒卵形에 끝은 조금 오목하고 수술은 10개이고 心皮는 2개이며 숨겨져 있다. 瘦果는 꽃받침통 안에 들어 있다. 開花期는 6~8월이다.

【修 治】 잔뿌리와 雜質을 제거하고 세척하여 부드럽게 되면 적당하게 건조시킨다.

【修治效果】

【品 質】 質이 부드럽고 잎이 많은 것이 良品이다.

【理化學鑑別】

【貯 藏】 통풍이 잘 되는 곳에 보관한다.

內 部 構 造

仙鶴草葉主脈橫斷面簡略圖

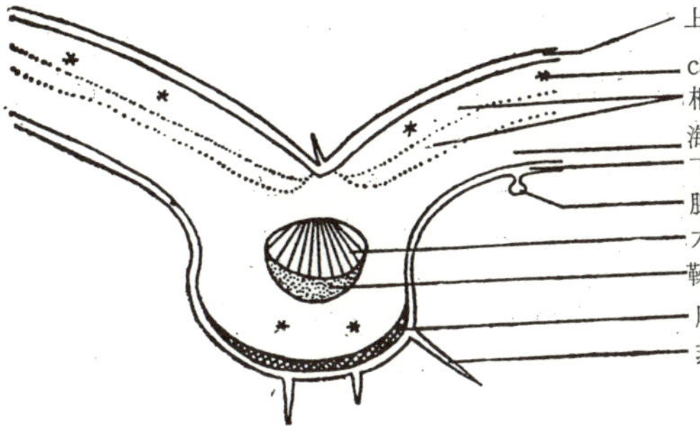

仙鶴草粉末圖

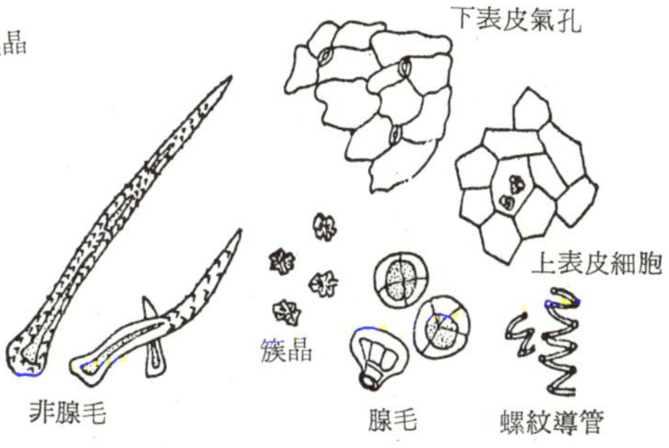

外 部 形 態

氣		味		色	

年　　月　　日　　　　　　組　　姓　名

白 及 [本經]

【基原植物】 자란 *Bletilla striata*(THUNB.) REICHB. fil.

多年生 草本으로 높이 30~70㎝ 정도 자라며 塊莖은 多肉質에 연결된 三角狀 卵形에 黃白色이고, 수염뿌리는 섬세하다. 잎은 밑부분에서 5~6개가 서로 감싸면서 원줄기처럼 되고 披針形 또는 楕圓形이며 길이 15~30㎝, 너비 2~6㎝로 끝은 뾰족하고 밑부분은 아래로 뻗은 긴 鞘狀으로, 세로로 많은 주름이 있다. 總狀花序는 頂生하며 꽃은 3~8개가 疎生한다. 苞片는 披針形, 길이 1.5~2.5㎝, 꽃은 淡紫色 또는 黃白色이고, 좁은 楕圓形이며, 끝은 뾰족하다. 脣瓣은 倒卵形이고 안쪽에 5개의 도드라진 稜線이 있으며 윗부분은 3개로 갈라지며 中央裂片은 短圓形, 수술과 암술이 결합되어서 암술의 긴 자루가 된다. 蒴果는 圓柱形으로 양쪽이 약간 뾰족하고 좁으며 縱肋이 6개, 꼭대기에 花瓣이 말라서 떨어진 흔적이 항상 붙어 있다. 開花期는 5~6월, 結實期는 7~9월이다.

【修　治】 雜質을 제거하고 물에 담갔다가 썰어서 건조시킨다.

【修治效果】

【品　質】 크고 포만하며 백색으로 반투명하고 질이 단단한 것이 良品이다.

【理化學鑑別】

【貯　藏】 통풍이 잘 되는 곳에 보관한다.

內 部 構 造

白及(塊莖)粉末圖

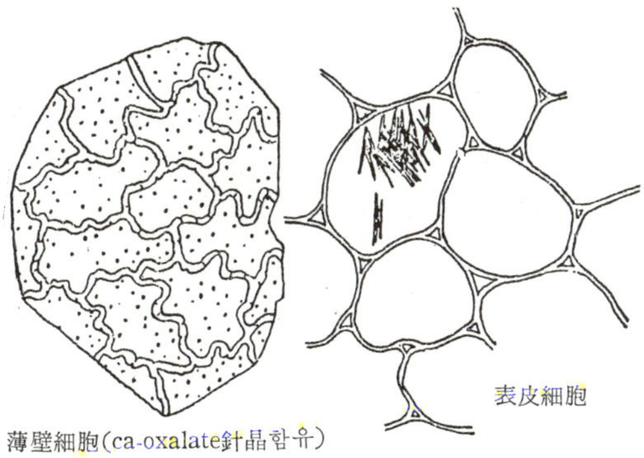

外 部 形 態

白及外形圖

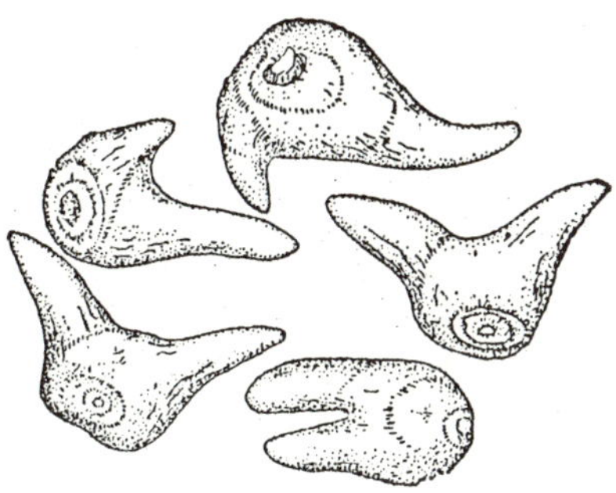

氣		味		色	

年　　月　　日　　　　　　組　　姓 名

第 2 節　凉血止血藥

大　　薊 [別錄]

【基原植物】 엉겅퀴 *Cirsium japonicum* var. *ussuriense* KITAM.

多年生 宿根草本으로 높이는 100～150㎝로 곧추 서고 줄기에 세로줄이 있으며 전체에 거미줄같은 흰 털이 있다. 잎은 互生하고 根生葉은 倒卵狀의 긴 타원형으로 길이는 15～30㎝로 羽狀分裂하고, 裂片은 5～6쌍이며 끝이 뾰족하고 가장자리에는 불규칙하게 갈라진 톱니와 가시가 있고 양쪽에 날개가 있는 편평한 葉柄을 형성하며 털에 뒤덮여 있다. 莖生葉은 위로 올라감에 따라 작아지지만 모양은 根生葉과 비슷하고 밑부분이 줄기를 에워싸고 있다. 頭花는 가지끝과 원줄기끝에 1개씩 달리며 披針形의 잎이 1～2개 着生한다. 總苞는 球形이고 苞片은 7～8줄로 배열되며 겉에서 안으로 약간씩 길어지고 끝이 뾰족한 線形이다. 花冠은 자주색 또는 적색이며 瘦果는 길이 3.5～4㎜로 타원형이다. 開花期는 6～8월이다.

【修　治】 ❶ 大　薊 : 大薊根을 물로 깨끗이 씻어 물에 적셔서 연하게 한 다음 切片하여 말린다. 또, 大薊草를 깨끗이 씻어 물에 적셔서 연하게 한 다음 切段하여 말린다.
❷ 炒　炭 : 大薊片이나 段을 센 불로 炒하여 표면이 눋은 黑色이나 黑褐色을 띠면 약간의 물을 분사하여 꺼내 그늘에서 말린다.

【修治效果】 生用하면 凉血止血하는데, 炒炭하면 止血效果가 높아진다.

【品　質】 회녹색으로 잎이 많은 것이 좋다.

【理化學鑑別】

【貯　藏】 바람이 잘 통하고 건조한 곳에 보관한다. 大薊炭은 용기에 넣어 보관한다.

內 部 構 造

大薊根橫斷面簡略圖

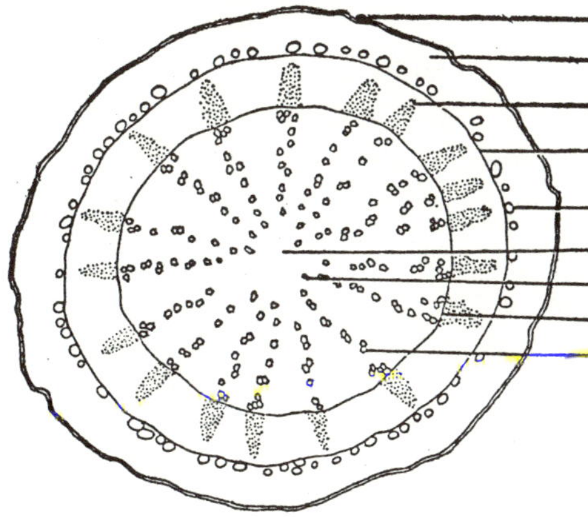

外 部 形 態

氣		味		色	

年　　月　　日　　　　　組　　姓　名

小　　薊 [別錄]

【基原植物】 조뱅이 *Cephalonoplos segetum* BGE. KITAM.

多年生 草本으로 높이는 약 50㎝이며 포복상의 긴 뿌리가 있으며 줄기는 곧추 서고 거미줄 같은 綿毛로 얇게 뒤덮여 있다. 根生葉은 꽃이 필 때 시들며 莖生葉은 긴 楕圓狀 披針形으로 길이 5~10㎝, 너비 1~2.5㎝이며 양면 모두 거미줄과 같은 綿毛로 덮여 있고, 가장자리는 밋밋하거나 缺刻狀의 톱니가 있으며 톱니끝에는 둥근 가시가 있고, 위로 올라갈수록 점차 작아진다. 꽃은 가지끝과 원줄기끝에 1개씩 달리고 總苞는 鐘形이며 5개로 갈라진 苞片은 綿毛로 덮여 잇다. 8줄로 배열된 苞片 중 外片이 가장 짧고 中片은 披針形으로 가시처럼 뾰족하지만 원형으로 털은 없으며, 冠毛는 깃털모양으로 褐色이며 果熟期에는 花冠의 길이보다 약간 길어진다. 開花期는 5~7월, 結實期는 8~9월이다.

【修　治】 ❶ 小　薊 : 雜質을 제거하고 깨끗이 씻어서 약간 축축하게 한 다음 切段하여 말린다.
❷ 炒　炭 : 小薊段을 센 불로 炒하여 黑褐色이 되면 물을 약간 분사하여 꺼내어 말린다.

【修治效果】 生用하면 凉血止血하는데, 炒炭하면 止血效果가 높아진다.

【品　質】 잎이 많고 녹색인 것이 좋다.

【理化學鑑別】

【貯　藏】 바람이 잘 통하고 건조한 곳에 보관한다. 小薊炭은 용기에 넣어 보관한다.

內 部 構 造

大薊根橫斷面簡略圖

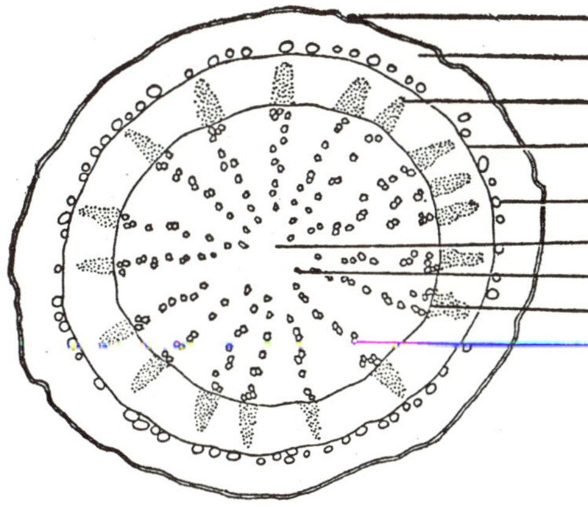

外 部 形 態

氣		味		色	

年　月　日　　　　組　姓 名

小　　薊 [別錄]

【基原植物】 조뱅이 *Cephalonoplos segetum* BGE. KITAM.

多年生 草本으로 높이는 약 50㎝이며 포복상의 긴 뿌리가 있으며 줄기는 곧추 서고 거미줄 같은 綿毛로 얇게 뒤덮여 있다. 根生葉은 꽃이 필 때 시들며 莖生葉은 긴 橢圓狀 披針形으로 길이 5~10㎝, 너비 1~2.5㎝이며 양면 모두 거미줄과 같은 綿毛로 덮여 있고, 가장자리는 밋밋하거나 缺刻狀의 톱니가 있으며 톱니끝에는 둥근 가시가 있고, 위로 올라갈수록 점차 작아진다. 꽃은 가지끝과 원줄기끝에 1개씩 달리고 總苞는 鐘形이며 5개로 갈라진 苞片은 綿毛로 덮여 잇다. 8줄로 배열된 苞片 중 外片이 가장 짧고 中片은 披針形으로 가시처럼 뾰족하지만 원형으로 털은 없으며, 冠毛는 깃털모양으로 褐色이며 果熟期에는 花冠의 길이보다 약간 길어진다. 開花期는 5~7월, 結實期는 8~9월이다.

【修　治】 ❶ 小　薊 : 雜質을 제거하고 깨끗이 씻어서 약간 축축하게 한 다음 切段하여 말린다.
❷ 炒　炭 : 小薊段을 센 불로 炒하여 黑褐色이 되면 물을 약간 분사하여 꺼내어 말린다.

【修治效果】 生用하면 凉血止血하는데, 炒炭하면 止血效果가 높아진다.

【品　質】 잎이 많고 녹색인 것이 좋다.

【理化學鑑別】

【貯　藏】 바람이 잘 통하고 건조한 곳에 보관한다. 小薊炭은 용기에 넣어 보관한다.

內 部 構 造

刺兒菜莖橫斷面簡略圖

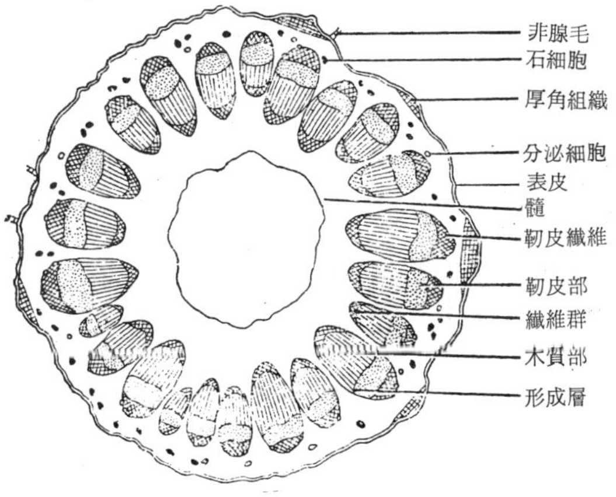

外 部 形 態

氣		味		色	

年　　月　　日　　　　　　組　　姓 名

地　　榆 [本經]

【基原植物】 오이풀 *Sanguisorba officinalis* L.

多年生 草本으로 높이는 30～150㎝이고 根莖은 굵고 肥厚한 紡錘形 또는 긴 圓柱形이다. 줄기는 곧게 자라며 奇數羽狀複葉이 互生하고 根生葉은 莖葉보다 크고 葉柄이 길며 莖葉은 半圓形에 無柄이고, 줄기를 싸고 있는 托葉의 가장자리에는 三角狀의 톱니가 있다. 小葉은 5～11개 楕圓形 내지는 長楕圓形에 끝은 뾰족하거나 둥근 원형, 밑부분은 楔形 또는 心臟形이고 가장자리에는 三角狀의 톱니가 있고 小葉柄은 짧아서 無柄에 가깝다. 꽃은 작고 밀집하며 倒卵形, 짧은 圓柱形, 球形 등의 穗狀花序를 이루고 花序柄은 가늘고 길며 無毛 또는 細毛가 약간 있다. 꽃은 暗紫色, 苞片은 2개, 膜質, 披針形, 가는 柔毛가 있고 꽃잎은 4개, 楕圓形 혹은 廣卵形이고 수술은 4개가 花筒의 喉部에 붙어 있다. 葯은 黑紫色, 子房은 上位 卵形으로 털이 있고, 花柱는 가늘고 길며 柱頭는 乳頭形이다. 瘦果는 楕圓形이거나 卵形인데 褐色이고 세로로 4개의 모가 있고 좁은 날개모양을 하고 種子는 1개이다. 開花와 結實期는 7～9월이다.

【修　治】 ❶ 地　榆 : 雜質을 제거하고 깨끗이 씻어서 殘莖을 없애고 불린 다음 切片하여 말린다.

❷ 炒　炭 : 깨끗한 地榆片을 센 불로 炒하여 표면이 눌은 黑色이 되고 내부가 짙은 褐色이 되면 꺼내어 식힌다.

【修治效果】 生用하면 凉血止血하는데 凉血作用이 더 강하다. 그러나 炒炭하면 止血, 收斂, 止痢의 效能이 높아진다.

【品　質】 굵고 길며 질이 단단하고 절단면이 홍색인 것이 良品이다.

【理化學鑑別】 粉末 2g에 에틸알콜 20㎖를 넣고 뜨겁게 10분간 회류시키면서 여과한다. 여과액에 암모니아 용액 40㎖에 물 1000㎖를 넣고 산도 8～9로 조절하여 여과한 후 증건하여 찌꺼기에 물 10㎖를 넣고 용해시키는데 찌꺼기는 용해되지 않는다. 여과액 5㎖를 가지고 증건 후 식초 1㎖나 유산 2방울을 떨어뜨리면 용액은 홍자색으로 변하고 방치해두면 갈색으로 된다.

【貯　藏】 바람이 잘 통하고 건조한 곳에 보관한다.

內 部 構 造

地楡根橫斷面簡略圖

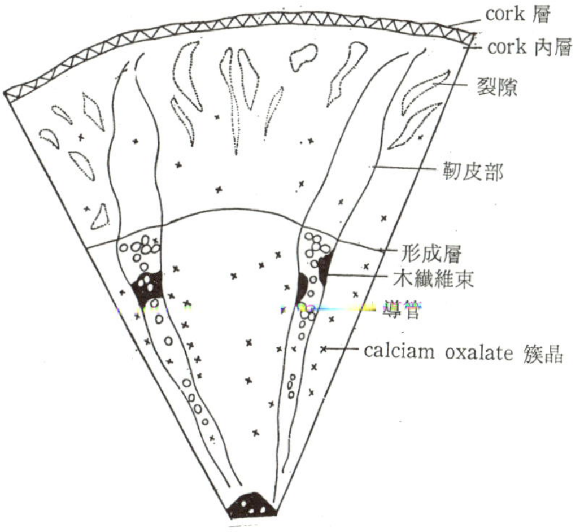

外 部 形 態

地楡根 및 飮片圖

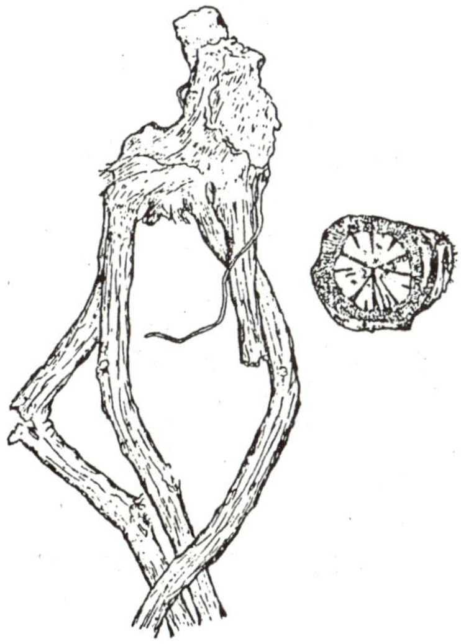

氣		味		色	

年 月 日 組 姓 名

槐　　花 [日華子本草]

【基原植物】 회화나무 *Sophora japonica* L.

落葉喬木으로 높이가 25 m에 달하는 것도 있다. 樹皮는 灰色 또는 深灰色에 거칠며 세로로 갈라진다. 內皮는 鮮黃色이고 臭氣가 난다. 잎은 寄數羽狀複葉이 互生하고 小葉은 7~15개이고 卵狀 長楕圓形이거나 卵狀 披針形에 끝은 뾰족하고 밑은 뭉툭하거나 둥글고 톱니가 없으며 잎뒤에는 잔털이 있고 小托葉이 있으며 小葉柄은 짧고 털이 있다. 圓錐花序는 頂生하고 꽃은 乳白色이고 꽃받침은 종모양이며 5개로 얕게 갈라진다. 花冠은 나비모양에 旗瓣은 넓은 心臟形이고 짧은 갈고리가 있다. 수술은 10개이고 길이는 고르지 않고 분리되어 있고 子房은 筒狀에 가늘고 긴 털이 나 있다. 꼬투리는 마디가 있고 구슬을 꿰어 놓은 것 같고 綠色에 多肉質이며 種子는 1~6개로 暗褐色에 心臟形이다. 開花期는 8월, 結實期는 10월이다.

【修　治】 ❶ 槐　花 : 雜質과 가지를 제거한다.
❷ 炒　黃 : 깨끗한 槐花를 약한 불로 炒하여 黑褐色으로 되고 불꽃이 일기 시작하면, 물을 적당히 분사하여 끄고 炒乾하여 식힌다.

【修治效果】 炒黃한 후에는 苦寒한 성질이 緩和되어 中氣를 상하게 하지 않는다. 炒炭하면 澁性이 생겨서 止血作用이 높아진다.

【品　質】 크고 단단하며 황록색인 것이 良品이다.

【理化學鑑別】 0.1 g을 분쇄하여 에틸알콜 10 mℓ를 넣고 水浴上에서 5분간 가열하여 여과한다. 그 후 여액 1 mℓ에 마그네슘가루 소량과 염산 2~3방울을 넣으면 홍색으로 변한다.

【貯　藏】 바람이 잘 통하고 건조한 곳에 보관한다. 濕氣와 벌레에 상하기 쉬우므로 주의해야 한다. 槐花炭은 용기에 넣어 보관한다.

內 部 構 造

槐米粉末圖

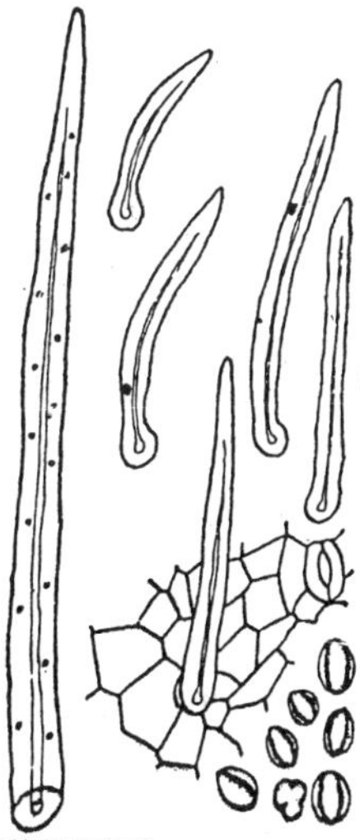

外 部 形 態

氣		味		色	

年　月　日　　　組　姓 名

側 柏 葉 [別錄]

【基原植物】 측백나무 *Biota orientalis* (L.) ENDL.

常綠喬木으로 높이는 20 m에 달하지만, 흔히 灌木狀이다. 樹冠은 圓錐形으로 가지가 많고 樹皮는 灰褐色이며 비늘모양으로 벗겨진다. 잎은 十字形으로 對生하고 잔 비늘모양이며 앞뒤의 구별없이 손바닥을 세운 것과 같이 側立하는 독특한 형태를 나타낸다. 또 특별히 손질을 하지 않아도 타원형의 아름다운 樹型을 이룬다. 수꽃은 前年枝 끝에 1개가 달리며 10개의 鱗片으로 구성되고 5~10쌍의 수술이 있으며 花梗은 짧다. 암꽃은 윗부분의 작은 가지에 달리며 球形으로 花梗이 없고 8개의 實片으로 구성되고 각 꽃에는 6개의 胚珠가 있다. 毬果는 卵形이며 多肉質이지만 나중에는 木質이 되고 익으면 갈라져서 種子를 방출한다. 種子는 타원형으로 淡黃色을 띠며 柔軟하다. 開花期는 4월, 結實期는 9~10월이다.

【修　治】 ❶ 側柏葉 : 가지 및 雜質을 제거한다.
❷ 側柏炭 : 깨끗한 側柏葉을 중간 불로 炒하여 표면이 늘은 褐色으로 되고 내면이 늘은 黃色으로 되면 꺼내어 식힌다.

【修治效果】 生用하면 凉血止血하는데, 炒炭한 후에는 止血作用이 높아진다.

【品　質】 가지가 연하고 짙은 녹색인 것이 좋다.

【理化學鑑別】

【貯　藏】 바람이 잘 통하고 건조한 곳에 보관한다. 側柏炭은 용기에 넣어 보관한다.

內 部 構 造

側柏嫩枝橫斷面簡略圖

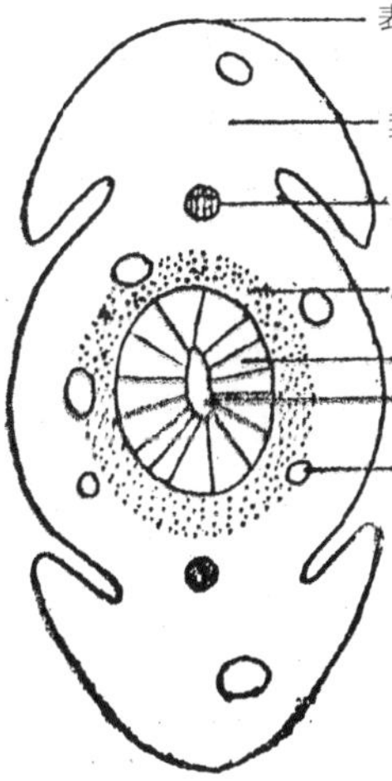

外 部 形 態

氣		味		色	

年　　月　　日　　　　　　組　　姓 名

白 茅 根 [本經]

【基原植物】 띠 *Imperata cylindrica* var. *koenigii* (RETZ.) DURAND et SCHINZ

多年生 草本으로 根莖은 가늘고 길며 백색이고 가로로 뻗으며 줄기(稈)는 곧게 서고 굽었으며 높이는 1 m이고 가장자리가 거칠거칠하며 葉鞘는 털이 없고 鞘口는 털이 있으며 葉舌은 膜質이며 가늘게 째졌다. 꽃은 잎사귀보다 먼저 나며 圓錐花序는 穗狀이고 길이 6~15㎝이며 백색 털이 밀생하고 褐色의 수술이 달리며 갈라진 각 가지 위의 마디에 1개의 小穗가 있으며 작은 꼭지는 길이가 같지 않으며 小穗는 長楕圓形이며 길이 2.5㎜이다. 總苞의 털 및 안팎의 2穎 위의 털은 긴 白色纖毛이고 길이 1.5㎜이며 안팎의 稃는 小型이고 까끄라기가 없으며 수술은 2개이고 암술머리는 2개로 갈라져서 길게 나오며 黑紫色이다. 開花期는 5~6월이다.

【修　治】 ❶ 白茅根 : 잘 씻어서 약간 불린 다음 切段하여 건조하고 부스러기를 제거한다.
❷ 炒　炭 : 茅根段을 중간 불로 炒하여 눋은 褐色이 되면 약간의 물을 분사하여 불꽃을 끈 다음 그늘에 말린다.

【修治效果】 生用하면 淸熱利尿의 效能이 높고 炒炭하면 止血效果가 높아진다.

【品　質】 굵고 비대하며 백색으로 수염뿌리가 없고 단맛이 있는 것이 좋다.

【理化學鑑別】 粉末 1.0g에 핵산 20㎖를 가하여 추출하고 30분 후에 여과하여 여액을 취해서 농축하고 잔류물에 대해서 lieberman burchard 반응을 시행할 때 접계면은 적갈색, 위층은 청록색~적자색이 된다.

【貯　藏】 바람이 잘 통하고 건조한 곳에 보관한다. 茅根炭은 용기에 넣어 보관한다.

內 部 構 造

白茅根根莖橫斷面簡略圖

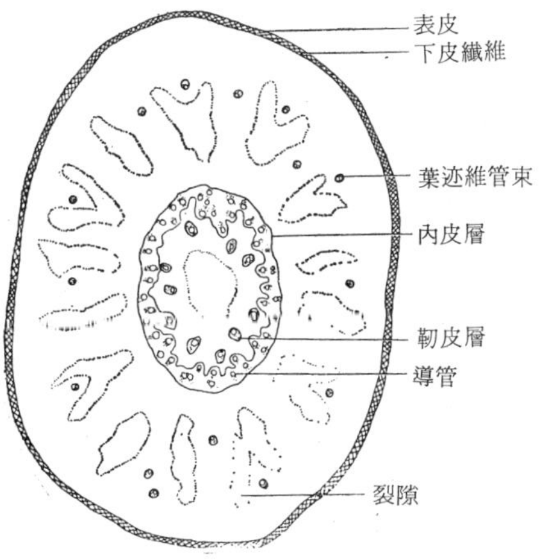

外 部 形 態

氣		味		色	

年　　月　　日　　　　　　組　　姓 名

羊 蹄 根 [本經]

【基原植物】 참소리쟁이 *Rumex japonicus* HOUTT.

多年生 草本으로 뿌리는 약간 肥大하며 黃色이다. 줄기는 곧고 높이는 40~100㎝이다. 根生葉은 모여나고 葉柄이 길고 長楕圓形이고 끝은 뭉툭하고 밑부분은 둥글거나 楔形이고 가장자리는 波狀이다. 莖生葉은 互生하여 올라갈수록 葉柄은 짧고 잎도 작다. 總狀花序는 頂生하는데 모두 아래로 조금 늘어져 있다. 花被는 6개인데 淡綠色이며 外輪의 3개는 열려 있고 內輪 3개는 果被를 이룬다. 수술은 6개이며 꽃잎은 없고 암술대는 3개이며 암술머리가 잘게 찢어져 있다. 子房에는 모가 있고 1室 1胚珠, 花柱는 3개, 柱頭는 細裂된다. 瘦果는 三角形, 날카로운 角稜이 있고 길이 약 2㎜, 褐色에 光澤이 있다. 開花期는 6~7월, 結實期는 10월이다.

【修 治】 잡질을 제거하고 물에 적셔 부드럽게 되면 썰어서 쓴다.

【修治效果】

【品 質】 굵고 길며 절단면이 황회색인 것이 良品이다.

【理化學鑑別】

【貯 藏】 음랭처에 보관하고 충해를 방지한다.

內 部 構 造

羊蹄根橫斷面簡略圖

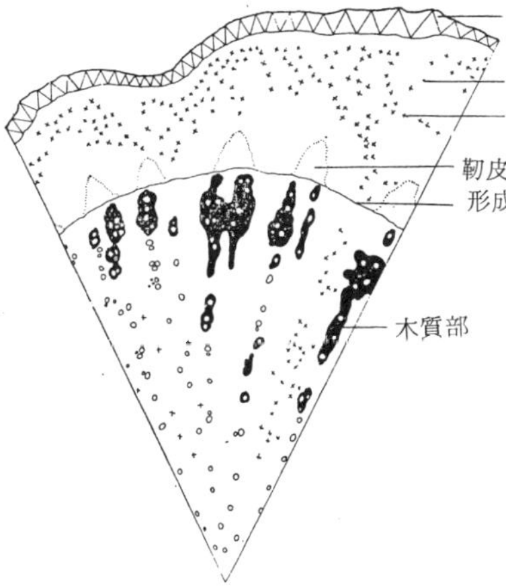

外 部 形 態

氣		味		色	

年　月　日　　　　組　姓 名

第3節 化瘀止血藥

三 七 根 [本草綱目]

【基原植物】 三七 *Panax notoginseng* (BURK.) F.H. CHEN

多年生 草本으로 높이는 30~60㎝이다. 根莖은 짧고 묵은 줄기의 흔적이 남아 있다. 뿌리는 굵고 多肉質이며 倒圓錐形 혹은 짧은 圓柱形이며 길이 약 2~5㎝, 지름 약 1~3㎝이며 支根이 몇개 나 있고 外皮는 黃綠色 또는 黃褐色이다. 줄기는 곧게 서고 털은 없다. 잎은 掌狀 複葉이며 3~4개가 줄기의 끝에 輪生한다. 葉柄은 가늘고 길며 털은 없으며, 小葉은 楕圓形 또는 長楕圓形으로 3~7개이며 그 중 가운데 잎이 비교적 크고 끝쪽의 잎 2개는 작다. 大花柄은 줄기의 끝 중앙에서 뻗어나와 곧추 서고 길이 20~30㎝, 傘形花序는 단독으로 頂生하고 지름 3㎝, 꽃은 여러개이며 單性花와 兩性花가 共存한다. 꽃받침잎은 綠色에 5개로 갈라지고, 꽃잎은 5개로 黃綠色, 수술은 5개, 葯은 楕圓形, 암술 1개, 子房은 下位 2室, 花柱는 2개, 花盤은 편평하거나 약간 오목하다. 核果는 液果狀이며 腎臟形에 가깝고 익으면 赤色이며, 種子는 1~3개로 球形이다. 開花期는 6~8월, 結實期는 8~10월이다.

【修 治】 잘 세척하여 건조한다.

【修治效果】

【品 質】 크고 포만하며 흑갈색인 것이 좋다.

【理化學鑑別】 ① 粉末 1g에 물 10㎖를 넣고 30분간 温浸하거나 혹은 1시간동안 冷浸하여 흔들어 여과한다. 여액 2㎖를 두개의 시험관에 나누어 한개는 NaOH(0.1mol/L)2㎖, 또 한개에는 염산액(0.1㎖/L) 2㎖를 넣고 1분간 흔들면 2개에서 균등하게 지속적인 거품이 난다.

② 粉末 2g에 메틸알콜 15㎖를 넣고 30분간 温浸(冷浸은 1시간)한 후 여과한다. 여액 1㎖를 증건하여 amhydroxy acetate 1㎖나 유산 1~2방울을 떨어뜨리면 황색이 나타나고 점차 홍색, 자색, 청색, 녹색으로 변한다.

【貯 藏】 음랭처에 보관하고 충해를 방지한다.

內 部 構 造

三七根橫斷面簡略圖

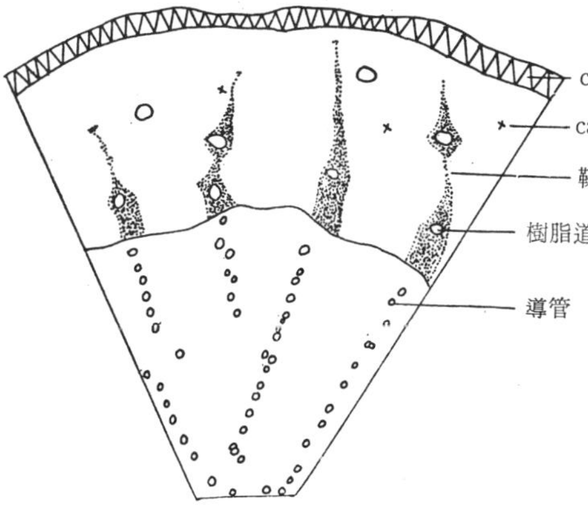

外 部 形 態

三七根外形圖

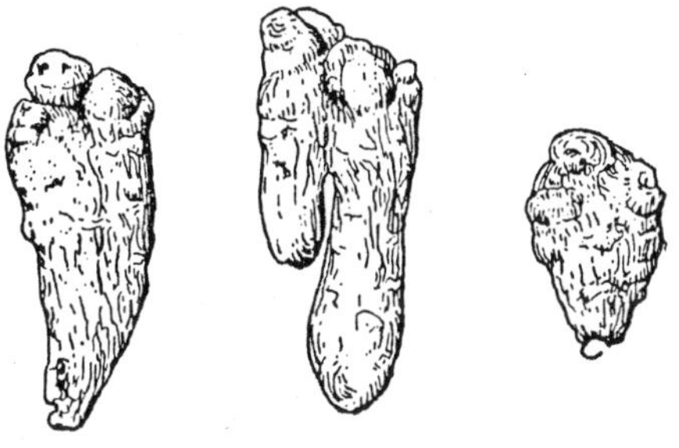

氣		味		色	

年 月 日 組 姓 名

蒲　　　黃 [本經]

【基原植物】 부들 *Typha orientalis* PRESL

多年生 草本으로 높이는 1.5 m 내외이며 根莖은 옆으로 길게 뻗고 원줄기는 곧게 서고 葉은 狹線形이고 길이 80~130 ㎝, 너비 6~12 ㎜ 내외이다. 葉鞘는 圓筒形이며 반은 莖을 싸고 있다. 꽃은 肉穗花序이고 頂生하며 圓柱狀으로 여러개의 잔꽃이 집합하여 밀착한다. 雌雄花序는 離生하는데 雄花序는 上部, 雌花序는 下部에 있는데, 그 간격은 3 ㎜쯤 된다. 雌雄花序 모두 花被는 퇴화하여 鱗片形 또는 가늘고 부드러운 털로 되었다. 수꽃에는 3개의 수술이 있고 葯에는 긴 털이 있고 암꽃에는 小苞가 있는데 구두주걱 모양이고 길이는 柱頭와 같고 小苞와 花頭 모두 白毛보다는 길다. 果穗는 좁고 길며 적갈색이다. 보통 雄花序보다는 짧고 길이 약 1.5 ㎝, 직경 20 ㎜내외이다. 開花期는 6~7월이다.

【修　治】 ❶ 蒲　黃 : 부수어서 塊로 만들어 花絲와 雜質을 제거한다.
❷ 炒　炭 : 깨끗한 蒲黃을 중간 불로 炒하여 黑褐色으로 되면 약간의 물을 뿌려서 꺼낸 다음 그늘에서 말린다.

【修治效果】 生用하면 性이 滑하여 活血行瘀止痛의 效能이 높지만, 炒炭한 후에는 性이 澁하여 止血의 效能이 높아진다.

【品　質】 가볍고 황색인 것이 좋다.

【理化學鑑別】 ① 0.1 g에 에틸알콜 5 ㎖를 넣고 溫浸하여 여과한다. 여액 1 ㎖에 마그네슘 소량이나 혹은 염산 2~3방울을 넣으면 용액은 점차 홍색으로 변한다.
② 0.2 g에 물 10 ㎖를 넣고 溫浸하여 여과한다. 여액 1 ㎖에 $FeCl_3 \cdot 6H_2O$ 한방울을 떨어뜨리면 담녹색으로 변한다.

【貯　藏】 건조한 곳에 보관하고, 먼지가 묻지 않도록 주의한다. 蒲黃炭은 용기에 넣어 보관한다.

內 部 構 造

外 部 形 態

蒲黃의 花粉

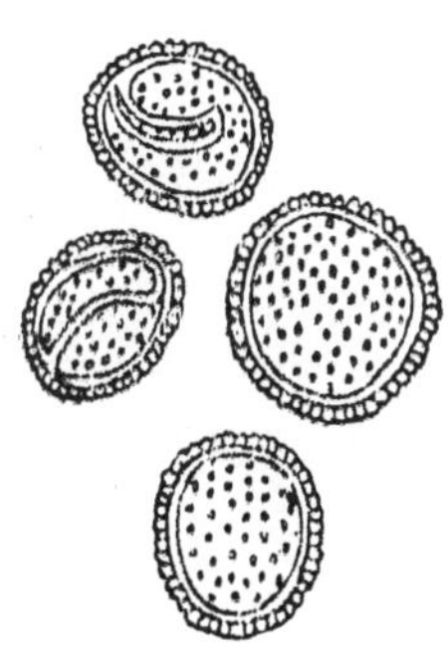

氣		味		色	

年　月　日　　　組　姓　名

茜 草 根 [本經]

【基原植物】 꼭두서니 *Rubia akane* NAKAI

多年生 덩굴성 草本으로 길이는 1~3 m 정도이며 支根은 수십개로 가늘고 길며 外皮는 黃赤色이다. 줄기는 모가 나 있고 稜線에는 밑으로 향한 가시가 있다. 잎은 4개씩 輪生하고 긴 葉柄이 있고 葉身은 卵狀 心臟形 또는 좁은 卵形에 길이 1.5~6㎝, 너비 1~4㎝로 끝은 날카롭고 밑부분은 心臟形 또는 圓形으로 가장가리는 밋밋하고 葉脈은 3~5개인데 밑부분에서 放射線狀으로 나왔고 葉柄과 잎아랫면의 中筋에는 밑으로 향한 가시가 있다. 聚傘花序는 圓錐狀이고 腋生 또는 頂生한다. 꽃은 작고 꽃받침은 분명하지 않다. 花冠은 5개로 갈라지고 花冠筒은 喉內에 있고 花絲는 윗부분이 2개로 갈라지고 柱頭는 頭狀이다. 液果는 작은 球形으로 多肉質이고 赤色으로부터 黑色으로 변한다. 開花期는 7~8월, 結實期 8~9월이다.

【修 治】 ❶ 茜 草 : 殘莖과 雜質을 제거하고 깨끗이 씻어서 물에 적셔 연하게 한 다음 切片하여 말린다.

❷ 炒 炭 : 茜草片을 용기에 넣고 센 불로 炒하여 표면이 눋은 黑色으로 되면 꺼내어 식힌다.

【修治效果】 生用하면 凉血止血, 活血祛瘀하는데, 炒炭하면 止血의 效能이 높아진다.

【品 質】 뿌리가 굵고 길며 표면이 홍갈색이고 절단면은 홍황색으로 줄기의 기부가 없는 것이 좋다.

【理化學鑑別】 粉末 0.2g에 에텔 5㎖를 넣고 몇분간 흔든 후 여과한다. 여액에 NaOH 1㎖를 넣고 흔든 후 가만히 놓아두면 홍색의 물층이 생긴다. 에텔층은 무색이며 자외선형광(365nm)에서는 남색을 나타낸다.

【貯 藏】 바람이 잘 통하고 건조한 곳에 보관한다. 茜草炭은 용기에 넣어 보관한다.

內 部 構 造

茜草根의 橫斷面과 縱斷面

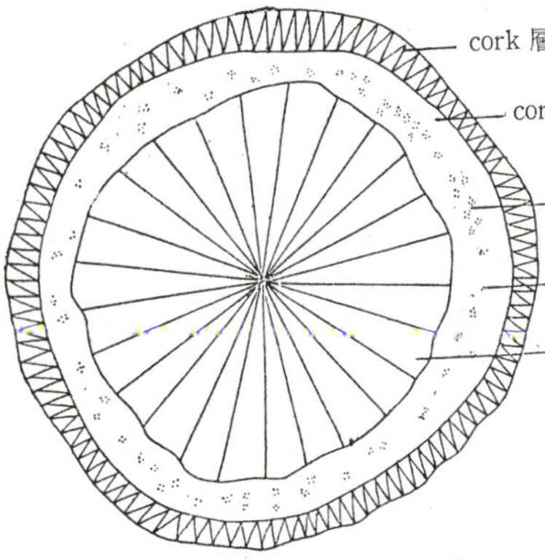

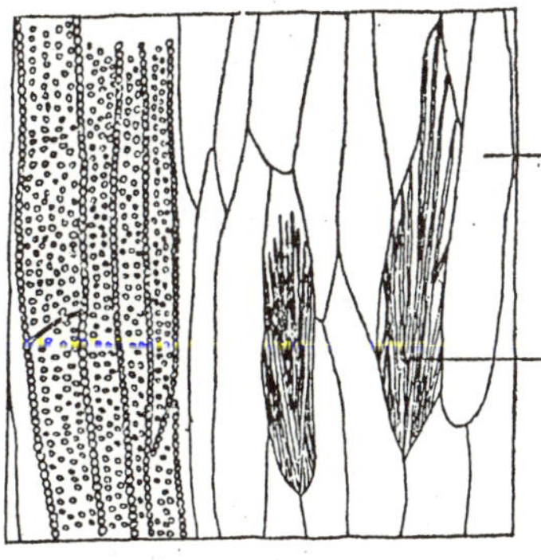

外 部 形 態

氣		味		色	

年 月 日 組 姓 名

第 4 節 温經止血藥

艾 葉 [別錄]

【基原植物】 황해쑥 *Artemisia argyi* LEV. et VANT.

多年生 草本으로 높이 45~120㎝이고 根莖은 길게 뻗으며 줄기는 곧추 서고 質은 단단하며 회백색의 부드러운 털로 뒤덮여 있다. 잎은 單葉으로 互生하며 줄기 밑부분의 잎은 開花와 더불어 시들어 버린다. 卵狀 楕圓形의 葉身은 羽狀으로 깊게 갈라지고 裂片은 다시 羽狀으로 갈라지며 가장자리에는 거친 톱니가 있고 표면에 흰색 점이 많으며 뒷면은 흰색 絨毛로 덮여 있다. 윗부분의 잎은 밋밋하고 갈라지지 않은 것도 있으며 披針形 또는 線狀 披針形으로 葉柄이 없다. 花序는 總狀으로 頂生하며 많은 頭花가 모여서 이루어지며 總苞片은 4~5줄로 배열되는데 外片은 약간 작으며 卵形이고, 中片과 內片은 비교적 크며 넓은 타원형이고 가장자리는 膜質이며 綿毛로 뒤덮여 있다. 花床은 半球形이고 윗부분에 암꽃과 兩性花가 10개 남짓하게 달려있고 5개의 수술이 있고 瘦果는 긴 타원형으로 양끝이 좁고 털은 없다. 開花期는 7월이다.

【修 治】 ❶ 艾 葉 : 莖梗 및 雜質을 제거하고 체로 흙이나 먼지를 걸러낸다.

❷ 醋 炙 : 깨끗한 艾葉을 식초와 섞어서 약한 불로 炒하여 약간 눋을 정도가 되면 꺼내어 식힌다.

艾葉 100kg에 식초 15kg을 쓴다.

❸ 炒 炭 : 깨끗한 艾葉을 용기에 넣고 중간 불로 炒하여 표면이 눋은 黑色이 되면 물을 뿌려 불꽃을 끄고 꺼내어 그늘에 말린다.

❹ 醋艾葉炭 : 깨끗한 艾葉을 중간 정도의 불로 炒하여 표면이 눋은 黑色이 되면 식초를 뿌려서 炒乾하여 식힌다.

艾葉 100kg에 식초 15kg을 쓴다.

【修治效果】 生用하면 性이 燥하여 寒濕의 症狀에 적용된다. 醋炙하면 温하나 燥하지 않고 逐寒止痛의 효능이 높아져서 虛寒한 증에 쓰인다. 炒炭한 후에는 辛散한 성질이 감소되고 止血의 효능이 높아진다. 製한 후에는 胃에 대한 자극성이 줄어든다. 醋艾葉炭은 温經止痛의 효능이 높아진다.

【品 質】 잎의 아랫면이 회백색이고 솜털이 많으며 향기가 진한 것이 良品이다.

【理化學鑑別】

【貯 藏】 서늘하고 건조한 곳에 보관한다.

內 部 構 造

艾葉粉末圖

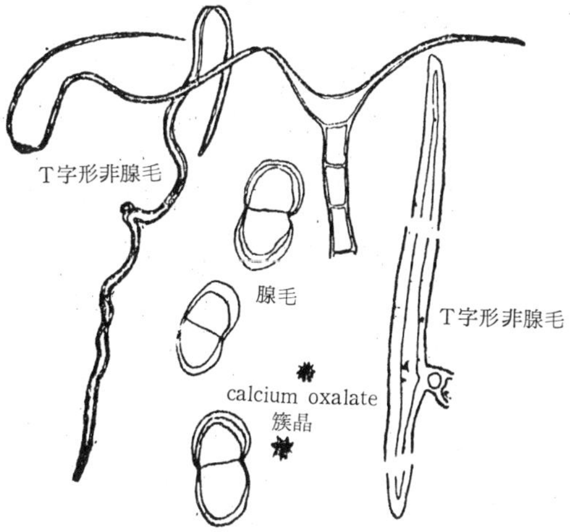

外 部 形 態

氣		味		色	

年　　月　　日　　　　　　組　　姓 名

第12章　活血祛瘀藥

川　　芎 [本經]

【基原植物】 천궁 *Cnidium officinale* MAKINO.

多年生 草本으로 높이는 30～60cm이다. 根莖은 塊狀이고 줄기는 곧추 서고 속이 비어 있으며 가지가 갈라진다. 잎은 互生하고 2회 羽狀複葉이며 根生葉은 葉柄이 길고 莖生葉은 위로 올라갈수록 점차 작아지며 밑부분은 鞘葉으로 되어 원줄기를 감싸고 小葉은 卵形 또는 披針形으로 缺核狀의 톱니와 더불어 예리한 톱니가 있다. 꽃은 가지끝과 원줄기끝에서 複傘形花序가 발달하고 꽃잎은 5개이며 안으로 구부러지고 백색이며 5개의 수술과 1개의 암술이 있다. 傘梗은 10개 정도이고 小傘梗은 15개 정도이며 總苞와 小總苞는 각각 5～6개로 線形이고 열매는 익지 않는다. 開花期는 8월이며 각지에서 栽培한다.

【修　治】 ❶ 川 芎 : 雜質을 제거하고 크기에 따라 나누어 깨끗이 씻은 다음 물에 담가 손톱으로 표면을 눌렀을 때 들어갈 정도가 되면 꺼내어 薄片으로 잘라서 말린다.
❷ 酒 炙 : 川芎片을 막걸리와 섞어서 약간 불린 다음 약한 불로 炒하여 黃褐色이 되면 꺼내어 식힌다.

【修治效果】 氣厚味薄하고 辛溫하므로 能升能散하여 頭目으로 上行하고 四肢에 達하며, 下行血海하여 血中氣藥이 된다. 酒炙한 후에는 술의 기운과 화합하여 活血行氣, 祛風止痛의 效能이 있게 된다.

【品　質】 크고 단단하며 자른면이 황백색이고 기름기가 많으며 향기가 진한 것이 良品이다.

【理化學鑑別】

【貯　藏】 서늘하고 건조한 곳에 보관한다. 벌레에 주의한다.

內 部 構 造

川芎(根莖)橫斷面簡略圖

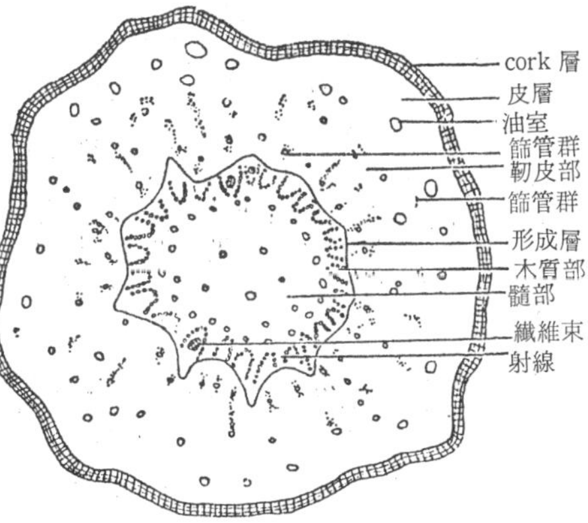

外 部 形 態

川芎外形圖

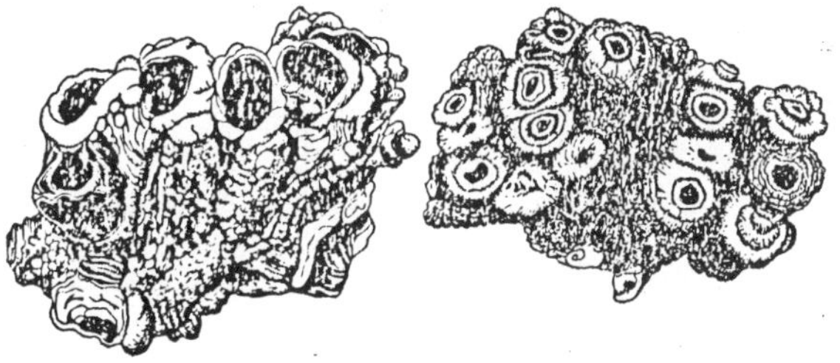

氣		味		色	

年　　月　　日　　　　　　　　組　　姓　名

乳　　香 [別錄]

【基原植物】 乳香樹 *Boswellia carterii* BIRDW.

矮小灌木으로 網狀脈上은 작고 오목하게 들어갔고 약간 까끌까끌하다. 圓錐花序는 頂生하거나 혹은 腋生한 皮는 鱗片狀이다. 잎은 奇數羽狀複葉이고 小葉은 11∼21개로 長卵形이고 둔한 鋸齒가 있고 兩面에는 白色의 털로 덮였거나 또는 표면에는 털이 없다. 꽃은 작고 淡黃色이며 總狀花序에 성기게 배열되었다. 苞片은 卵形이고 꽃받침은 杯形, 끝은 5개로 갈라지며 裂片은 三角狀 卵形이다. 꽃잎은 5개로 끝은 뾰족하고 수술은 10개, 子房은 上位 3∼4室, 각 室에는 2개의 垂生胚珠가 있다. 柱頭는 頭形이고 대개 3개로 갈라지고 核果는 倒卵形이고 길이는 1cm이며 3稜이 있고, 果皮는 多肉質로 肥厚하며 각 室에는 種子가 1개씩 있다.

【修　治】 ❶ 乳 香 : 잡질을 제거하고 큰 것은 부수어서 작게 만든다.

❷ 醋 炙 : 깨끗한 乳香을 용기에 넣고 약한 불로 炒하다가 식초를 뿌리고 다시 炒하여 표면으로 기름이 나와 반들반들해지면 꺼내어 그늘에서 말린다.

乳香 100kg에 식초 10kg을 쓴다.

❸ 炒 黃 : 깨끗한 乳香을 용기에 넣고 중간 불로 炒하여 표면이 녹아서 기름이 흘러나와 반들반들해지고 고유의 향이 나면 빨리 꺼내어 그늘에 말린다.

【修治效果】 生用하면 香이 강렬하고 胃에 대한 자극성이 강하여 嘔吐를 일으킨다. 그러나 醋炙하면 活血止痛, 收斂生肌의 효능이 높아지고 矯味矯臭의 효과도 있다. 炒한 후에는 자극성이 완화되어 복용에 편하고 분쇄하기 쉬워진다.

【品　質】 엷은 황색으로 과립상이고 반투명하며 雜質이 없고 방향이 있는 것이 良品이다.

【理化學鑑別】

【貯　藏】 서늘하고 건조한 곳에 보관한다.

內 部 構 造

外 部 形 態

氣		味		色	

年　月　日　　　組　姓 名

沒　　藥 [開寶本草]

【基原植物】 沒藥樹 *Commiphora myrrha* ENGL.

灌木 혹은 喬木으로 높이는 3m쯤 자라고 樹幹은 굵고 불규칙한 가시모양의 굵은 가지가 많이 갈라졌다. 樹皮는 얇고 반들반들하고 潤彩가 나며 얇은 조각이 되어 떨어진다. 잎은 散生 또는 集生하고 單葉 혹은 3出複葉이고 葉柄은 짧다. 小葉은 倒長卵形이거나 倒披針形이고 중앙의 1개는 길이 7~18mm로 兩側의 1쌍보다 상당히 크다. 꽃은 작고 짧은 가지에 모여서 달린다. 꽃받침은 杯形에 宿存하고 위에는 4개의 둔한 톱니가 있다. 꽃잎은 白色으로 4개이며 長楕圓形에서 線狀 長楕圓形으로 直立하였다. 수술은 8개, 子房은 3室로 각 室마다 胚珠가 3개씩 들어 있다. 花柱는 짧고 굵으며 柱頭는 頭形이다. 核果는 卵形으로 끝이 뾰족하고 광택이 난다. 外果皮는 革質 또는 肉質이며 種子는 1~3개이다. 開花期는 여름이다.

【修　治】 ❶ 沒 藥 : 잡질을 제거하고 큰 것은 부수어서 작게 만든다.
❷ 醋 炙 : 깨끗한 沒藥을 용기에 넣고 약한 불로 炒하다가 식초를 뿌리고 다시 炒하여 표면으로 기름이 나와 반들반들해지면 꺼내어 그늘에서 말린다.
沒藥 100kg에 식초 10kg을 쓴다.
❸ 炒 黃 : 깨끗한 沒藥을 용기에 넣고 약한 불로 炒하여 표면이 녹아서 기름이 흘러나와 반들반들해지고 고유의 향이 나면 빨리 꺼내어 그늘에 말린다.

【修治效果】 生用하면 香이 강렬하여 胃에 자극성이 강하여 嘔吐를 일으키기 쉽다. 그러나 醋炙하면 活血止痛, 收斂生肌의 효능이 높아지고 矯味矯臭의 효과도 있다. 炒한 후에는 자극성이 완화되어 복용에 편하고 분쇄하기도 쉬워진다.

【品　質】 덩어리가 크고 홍갈색이며 반투명하고 손에 약간 들어붙고 향기가 진하고 잡질이 없는 것이 良品이다.

【理化學鑑別】

【貯　藏】 서늘하고 건조한 곳에 보관한다.

內 部 構 造

外 部 形 態

氣		味		色	

年　　月　　日　　　　組　　姓 名

玄 胡 索 [本草拾遺]

【基原植物】 현호색 *Corydalis turtschaninovii* BESS.

多年生 草本으로 높이는 20cm에 달하고 根莖은 지름이 1cm 정도이며 속은 黃色이고 밑부분에 苞와 같은 잎이 달리고 그 葉腋에서 가지가 갈라져 나온다. 잎은 互生하고 葉柄이 길며 3개씩 1~2회 갈라지고 裂片은 倒卵形으로 윗부분이 깊게 또는 缺刻狀으로 갈라지며 표면은 綠色, 뒷면은 粉白色이다. 꽃은 길이 25mm쯤 되고 연한 紅紫色이며 5~10개가 원줄기 끝의 總狀花序에 달리고 한쪽으로 넓게 퍼지며 距의 끝이 약간 밑으로 굽는다. 苞는 길이 1cm정도로 楕圓形인데 끝이 빗살처럼 깊게 갈라지며 위로 올라갈수록 작아지고 小花梗의 길이는 2cm정도인데 위로 올라가면서 짧아진다. 蒴果는 긴 楕圓形이며 한쪽으로 편평해지고 양끝이 좁으며 끝에 암술머리가 달려 있다. 開花期는 4월, 結實期는 5~6월이다.

【修　治】 ❶ 玄胡索 : 雜質을 제거하고 깨끗이 씻어서 물에 담가 불린 후 薄片으로 잘라서 말린다. 또는 씻어서 말린 후에 찧어서 부수어 쓴다.

❷ 醋 炙 : ⓘ 玄胡索片을 식초와 함께 섞어서 식초가 완전히 스며들면 약한 불로 炒하여 말린 후 꺼내어 식힌다.

玄胡索 100kg에 식초 20kg을 쓴다.

ⓘⓘ 깨끗한 玄胡索을 용기에 넣고 식초와 적당한 양의 물을 넣고 끓여서 식초가 내부까지 완전히 스며들면 꺼내어 切片하여 말리거나 햇볕에서 말려 찧어 부순다. 또는 깨끗한 玄胡索을 식초와 섞어서 식초가 완전히 스며든 후 切片하여 말리거나 말린 후 찧어 부순다.

玄胡索 100kg에 식초 20~30kg을 쓴다.

【修治效果】 止痛效果가 매우 높은데, 醋炙한 후에는 약효의 추출이 쉬워져서 止痛效果가 더욱 높아진다.

【品　質】 크고 포만하며 질이 단단하고 절단면이 황색인 것이 良品이다.

【理化學鑑別】 粉末 0.5g에 묽은 초산 10㎖를 넣어 水浴上에서 때때로 흔들어 섞으면서 3분간 가온한 다음 여과한 여액 5㎖에 meyer시액 3방울을 넣으면 황갈색의 솜같은 침전이 생긴다(alkaloid).

【貯　藏】 서늘하고 건조한 곳에 보관한다. 쥐를 주의해야 한다.

內 部 構 造

元胡小塊莖橫斷面簡略圖

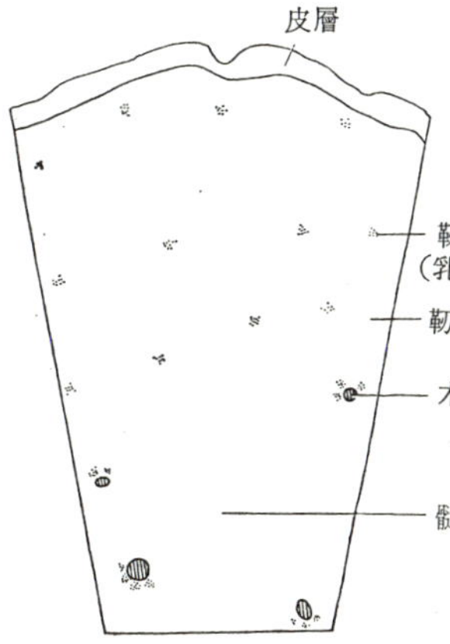

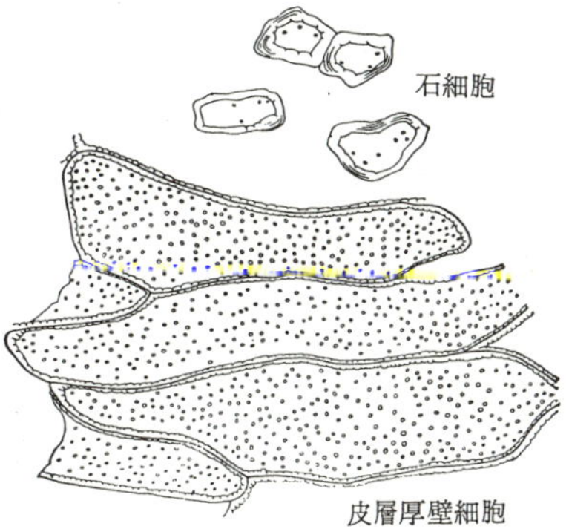

外 部 形 態

氣		味		色	

年　　月　　日　　　　　　組　　姓　名

鬱　　金 [新修本草]

【基原植物】 鬱金 *Curcuma aromatica* SALISB.

多年生 宿根草本으로 根은 굵고 튼튼하며 끝이 부풀어서 長卵形의 塊根이다. 塊莖은 卵圓狀이며 側生하고 根莖은 圓柱狀이며, 斷面은 黃色이다. 잎은 基部에서 나오고 葉柄은 5cm, 너비 7~10cm이며, 잎의 끝은 날카롭고 뾰족하며 基部는 圓形 또는 三角形이다. 穗狀花序는 길이 약 13cm, 總花柄은 7~15cm이다. 鞘狀의 잎이 있고 基部의 苞片은 廣卵形, 작은 꽃 몇개가 苞片內에 붙는다. 頂端의 苞片은 비교적 좁고 苞腋內에는 꽃이 없다. 꽃받침은 白色의 筒狀이고 불규칙적으로 3齒裂되어 있다. 子房은 伏毛로 덮여 있다. 花柱는 絲狀, 基部에 2개의 棒狀 附屬物이 붙어 있다.

【修　治】 雜質을 제거하고 분쇄하여 사용한다.

【修治效果】

【品　質】 질이 단단하고 겉껍질에는 가는 주름이 있으며 절단면이 황색인 것이 良品이다.

【理化學鑑別】

【貯　藏】 음랭처에 보관하고 충해를 방지한다.

內 部 構 造

外 部 形 態

鬱金外形圖

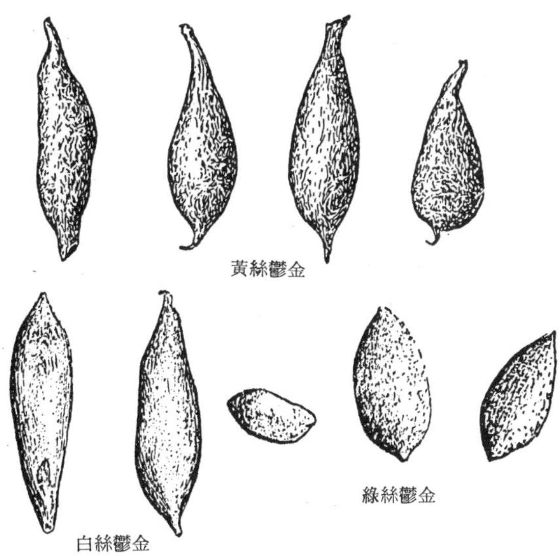

氣		味		色	

年　月　日　　　組　姓　名

薑　　黃 [新修本草]

【基原植物】 薑黃 *Curcuma longa* L.

多年生 宿根草本으로 根은 灰褐色으로 굵고 강하고 끝이 肥大하여 長卵形 혹은 紡錘形의 塊根으로 되어 있다. 根莖은 卵形으로 안쪽은 黃色, 倒根莖은 圓柱形으로 紅黃色이다. 잎은 根生하고 葉身은 楕圓形 또는 가늘고 긴 楕圓形이고 끝은 날카롭고 뾰족하며 葉柄의 길이는 葉身의 약 1/2이고 葉身과 동등한 것도 있다. 葉鞘는 넓고 葉柄과 길이가 비슷하다. 穗狀花序는 조밀하고 길이 13~19cm, 花軸의 길이는 20~30cm이며 꽃받침은 3개인데 鈍齒狀이고 수술의 葯은 隔矩形이며, 암술은 1개 下位子房, 花柱는 絲狀, 基部에 2개의 棒狀 附屬體가 있다. 蒴果는 膜質이고 둥글고 3개로 갈라진다. 種子는 卵狀, 長楕圓形의 假種皮가 있다. 開花期는 8~11월이다.

【修　治】 雜質을 제거하고 세척하여 부드럽게 되면 두껍게 切片하여 건조한다.

【修治效果】

【品　質】 질이 단단하고 절단면이 황금색으로 향기가 진한 것이 良品이다.

【理化學鑑別】 粉末에 2% 붕산액을 넣으면 진한 적갈색을 나타낸다(curcumin).

【貯　藏】 음랭처에 보관한다.

內 部 構 造

外 部 形 態

薑黃外形圖

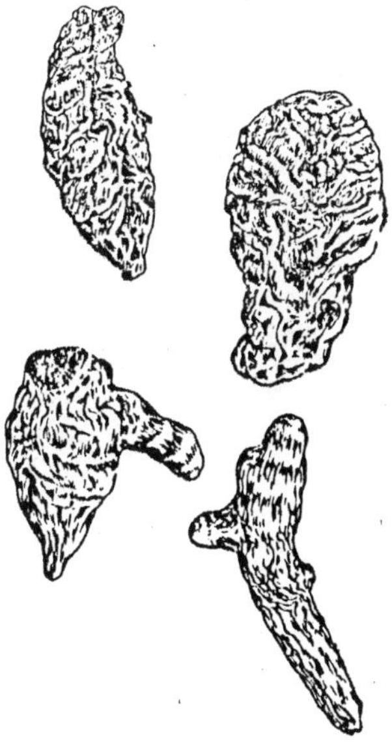

氣		味		色	

年　　月　　日　　　　　　組　　姓 名

莪　　朮 [藥性論]

【基原植物】 莪朮 *Curcuma zedoaria* Rosc.

多年生 宿根草本으로 根莖은 卵形 塊狀이며 側面에 圓柱形의 옆으로 뻗는 分枝가 있고 根은 가늘고 길며 끝은 膨大하여 卵形 塊狀을 이루고 있다. 葉身은 長圓狀 楕圓形 또는 좁은 卵形이고 길이 18~24cm, 너비는 7~11cm이다. 葉柄은 葉身 길이의 약 1/3, 아래로 뻗어서 鞘狀이 되고 葉身은 작다. 圓柱形穗狀花序는 길이 약 14cm, 總柄이 있으며 꽃은 조밀하고 苞片은 卵形이고 葯은 白色에 鈍齒가 있다. 花冠의 裂片 3개 중에서 위의 1개가 크고 頂端은 兜形이고, 脣瓣은 圓形, 淡黃色이다. 蒴果는 卵狀 三角形이며 光澤이 있고 반들반들하고, 種子는 長圓形이고 假種皮가 있다. 開花期는 3~5월이다.

【修　治】 ❶ 莪 朮 : 雜質을 제거하고 깨끗이 씻어서 물에 담가 불린 후에 薄片으로 잘라서 말린다.
❷ 酒 炙 : ⓘ 莪朮片을 식초와 섞어서 식초가 완전히 스며들면 약한 불로 炒하여 엷은 黃色이 되고 눋은 흔적이 생기면 꺼내어 식힌다.
ⓘⓘ 깨끗한 莪朮을 용기에 넣고 식초와 적당량의 물을 넣고 끓여서 식초가 내부까지 완전히 스며들면 꺼내어 그늘에서 반쯤 말려 厚片으로 자른 다음 완전히 말린다.
莪朮 100kg에 식초 20~40kg을 쓴다.

【修治效果】 生用하면 行氣止痛, 破血祛瘀하여 氣中血藥이 되지만, 醋炙한 후에는 肝經血分으로 들어가 散瘀止痛의 효능이 높아진다.

【品　質】 질이 단단하고 향기가 있는 것이 良品이다.

【理化學鑑別】

【貯　藏】 바람이 잘 통하고 건조한 곳에 보관한다. 벌레에 주의한다.

內 部 構 造

莪朮根莖橫斷面簡略圖

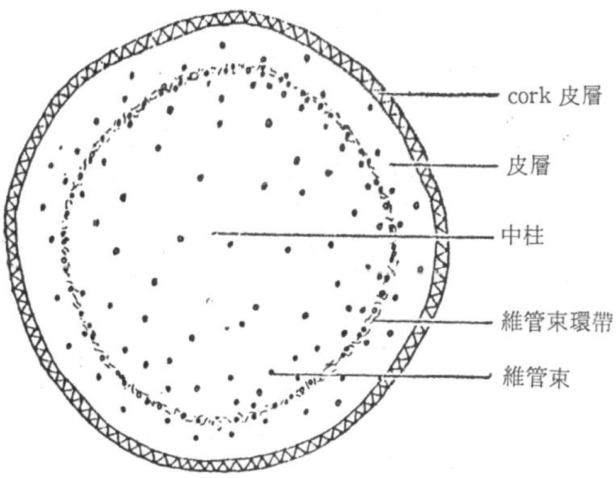

莪朮粉末圖

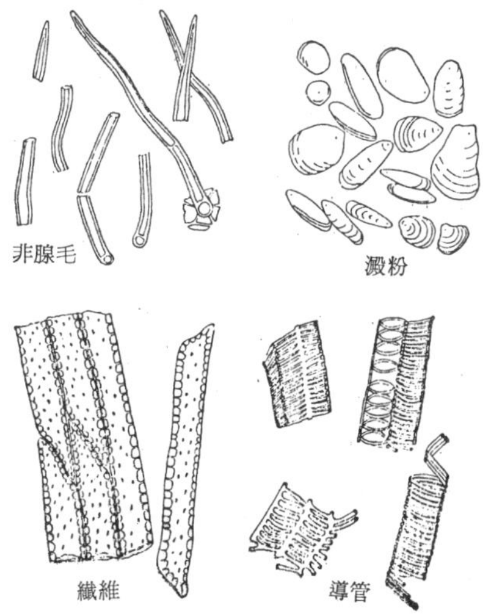

外 部 形 態

莪朮(根莖)外形圖

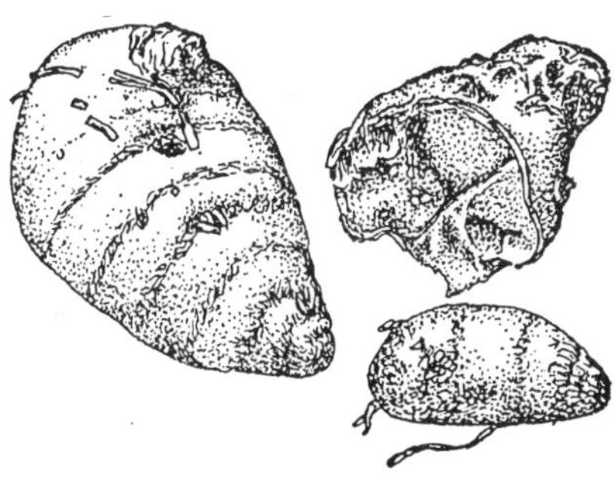

氣		味		色	

年　　月　　日　　　　　組　　姓 名

三　　棱 [本草拾遺]

【基原植物】 黑三棱 *Sparganium stoloniferum* BUCH.-HAM.

多年生 草本으로 根莖은 옆으로 뻗고 아래에 굵고 짧은 根莖이 난다. 줄기는 거칠고 강하며 곧게 서고 가지가 갈라지며 높이는 약 1m 내외이다. 잎은 叢生하고 부드러우며 線形으로 줄기보다 길고 길이 60～95cm, 너비 약 2cm, 뒷면에 1개의 縱稜이 있고 밑부분은 줄기를 싸고 있다. 花莖은 葉叢에서 뻗어나고 單一이나 때로는 分枝하는 것도 있다. 꽃은 單性의 頭花로 되었고 葉狀의 苞片이 있다. 雄花序는 雌花序의 上部에 있고 보통 2～10개 있다. 雌花序는 직경 12mm이상으로 보통 1～3개가 있고, 수꽃의 花被는 3～4개로 倒披針形이며 수술은 3개, 암꽃에는 수술이 1개 있고 드물게는 2개인 것도 있다. 子房은 紡錘形, 柱頭는 길이 3～4mm로 絲狀이다. 果實은 稜果狀, 倒卵狀 圓錐形이고 길이는 6～10mm이며, 끝은 날카롭고 뾰족하며 花被는 宿存한다. 開花期는 6～7월, 結實期는 7～8월이다.

【修　治】 ❶ 三 棱 : 雜質을 제거하고 물에 담가 불린 후에 薄片으로 잘라서 말린다.

❷ 醋 炙 : 三棱片을 식초와 섞어서 식초가 내부까지 완전히 스며들면 약한 불로 炒乾하여 꺼내어 식힌다.

三棱 100kg에 식초 20kg을 쓴다.

【修治效果】 이 약은 원래 散血行氣, 軟堅散結하여 血中氣藥이 되는데, 醋炙하면 주로 血分으로 들어가 破血軟堅 및 止痛의 효능이 높아진다.

【品　質】 질이 단단하고 무거우며 표면이 황백색인 것이 良品이다.

【理化學鑑別】

【貯　藏】 바람이 잘 통하고 건조한 곳에 보관한다. 벌레에 주의한다.

內 部 構 造

荊三棱橫斷面圖

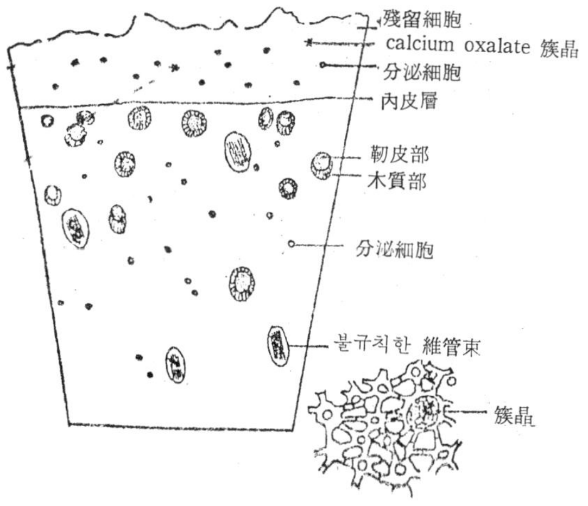

外 部 形 態

荊三棱外形圖

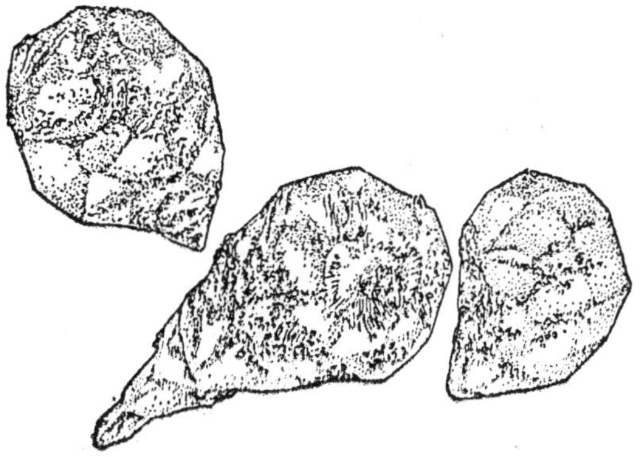

氣		味		色	

年 月 日 組 姓 名

丹　參 [本經]

【基原植物】 丹參 *Salvia miltiorrhiza* BGE.

多年生 草本으로 높이는 30~80cm이며, 전그루가 黃白色의 柔毛 및 腺毛로 뒤덮여 있다. 뿌리는 좁고 긴 圓柱形으로 外皮는 朱紅色이고, 줄기는 곧추 서며 表面에 얕은 홈이 있으며 네모졌다. 잎은 對生하여 單葉 또는 奇數羽狀複葉으로 葉柄이 길고, 小葉은 3~5개이며, 卵形 혹은 넓은 披針形인 葉身은 길이 2~7.5cm, 너비 0.8~5cm로 끝은 뾰족하고 가장자리에 둔한 톱니가 있으며, 양면 모두 부드러운 털로 뒤덮여 있다. 꽃은 總狀花序로 頂生 또는 腋生하며 苞는 線形 또는 披針形으로 小花梗보다 짧다. 꽃받침은 긴 鐘形으로 자주빛이 돌며 腺毛가 있고 花冠은 兩脣形이며 길이 2.5cm, 上脣은 곧게 위로 향하고 下脣은 3개로 갈라지며 가장자리에 잔톱니가 있다. 4개의 수술 중 2개는 花冠 밖으로 길게 뻗어 있고, 分果는 타원형으로 길이 3mm이며 검은색을 띤다. 開花期는 5~8월, 結實期는 8~9월이다.

【修　治】 잡질과 잔뿌리를 제거하고 잘 세척하여 부드럽게 되면 썰어서 건조시킨다. 炒丹參은 용기에 넣고 文火로 반점이 생길 때까지 볶은 다음 꺼내 서늘한 곳에 방치한다.

【修治效果】

【品　質】 굵고 길며 자홍색인 것이 良品이다.

【理化學鑑別】

【貯　藏】 음랭처에 보관하고 충해를 방지한다.

內 部 構 造

丹參根橫斷面簡略圖

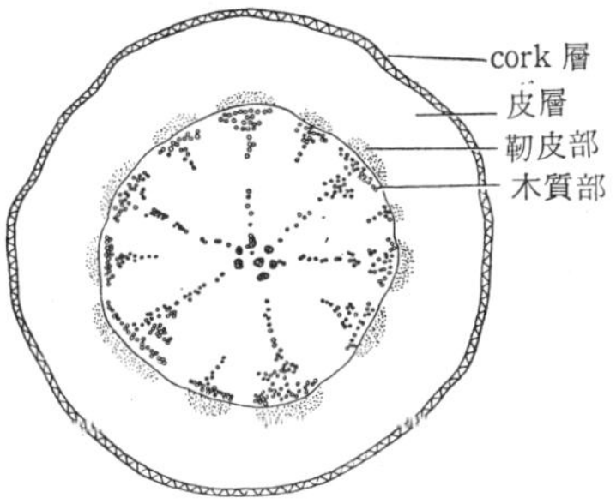

南丹參根橫斷面簡略圖

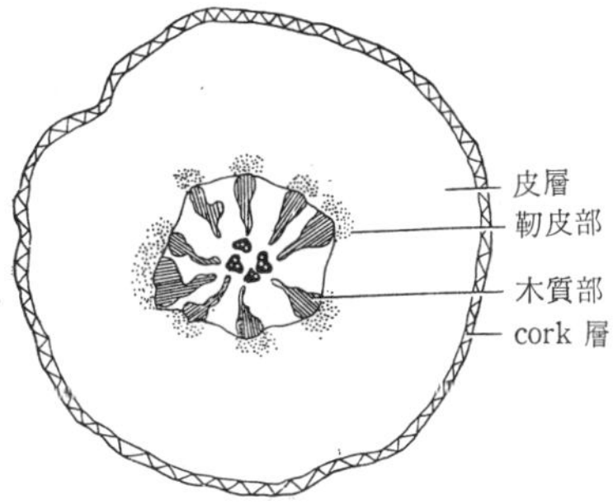

外 部 形 態

丹參外形圖

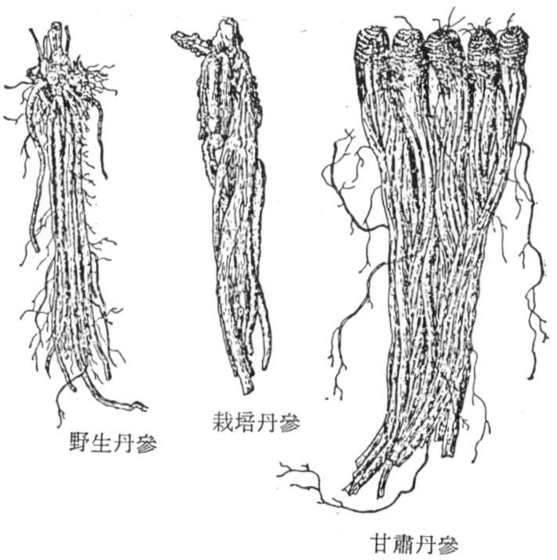

氣		味		色	

年　　月　　日　　　　　　組　　姓　名

虎　杖　根 [別錄]

【基原植物】 虎杖 *Polygonum cuspidatum* SIEB. et ZUCC.

多年生 低木狀 草本으로 길게 뻗으며 群落을 형성하고 높이는 1m 이상이다. 根莖은 地下에서 옆으로 뻗고 木質이고 黃褐色이며 마디가 분명하고 줄기는 곧게 자라고 圓柱形으로 속이 비어 있다. 表面에는 털이 없고 赤色 혹은 紫色의 斑點이 많이 나 있다. 單葉은 互生하고 廣卵形 또는 圓形에 가깝고 끝은 날카롭고 밑부분은 圓形 또는 楔形이며 葉柄은 길이 1~2.5cm이다. 葉鞘는 膜質이고 褐色이며, 꽃은 單性이며 二家花로 總狀花序는 腋生한다. 花柄은 비교적 길고 윗부분에 날개가 있다. 꽃은 흰색으로 작고 밀생하며 花被는 5개이고 바깥쪽 3枚에는 뒷면에 날개가 있어서 結實期에 커진다. 수꽃에는 수술이 8개 있고 암꽃은 子房의 위에 柱頭가 3개 있다 瘦果는 세모진 卵狀 楕圓形이고 赤褐色에 潤彩가 있고 翼狀의 花被로 싸여 있다. 開花期 6~8월, 結實期 9~10월이다.

【修　治】 雜質을 제거하고 잘 세척하여 부드럽게 절여 두껍게 썰어서 건조시킨다.

【修治效果】

【品　質】 뿌리가 거칠지 않고 절단면이 황색인 것이 良品이다.

【理化學鑑別】 粉末 5g을 에칠알콜 25㎖에 2시간 동안 담갔다가 여과하여 여액을 증건한 후 殘渣에 물 약 5㎖를 붓고 각반하여 上淸液을 취하여 클로로포름 10㎖를 넣고 전탕한 후 크로로포름액을 분리하여 증건하고 calcium oxalate 두방울을 넣으면 영롱한 홍색을 띤다.

【貯　藏】 건조한 곳에 보관하여 곰팡이나 충해를 방지한다.

內 部 構 造

虎杖(根莖)橫斷面簡略圖

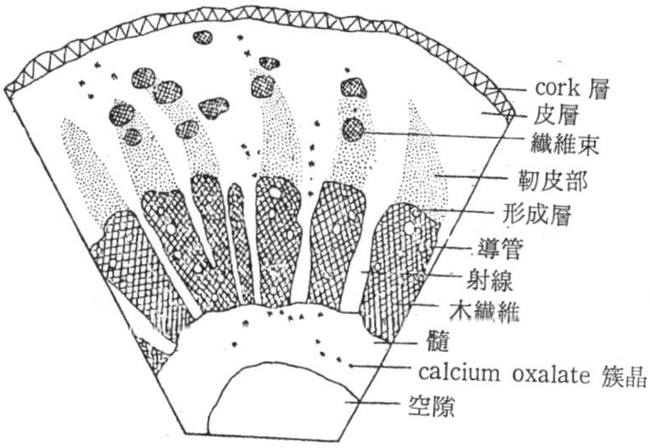

虎杖粉末圖

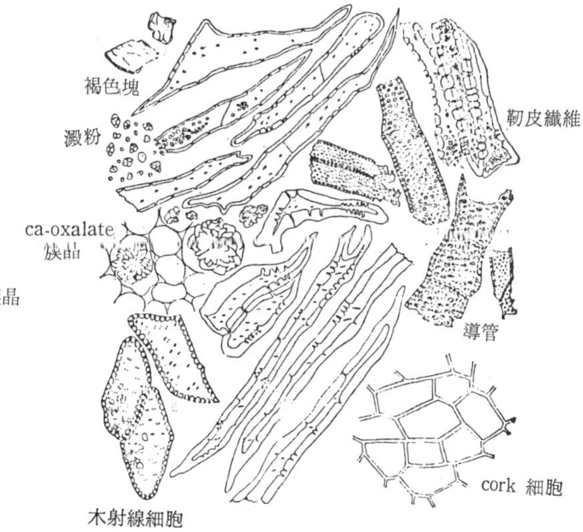

外 部 形 態

虎杖外形圖

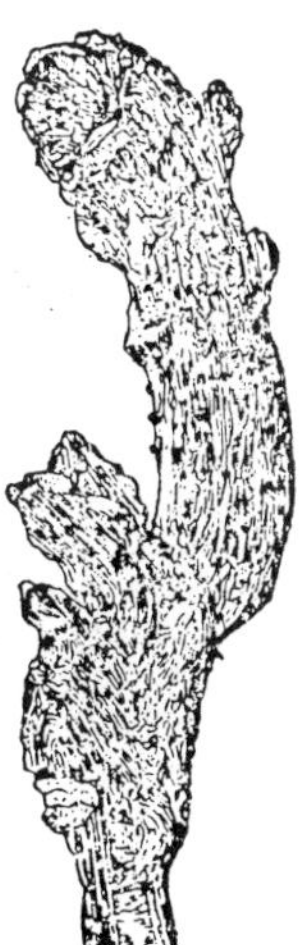

氣		味		色	

年　　月　　日　　　　　　組　　姓　名

桃 仁 [本經]

【基原植物】 복사나무 *Prunus persica* (L.) BATSCH

落葉 小喬木으로 높이는 6m에 달한다. 작은 가지는 綠色이거나 한쪽만 無褐色이고 冬芽에는 가는 柔毛가 있다 잎은 互生하고 楕圓 狀披針形이나 혹은 卵狀披 針形인데 중앙부가 가장 넓고 끝은 길게 뾰족하고 밑부분은 넓은 楔形이며, 가장자리에 톱니가 있다. 양면 모두 털이 없고 葉柄은 7~12mm로 짧은 腺點이 있다. 꽃은 보통 單生이고 짧은 花柄이 있다. 꽃받침잎은 5개, 꽃잎도 5개로 倒卵形이며 분홍색이다. 수술은 여러개이고 子房은 1室, 花柱는 가늘고 길며, 柱頭는 작고 圓頭形, 核果는 卵狀 圓形이고 짧은 絨毛가 있다 果肉은 白色 또는 黃色이고 核은 매우 단단하고 불규칙한 凹點 및 깊은 홈이 있다. 種子는 1개로 편평한 卵狀 心臟形이다 開花期는 4월인데 잎보다 먼저 피고, 果熟期는 6~7월이다.

【修 治】 ❶ 生桃仁 : 雜質과 먼지를 제거하고 남아 있는 殼이나 기름이 많은 黑褐色種子를 골라낸다. 찧어서 부수어 사용한다

❷ 水 燙 : 桃仁을 끓는 물에 넣고 끓여서 껍질이 약간 일어났을 때 꺼내 찬 물에 담근 다음 건져서 껍질과 씨앗을 비벼서 말려 껍질을 키로 불어낸 다음 찧어서 부수어 쓴다.

❸ 炒 黃 : 깨끗한 桃仁을 약한 불로 炒하여 黃色으로 눌며 향기가 나면 꺼내어 식힌다. 찧어서 부수어 쓴다.

【修治效果】 水燙하여 去皮하므로써 非薬用部分이 제거되면 藥效의 전출이 편리하여 藥效를 높인다. 生用하면 行血祛瘀의 効能이 높아서 血瘀經閉, 産後瘀滯腹痛, 跌打損傷에 많이 쓰인다. 炒한 후에는 潤燥和血하므로 腸燥便秘, 便閉에 많이 쓴다.

【品 質】 과립이 포만하고 고르며 완전한 것이 良品이다.

【理化學鑑別】

【貯 藏】 서늘하고 건조한 곳에 보관한다. 벌레에 주의한다.

內 部 構 造

桃仁種皮表皮組織石細胞

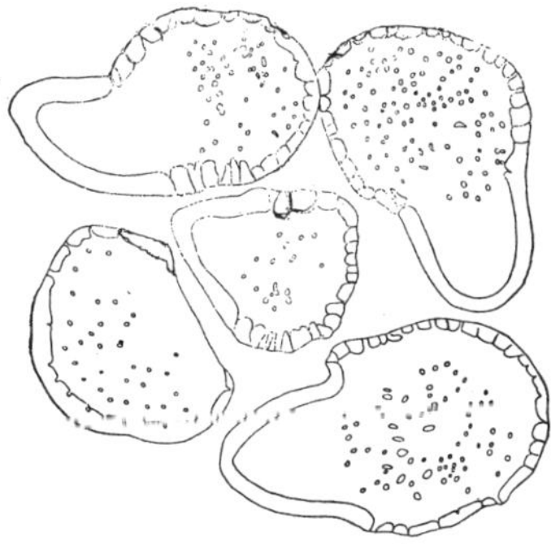

山桃仁種皮表皮組織石細胞 및 毛茸

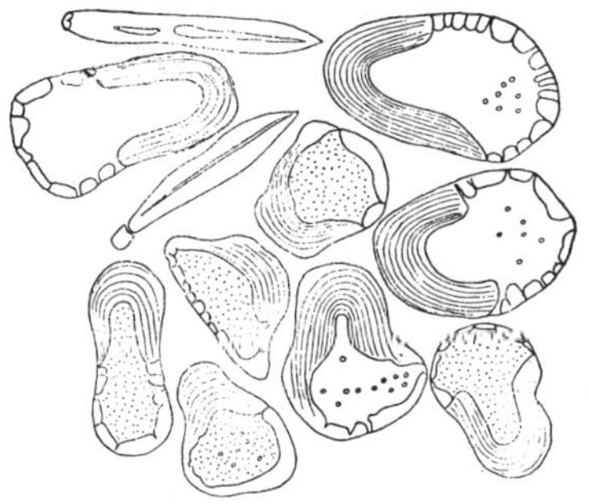

外 部 形 態

桃仁外形圖

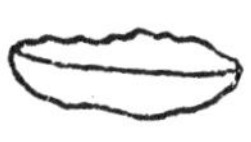

橫斷面

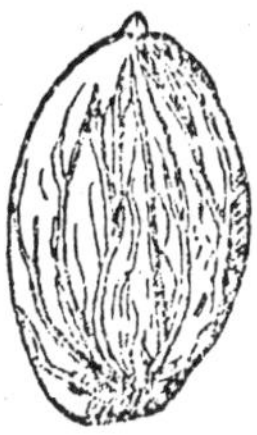

全形

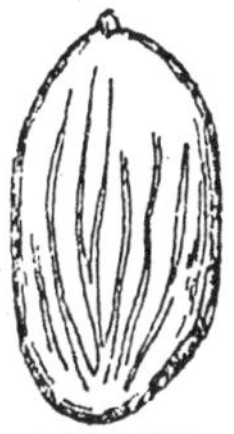

去種皮桃仁

氣		味		色	

年　　月　　日　　　　　　組　　姓　名

紅　　花 [開寶本草]

【基原植物】 잇꽃 *Carthamus tinctorius* L.

一年生 草本으로 높이는 30~90cm이고 전체에 光澤이 나며 매끄럽고 털이 없다. 줄기는 곧추 서며, 밑부분은 가지가 많다. 잎은 互生하며 質은 단단하지만 葉柄이 없어 줄기를 에워싸고 있으며, 卵狀 披針形으로 길이 3.5~9cm, 너비 1~3.5cm로 끝이 뾰족하고 가장자리에는 날카로운 톱니가 있다. 꽃은 여러모양이 엉겅퀴와 같지만 붉은빛이 도는 黃色이고, 頭花는 원줄기끝과 가지끝에 1개씩 달려 있다 總苞片은 여러줄이 배열되며 바깥쪽의 2~3줄은 잎모양으로 披針形이며 가장자리에는 가시가 있지만 안쪽의 줄은 卵形으로 가장자리에 가시가 없다. 花床은 편평하고 筒狀花는 수가 많으며 보통 兩性으로 끝은 5개로 갈라지고 5개의 수술과 1개의 암술이 있다 瘦果는 흰색이고 潤彩가 있으며 짧은 冠毛가 있다. 開花期는 7~8월, 結實期는 9~10월이다.

【修　治】 잡질과 줄기, 잎을 제거하고 말려서 사용한다.

【修治效果】

【品　質】 꽃잎이 가늘고 선홍색이며 잡질이 없고 질이 부드럽고 손으로 쥐면 연하여 마치 털을 만지는 것과 같은 것이 良品이다.

【理化學鑑別】 2g을 취하여 물 20㎖를 부어 하루저녁 담가 두면 용액은 황금색을 나타낸다. 이 액을 여과하고 남은 찌꺼기에 10% 탄산나트륨 용액 8㎖를 넣고 담가 둔 다음 여과하고, 여액에 초산을 넣으면 산성이 되고 홍색의 침전이 발생한다.

【貯　藏】 바람이 잘 통하는 곳에 보관하고 벌레를 방지한다.

內 部 構 造

紅花粉末圖

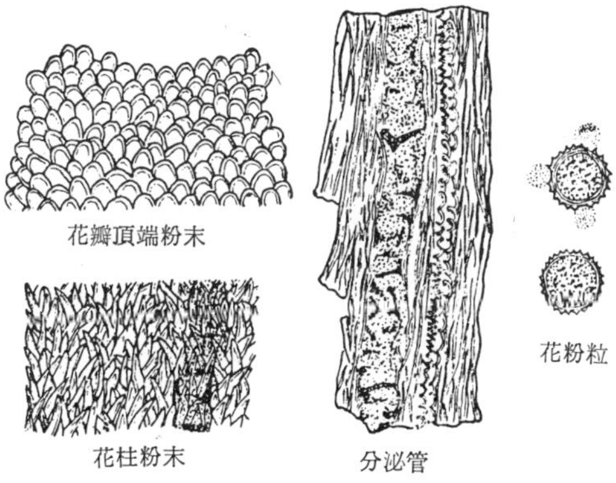

外 部 形 態

紅花外形圖

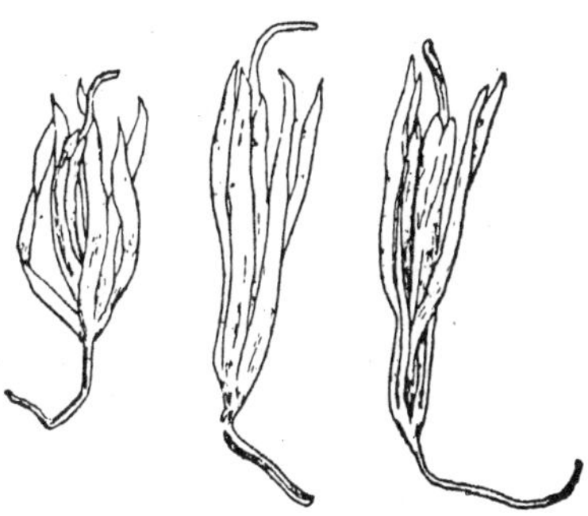

氣		味		色	

年　　月　　日　　　　　　組　　姓　名

五 靈 脂 [開寶本草]

【基原動物】 橙足鼯鼠 *Trogopterus xanthipes* MILNE－EDWARDS

【修　治】 ❶ 五靈脂 : 모래나 흙, 잡질을 제거하고 큰 것은 부수어서 작게 만든다.

❷ 醋 炙 : 깨끗한 五靈脂를 용기에 넣고 약한 불로 炒하다가 식초를 뿌리고 다시 炒하여 약간 마르고 눌은 黑色으로 되면 꺼내어 식힌다.

五靈脂 100kg에 식초 10~15kg을 쓴다.

❸ 酒炙 : 깨끗한 五靈脂를 용기에 넣고 약한 불로 炒하다가 비린내가 나고 색깔이 黃黑色으로 되면 꺼내어 뜨거울 때 술을 뿌려 그늘에 말린다.

五靈脂 100kg에 식초 10~15kg을 쓴다.

【修治效果】 이 약은 원래 비린내가 나는데 修治한 후에는 矯味矯臭의 효능이 있다. 식초를 가하면 약을 肝으로 들어가게 하며, 炙한 후에는 散瘀止血의 효능이 높아진다. 酒炙한 후에는 活血止痛의 효능이 높아진다.

【品　質】 덩어리 五靈脂는 덩어리가 된 모양으로 흑갈색이며 광택이 있고 기름기가 있으며 雜質이 없는 것이 良品이다.

五靈脂는 표면이 엉성하고 겉이 흑갈색이며 속은 황록색으로 가볍고 雜質이 없는 것이 良品이다.

【理化學鑑別】

【貯　藏】 건조한 곳에 보관하고, 습기를 피한다.

內 部 構 造

外 部 形 態

五靈脂外形圖

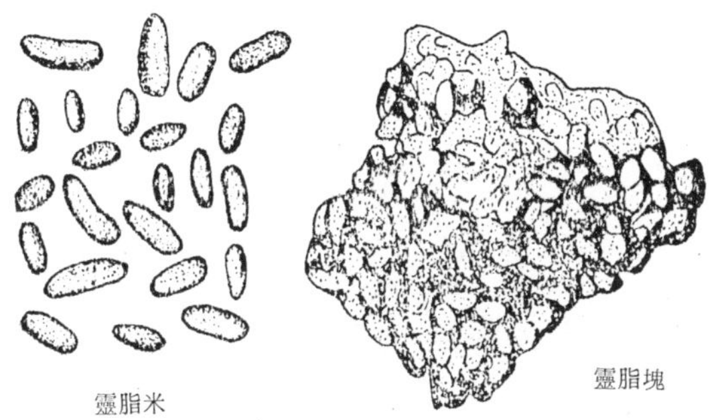

氣		味		色	

年　　月　　日　　　　　　組　　姓　名

牛　　膝 [本經]

【基原植物】 牛膝 *Achyranthes bidentata* BL.

多年生 草本으로 높이는 50～100cm이며 뿌리는 가늘고 外皮는 茶褐色이다. 줄기는 곧게 자라고 네모지며 마디에 가지가 對生한다. 잎은 對生하며 長楕圓形 또는 楕圓形, 倒卵形이고 양끝은 좁고 털이 약간 나 있다. 길이는 10～20cm, 너비는 4～10cm이며 葉柄이 있다. 穗狀花序는 頂生 또는 腋生하고 꽃은 兩性으로 밑에서부터 피어 올라가며 모두 밑으로 굽어서 花序軸에 붙는다. 苞片은 1개로 膜質이고 廣卵形이며 끝에 가시가 있다. 또 小苞片이 2개이고 針狀이다. 花被는 5개로 綠色이며 곧게 서고 披針形에 光澤이 있다. 수술이 5개이고 花絲는 가늘고 卵形이며 2室이다. 子房은 長楕圓形으로 花柱는 線形, 柱頭는 頭狀, 胞果는 楕圓形이고 광택이 있다. 種子는 1개이고 黃褐色이며, 꽃은 綠色이고 開花期는 8～9월이다.

【修　治】 ❶ 牛 膝 : 잡질을 제거하고 크기에 따라 나누어 깨끗이 씻어서 불린 후, 盧頭를 제거하고 切段하여 햇볕에 말린다.

❷ 酒 炙 : 牛膝段을 막걸리와 섞어서 약간 불린 후 약한 불로 炒하여 겉의 색이 짙어지고 거의 말랐을 때 꺼내 식힌다.

❸ 鹽 炙 : 牛膝段을 소금물과 섞어서 약간 불린 후 약한 불로 炒乾하여 꺼내 식힌다.

牛膝 100kg에 조금 2kg정도를 쓴다.

【修治效果】 生用하면 補肝腎, 通血脈한다. 酒炙한 후에는 活血, 通經絡의 효능이 높아져서 跌打損傷, 筋骨疼痛에 많이 쓴다. 鹽炙하면 藥을 下行시켜 補肝腎의 效能이 높아지므로 肝腎不足, 腰膝痿軟, 胎動漏血에 많이 쓴다.

【品　質】 뿌리가 길고 굵으며 껍질이 얇고 황백색인 것이 良品이다(懷牛膝).

【理化學鑑別】 절단면을 자외선형광등으로 관찰하면 황백색의 형광물질이 나타난다.

【貯　藏】 건조한 곳에 보관한다.

內 部 構 造

牛膝根橫斷面簡略圖

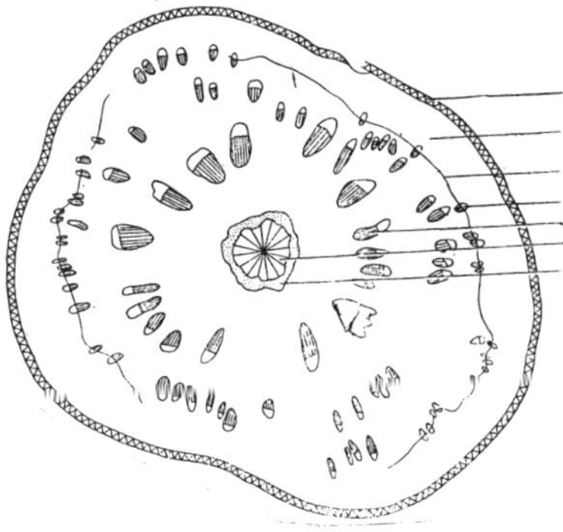

外 部 形 態

氣		味		色	

年　　月　　日　　　　　　組　　姓 名

穿 山 甲 [別錄]

【基原動物】 穿山甲 *Manis pentadactyla* L.

【修 治】 ❶ 穿山甲 : 雜質을 제거하고 깨끗이 씻어서 말린다.

❷ *砂 炒* : 먼저 모래를 용기에 넣고 센불로 가열하여 모래가 뒤섞기 좋아질 정도가 되면 크기에 따라 나눈 穿山甲을 구별하여 넣고 *炒*한다. 계속 뒤섞으면서 穿山甲의 껍질이 일어나고, 겉의 테두리가 안으로 굽어지며, 표면이 金黃色이나 黃褐色을 띠면 꺼내어 체로 모래를 제거하고 뜨거울 때 식초를 붓고 약간 담갔다가 건져서 말린다.

龜板 100kg에 식초 20kg을 쓴다.

【修治效果】 질이 딱딱하고 비린내가 나므로 전탕하면 복용하기 어렵다. 그러나 *砂炒*한 후에는 질이 성기어져서 전탕이나 분쇄가 쉬워진다. 또 *砂炒*醋浸한 후에는 活血止痛의 效能이 높아지고 비린내가 없어진다.

【品 質】 조각이 흑갈색 또는 황갈색으로 肉質이 붙어있지 않은 것이 良品이다.

【理化學鑑別】

【貯 藏】 바람이 잘 통하고 건조한 곳에 보관한다.

內 部 構 造

外 部 形 態

穿山甲片外形圖

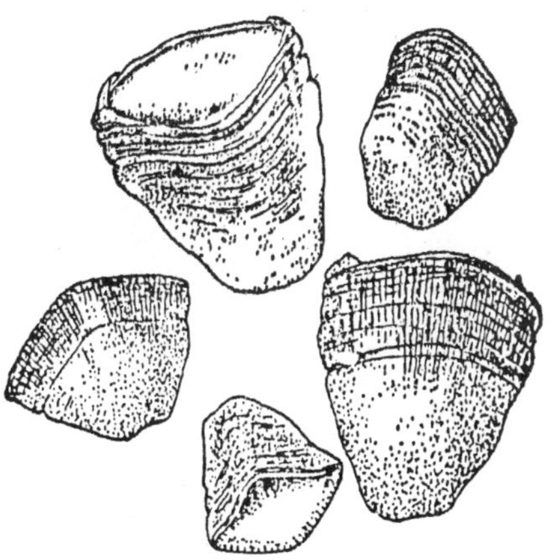

氣		味		色	

年 月 日 組 姓 名

水　　　蛭 [本經]

【基原動物】 螞蟥 *Whitmania pigra* WHITMAN

【修　治】 ❶ 水 蛭 : 깨끗이 씻어서 물로 연하게 한 다음 切段하여 햇볕에 말린다.
❷ 滑石粉炒 : 滑石粉을 용기에 넣고 가열하여 매끈한 상태가 되면 水蛭段을 넣고 계속 뒤섞으며 炒한다. 표면이 약간 일어나고 淡黃色이나 黃褐色으로 되면 꺼내어 체로 滑石粉을 걸러내고 식힌다.
水蛭 100 kg에 滑石粉 40~50 kg을 쓴다.

【修治效果】 炒한 후에는 질이 성기어지고 깨끗해지며, 毒性이 감소되고 분쇄가 쉽게 된다.

【品　質】 몸체가 작고 부스러지지 않았으며 흑갈색이고 雜質이 없는 것이 良品이다.

【理化學鑑別】

【貯　藏】 바람이 잘 통하고 건조한 곳에 보관한다. 습기와 벌레에 주의한다.

內 部 構 造

外 部 形 態

水蛭外形圖

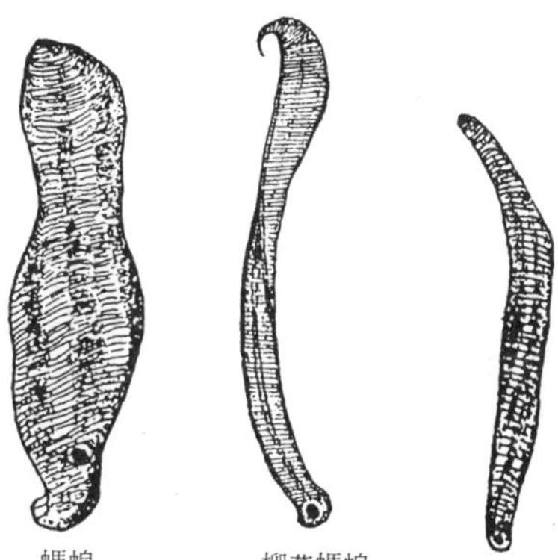

螞蝗　　柳葉螞蝗　　水蛭

螞蝗　柳葉螞蝗　水蛭

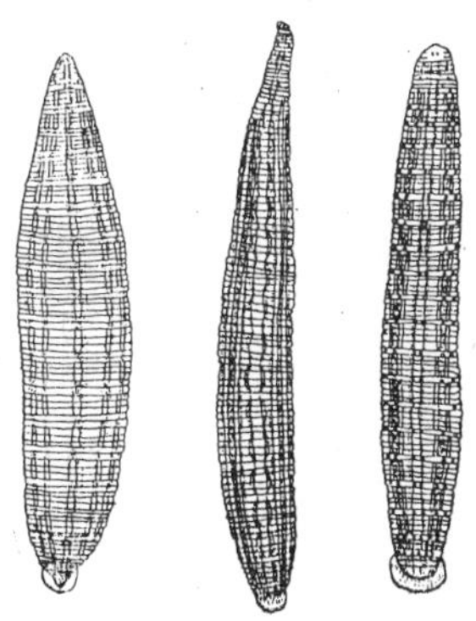

氣		味		色	

年　　月　　日　　　　　組　　姓　名

澤　　蘭 [本經]

【基原植物】 毛葉地瓜兒苗 *Lycopus lucidus* TURCZ. var. *hirtns* REGEL.

多年生 草本으로 높이는 40~100 cm이며, 원줄기는 네모지며 綠色 또는 紫褐色으로 光澤이 있고 매끈매끈하지만 마디는 검은빛이 돌고 백색 털이 있으며 地下莖은 좀 굵으며 옆으로 뻗은 가지끝에서 새순이 나온다 잎은 對生하고 옆으로 퍼지며 넓은 披針形으로 길이 4.5~11 cm, 너비 8~35 mm, 끝은 긴 銳先形, 밑부분은 楔形이고 가장자리는 거칠고 날카로운 톱니가 있다. 꽃은 백색이며 葉腋에 많이 모여 달리며 꽃받침은 鐘形으로 끝은 뾰족하며 5개로 갈라진다. 花冠도 꽃받침과 길이가 비슷하며, 수술은 2개이고 암술대는 꽃 밖으로 나와 2개로 갈라지지만 꽃에 따라 수술과 암술의 길이가 다르다. 小堅果는 편평하며 길이 약 1 mm로 暗褐色이고 開花期는 7~9월, 結實期는 9~10월이다.

【修　治】 雜質을 제거하고 물을 뿌려서 부드럽게 되면 절단하여 건조한다.

【修治效果】

【品　質】 질이 부드럽고 잎이 많으며 녹색인 것이 良品이다.

【理化學鑑別】

【貯　藏】 통풍이 잘 되는 곳에 보관한다.

內 部 構 造

外 部 形 態

氣		味		色	

年　　月　　日　　　　　　組　　姓 名

自 然 銅 [開寶本草]

【基原鑛物】 黃鐵鑛 Pyrite

【修 治】 ❶ 自然銅 : 잡질을 제거하고 깨끗이 씻어서 말린 다음 부수어서 사용한다.

❷ 煆 淬 : 깨끗한 自然銅을 도가니에 넣고 센불로 빨갛게 달군 다음 꺼내어 식초에 단근질한다. 이와 같이 여러번 반복하여 黑褐色으로 되고 표면이 갈라지며, 광택이 없어지고 질이 성기어졌을 때 말린 다음 빻아서 쓴다.

自然銅 100kg에 식초 25~30kg을 쓴다.

【修治效果】 煆淬한 후에는 産瘀止痛의 效能이 높아지고 질이 성기어져서 粉碎와 약효의 煎出이 쉬워진다.

【品 質】 덩어리가 크고 황색이며 광택이 있고 절단면에 금속성의 광택이 있는 것이 良品이다.

【理化學鑑別】 粉末 1g을 시험관 안에 넣고 염산 2㎖를 부어 흔드는데 시험관 입구에 초산염 실험용지를 덮고 가만히 놓아두면 종이가 변색된다. 이것을 여과하고 여액을 물에 희석시키면 鐵鹽이 나타난다.

【貯 藏】 건조한 곳에 보관한다.

內 部 構 造

外 部 形 態

自然銅外形圖

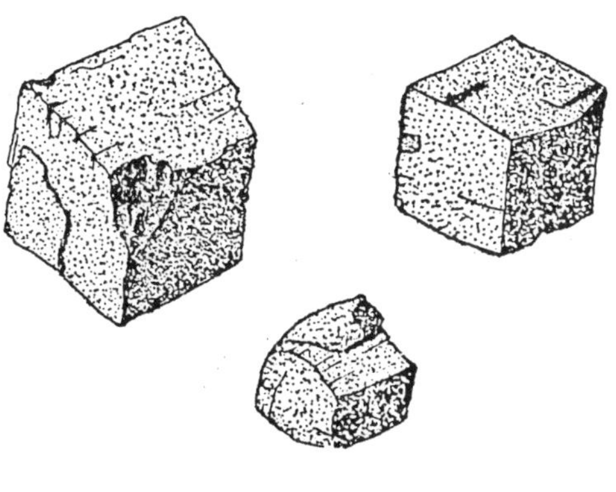

氣		味		色	

年　　月　　日　　　　　　　組　　姓 名

王 不 留 行 [本經]

【基原植物】 麥藍菜 *Vaccaria segetalis* (NECK.) GARCKE

一～二年生 草本으로 높이는 약 80㎝이고 전체가 약간 평활하고 줄기는 모여 나며 곧추 서고 가지는 갈라지며 마디는 보통 暗紫色을 띤다. 잎은 對生하며 葉柄은 짧고 披針形 또는 長楕圓形이며 끝이 날카롭고 鋸齒가 없다. 꽃은 줄기끝 가지끝에 頂生 혹은 葉腋에서 聚傘花序가 층층으로 달리며 여러개이고 花柄은 가늘고 길며 꽃받침은 卵狀 圓筒形이고 끝이 5개로 얕게 째지며 裂片은 삼각형으로 날카로우며 겉으로 말렸고 대개 10줄의 紫脈이 있다. 꽃잎은 5개이고 倒披針形으로 끝이 2개로 갈라지고 꽃받침과 거의 같다. 花柱는 3개이고 蒴果는 卵形으로 1室이며 6개로 갈라지며 宿存萼이 있고 種子는 腎臟形이고 茶褐色을 띠며 꽃은 白色이고 開花期는 7월이다.

【修　治】 ❶ 王不留行 : 雜質을 제거한다.
❷ 炒　黃 : 깨끗한 王不留行을 약한 불로 炒하여 대부분이 터지면 꺼내 식힌다.

【修治效果】

【品　質】 톨이 고르고 포만하여 흑색인 것이 良品이다.

【理化學鑑別】

【貯　藏】 바람이 잘 통하고 건조한 곳에 보관한다.

內 部 構 造

王不留行種子簡略圖

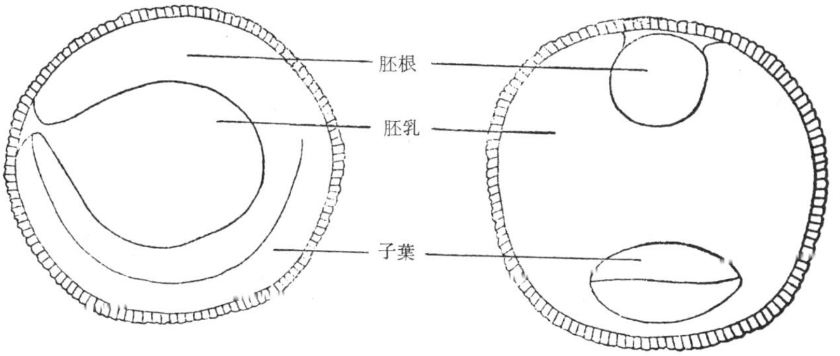

縱斷面　　　　橫斷面

外 部 形 態

王不留行種子外形圖

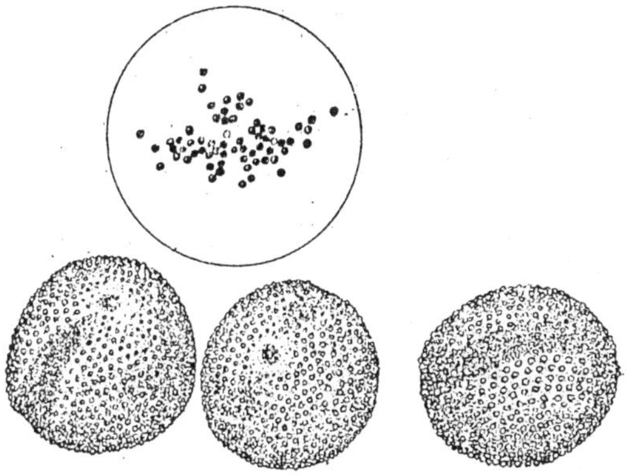

氣		味		色	

年　月　日　　　　組　姓　名

蘇　　木 [新修本草]

【基原植物】 蘇木 *Caesalpinia sappan* L.

落葉小喬木으로 높이는 5~10 m에 달한다. 줄기에는 작은 가시가 있고 小枝는 灰綠色에 圓形의 돌출한 皮目이 있고 햇가지에는 미세한 털이 있으나 뒤에 떨어진다. 잎은 2회 羽狀複葉인데 전체 길이가 30 cm 또는 그 이상 되는 것도 있다. 2회째의 羽狀複葉은 對生하고 9~13쌍이며 길이는 6~15 cm이고, 葉軸은 柔毛로 싸여 있다. 小葉은 9~16쌍으로 楕圓形에 끝은 둔하고 가장자리는 밋밋하며 앞면은 綠色에 털은 없고, 뒷면에는 자잘한 點이 있다. 托葉은 無柄이고 錐狀이다. 圓錐花序가 가지의 끝에서 나오고 크고 많은 꽃이 달리며 길이는 잎과 같고 짧은 柔毛가 싸고 있다. 꽃은 黃色, 꽃받침의 밑부분은 합쳐져 있고 끝이 5개로 갈라지며 裂片은 고르지 않다. 꽃잎은 5개이고 수술은 10개, 花絲의 하부는 綿毛로 덮여 있다. 子房은 上位 1室, 豆果는 비틀린 楕圓形에 편평하고 두꺼운 革質로 가시나 털은 없다. 성숙하면 暗紅色이 되고 種子는 4~5개가 들어 있다. 開花期는 5~6월, 結實期는 9~10월이다.

【修　治】 3 cm 단위로 잘라서 다시 쪼개어 쓰거나 혹은 가루내어 쓴다.

【修治效果】

【品　質】 굵고 단단하며 홍황색인 것이 良品이다.

【理化學鑑別】 粉末 10 g에 물 50 mℓ를 넣고 반복하여 흔들어 4시간동안 방치하였다가 여과시킨다. 그러면 여액은 귤홍색으로 나타나는데 자외선형광등(365 nm)으로 보면 황록색의 형광이 보인다. 여액 5 mℓ에 NaOH 3 g과 물 100 mℓ를 넣어 용해시킨 액을 두방울 떨어뜨리면 홍색을 띠고 자외선형광등에서는 남색을 나타낸다.

【貯　藏】 건조한 곳에 보관한다.

內 部 構 造

外 部 形 態

蘇木莖外形圖

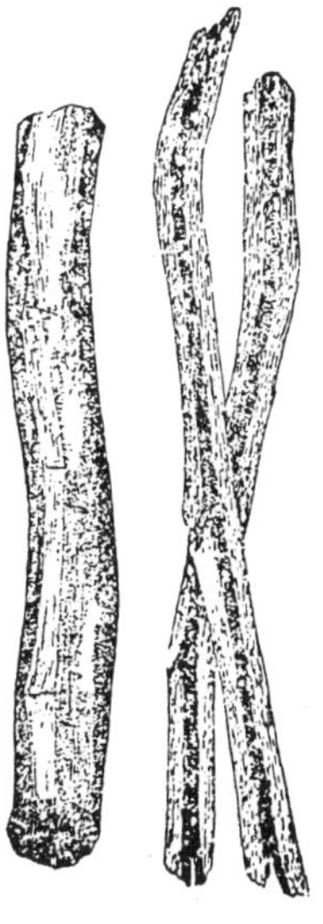

氣		味		色	

年 月 日 組 姓 名

乾 漆 [本經]

【基原植物】 옻나무 *Rhus verniciflua* STOKES

落葉喬木으로 높이는 20 m에 달한다. 樹皮는 幼木일 때는 매끄럽고 灰白色인데 성장함에 따라서 거칠어지고 세로로 龜裂이 생기고 햇가지에는 털이 있으나 곧 없어진다. 奇數羽狀複葉이 螺旋狀으로 互生하고 葉柄과 더불어 25~40㎝이며, 小葉은 9~11개인데 卵形 또는 橢圓狀 卵形으로 끝은 점차적으로 날카로워지는 형이고 밑부분은 쐐기형 또는 둥근형이며 가장자리는 밋밋하다. 꽃은 單性이거나 兩性, 雌雄異株, 혹은 雜性이다. 花序는 圓錐狀이며 腋生하고 花序은 짧다. 꽃은 작고 밀생하며 黃綠色, 雄花에는 長橢圓形의 꽃받침, 꽃잎, 수술이 각각 5개이고 花絲는 짧고 퇴화된 子房이 있다. 雌花에는 수술이 비교적 작고 子房은 1室, 花柱는 짧고 柱頭는 3개로 갈라진다. 果序는 아래로 늘어지고 核果는 편평한 圓形이고, 지름은 6~8㎜이며 黃色이다. 開花期는 5~6월, 果熟期는 11월이다.

【修 治】 ❶ 煆 炭 : 깨끗한 乾漆을 용기에 넣고 위에 두껑을 덮은 뒤 틈을 여러겹의 진흙으로 막고 위에는 무거운 것을 올려놓는다. 흰 종이를 두껑 위에 올려놓고 약한 불로 가열하여 백지가 눌은 黃色으로 되거나, 물방울을 떨어뜨렸을 때 끓어서 금방 없어지면 꺼내어 식힌 후 빻아서 쓴다.
❷ 炒 黃 : 乾漆을 부수어서 작은 덩어리로 만들어 용기에 넣고 炒하여 마르고 눌게되며 연기가 나지 않을 정도로 되면 꺼내어 식힌다.

【修治效果】 辛溫有毒하여 營血을 상하고, 脾胃를 손상시키므로 生用은 좋지 않다. 煆한 후에는 독성과 자극성이 감소된다.

【品 質】

【理化學鑑別】

【貯 藏】 건조한 곳에 보관한다.

內 部 構 造

外 部 形 態

氣		味		色	

年　　月　　日　　　　　　組　　姓 名

皂 角 刺 [本經衍義補遺]

【基原植物】 조각자나무 *Gleditsia sinensis* LAM.

落葉喬木으로 높이는 15 m에 달하며 가시가 굵고 튼튼하고 赤褐色인데 가지가 갈라진다. 잎은 偶數複葉으로 4~7쌍의 小葉이 있다. 小葉身은 卵形, 卵狀 披針形 또는 長楕圓狀 卵形에 끝은 뭉툭하거나 약간 뾰족한 것도 있다. 밑부분은 비스듬한 圓形 또는 楔形이고 가장자리에는 波狀의 둔한 鋸齒가 있다. 꽃은 雜性이고 頂生 또는 腋生하여 總狀花序가 되고 꽃에는 가는 柔毛가 있다. 꽃받침은 鐘形이고 裂片은 4개에 卵狀 披針形이다. 꽃잎은 4개로 淡黃色에 卵形 또는 長楕圓形이고 수술은 긴 것 4개, 짧은 것 4개로 꼬투리는 편평하며 20 ㎝로 쪼개면 매운 냄새가 나고 種子는 편평한 長楕圓形에 赤褐色이며 開花期는 6월, 結實期는 10월이다.

【修 治】 잡질을 제거하고 물에 담가 부드럽게 되면 두껍게 썰어서 건조시킨다.

【修治效果】

【品 質】 가시가 크고 완전하며 홍갈색인 것이 良品이다.

【理化學鑑別】

【貯 藏】 건조한 곳에 보관한다.

内 部 構 造

外 部 形 態

氣		味		色	

年　　月　　日　　　　　　組　　姓　名

血　　竭 [新修本草]

【基原植物】 麒麟竭 *Daemonorops draco* BL.

多年生 常綠덩굴성 木本으로 높이는 10～20 m이다. 莖은 葉鞘에 덮여 있고 곳곳에 가시가 나 있다. 羽狀複葉은 가지의 끝에서는 互生하지만 下部에서는 對生에 가깝다. 小葉은 互生하며 線狀 披針形이고 葉柄과 葉軸에는 날카로운 가시가 나 있다. 肉穗狀花序는 淡黃色의 冠狀花가 피고 單性에 二家花이다. 花被는 6개로 이중으로 늘어서 있다. 雄花의 수술은 6개이고 葯은 長錐形이다. 雌花에는 미발육 수술이 6개 있다. 암술은 1개이며 압정모양으로 卵形에 가깝고 鱗片으로 빽빽하게 덮여 있다. 花柱는 짧고 柱頭는 깊게 세갈래로 갈라진다. 果實은 核果狀이거나 卵形이며 지름은 2～3 ㎝이고, 赤褐色에 黃色의 비늘이 있다. 果實 속에는 濃赤色의 液狀樹脂가 함유되어 있어서 항상 鱗片 아래로 스며 나와서 마르면 血塊같이 되고, 種子는 1개이다.

【修　治】 분말로 만들어 겨울에는 햇볕에 건조한다.

【修治效果】

【品　質】 外皮가 흑적색으로 가루는 血色과 같다. 태우면 코를 자극하는 것이 좋다.

【理化學鑑別】

【貯　藏】 습기가 없는 곳에 보관한다.

內 部 構 造

外 部 形 態

氣		味		色	

年　　月　　日　　　　　　組　　姓　名

第13章　化痰 止咳 平喘藥

第1節　温化寒痰藥

半　　夏 [本經]

【基原植物】 반하 *Pinellia ternata* (THUNB.) BREIT.

多年生 草本으로 塊莖은 球形이고 1~2cm이며, 잎은 球莖에서 나온다. 葉柄 길이는 6~23cm, 葉柄下部의 안쪽에 白色의 珠牙가 한개 생긴다. 一年生의 잎은 單葉이고 卵狀 心臟形이고 2~3年生의 잎은 3小葉으로 楕圓形 또는 披針形이며 中間葉은 크고 兩側葉은 작다. 잎의 끝은 뾰족하고 基部는 楔形이며 가장자리는 밋밋하고 양면이 반들반들하다 肉穗花序는 頂生하고 單性이며 花被는 雌雄一家로 雄花는 花序의 上部에 붙어나고 白色이며 수술은 밀집하여 圓筒形이 된다. 雌花는 雄花의 아래 5~8mm쯤 떨어져서 붙고 花序에서 연장되어 뻗어 쥐꼬리같이 난다. 液果는 卵狀 楕圓形이며 綠色이다. 開花期는 6~7월이다.

【修　治】 ❶ 半 夏 : 雜質을 골라내고 체로 흙이나 먼지를 걸러낸다.

❷ 淸半夏 : 半夏를 크기에 따라 나누어 물에 7~10일 정도 담그되 매일 물을 2~3차 갈아준다. 白沫이 일어나면 半夏 100kg에 白礬 2kg을 넣어 하루동안 담갔다가 다시 물을 갈아주고 계속 담가 두었다 지정된 날짜가 되면 꺼내 용기에 넣고 백반물로 끓이는데, 먼저 센 불로 끓이고 나중에는 약한 불로 계속 저으면서 약 2~3시간 정도 끓여서 중심부의 乾心이 없어질 때까지 한다. 그 후 건져서 그늘에서 60% 정도 말리고 薄片으로 자른 후 완전히 말린다.

半夏 100kg에 白礬 12.5kg을 쓴다.

❸ 薑半夏 : 半夏를 淸半夏法과 같이 담근다. 별도로 生薑切片을 전탕하여 白礬에 넣고 다시 半夏와 함께 삶아서 중심부의 乾心이 없어지면 꺼내 薄片으로 잘라서 말린다.

半夏 100kg에 生薑 25kg, 白礬 12.5kg을 쓴다.

❹ 法半夏 : 半夏를 淸半夏法과 같이 담갔다가 꺼내어 그늘에 말린다. 甘草片을 전탕한 다음 生石灰 덩어리를 탕에 넣고 저어서 약간 가라앉으면 상청액을 여과하고 半夏를 그 속에 넣어 약 4~5일 정도 담그되 매일 1~3회 저어주어 약재가 黃色으로 변하고 중심부의 乾心이 없어지면 꺼내 충분히 씻은 다음 陰乾하고 찧어서 부수어 사용한다.

半夏 100kg에 甘草 16kg, 生石灰塊 20kg을 쓴다.

【修治效果】 辛温有毒한데 生用하면 嘔吐, 咽喉腫痛失音을 일으킨다. 炮製한 후에는 毒性이 감소되고 藥性이 緩和된다. 淸半夏는 白礬을 사용하여 化痰에, 薑半夏는 止嘔에, 法半夏는 甘草와 石灰製하여 寒痰에 많이 쓴다. 生半夏는 일반적으로 外用한다.

【品　質】 백색으로 질이 단단하고 粉性이 있는 것이 良品이다.

【理化學鑑別】

【貯　藏】 빛과 습기를 피한다. 生半夏는 벌레에 주의한다.

內 部 構 造

半夏橫斷面詳細圖

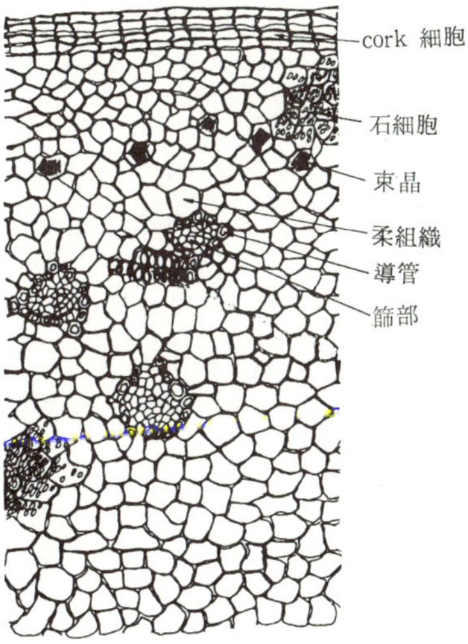

外 部 形 態

半夏外形圖

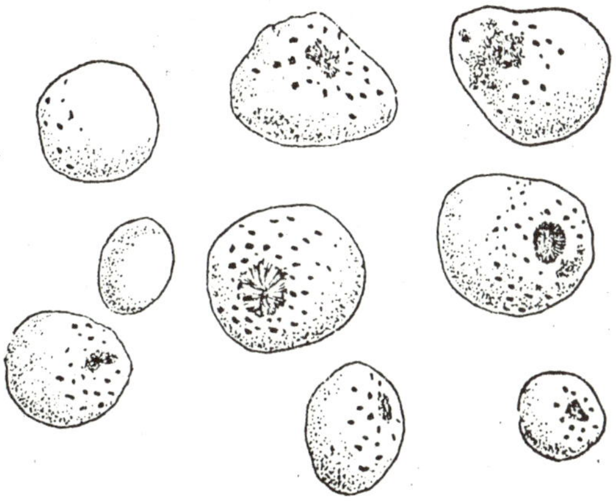

氣		味		色	

年　　月　　日　　　　　　組　　姓　名

天 南 星 [本經]

【基原植物】 천남성 *Arisaema amurense* var. *serratum* NAKAI

多年生 草本으로 塊莖은 편평한 球形이며 外皮는 黃褐色이고 上頸部에서 수염뿌리가 돋아나며, 僞莖은 거칠며 크고 圓柱形이며 곧게 서고 높이는 약 50cm이며 綠色에 紫色의 斑點이 있다. 잎은 大小의 두조각으로 葉柄이 길고 잎에는 새발모양으로 5~11 갈래로 全裂하며 裂片은 長楕圓形 또는 披針形이며 양끝이 뾰족하고 鋸齒가 없거나 간혹 있으며 가운데 裂片은 다른 것보다 약간 크거나 또는 같다. 꽃은 雌雄二家로 肉穗花序이고 頂生하며 佛焰苞의 筒部는 깔때기모양이고 綠色에 흰선이 있고 길이는 5~8cm이며 口緣은 편평하고 面部는 長楕圓形이며 끝이 날카롭고 綠色이며 筒部보다 약간 길며 끝은 활모양으로 말렸고 雄株의 肉穗軸에는 下部에 花被가 없고 紫色의 葯에 작은 수꽃이 달렸으며 雌株는 여러개의 綠色子房의 암꽃이 밀착하며 肉穗花의 연장부는 棍棒形이고 苞筒보다 약간 길게 나온다. 漿果는 穗軸面에 밀착하고 붉은색으로 익는다. 開花期는 5~6월이다.

【修 治】 ❶ 天南星 : 雜質을 골라내고 깨끗이 씻은 다음 말린다.

❷ 製南星 : 天南星을 크기에 따라 나누어 물에 담그되 물은 매일 2~3번 갈아준다. 白沫이 일어나면 100kg의 天南星에 白礬 2kg을 하루 정도 담근 후에 물을 갈아주고, 정해진 날짜 동안 담근 다음 꺼내어 용기에 넣고 生薑片을 白礬과 함께 넣고 약 3~4주 동안 물에 담갔다가 다시 용기에 넣고 삶는다. 天南星 내부의 乾心이 없어질 때까지 삶은 뒤 건져서 生薑片을 제거하고 그늘에서 60~70%정도 말려 薄片으로 자른 다음 완전히 말린다.

天南星 100kg에 白礬 12.5~25kg, 生薑 25kg을 쓴다.

❸ 膽南星 : 물에 담갔던 南星 100kg에 生薑, 白礬을 각 15kg씩 넣고 물에 담가 얼얼한 맛이 없어지면 꺼내 南星에서 白礬을 씻어내고 말린 다음, 갈아서 사용한다.

위의 南星粉 1kg에 膽汁 2.5kg을 섞어 시루에 넣어 30분 정도 찐 다음 꺼내 方形의 塊로 만들어 말린다.

【修治效果】 生南星은 辛溫燥烈하고 大毒하다. 製한 후에는 毒性이 감소되고 化痰效果가 높아진다. 膽汁으로 製한 후에는 그 燥烈한 성질 및 毒性이 없어지고, 性味가 苦凉해져서 膽熱驚風抽搐 등증에 많이 쓴다.

【品 質】 크고 백색이며 분성이 많은 것이 良品이다.

【理化學鑑別】

【貯 藏】 바람이 잘 통하고 건조한 곳에 보관한다.

內 部 構 造

天南星粉末圖

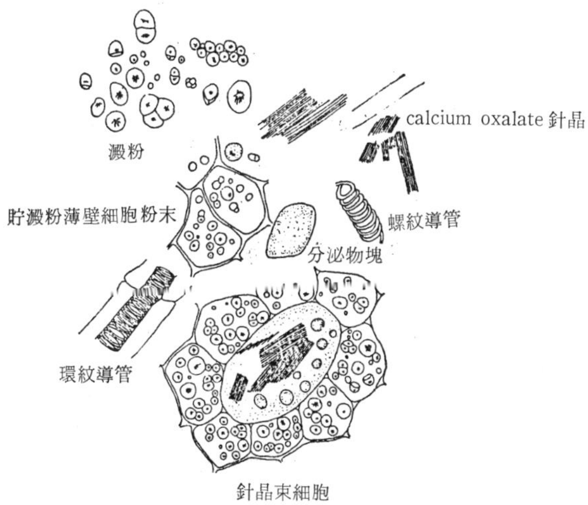

外 部 形 態

氣		味		色	

年 月 日 組 姓 名

白 附 子 [中藥誌]

【基原植物】 獨角蓮 *Typhonium giganteum* ENGL.

多年生 草本으로 塊根은 倒卵形 또는 紡錘形이며 항상 2개가 나란히 달리거나 혹은 3개가 달리는 수도 있다. 줄기는 곧게 자라고 높이는 1m쯤 된다. 잎은 互生하고 葉柄이 있다. 葉身은 3~5개로 갈라지고 각 裂片이 다시 잘게 갈라지며 최종의 裂片은 披針形으로 끝이 뾰족하다. 總狀花序는 원줄기의 끝에 달리고 小花柄은 길이 0.5~4cm, 꽃받침잎은 5개로 꽃잎모양에 淡黃色이고 外側에 柔毛가 밀생하고 위쪽의 것은 나룻배모양으로 앞쪽이 나와 있고 옆의 것은 거의 둥글며 옆으로 서고 밑부분의 2개는 비스듬히 밑으로 퍼진다. 꽃잎은 2개가 길게 자라서 뒷쪽의 꽃받침잎 속에 들어있다. 수술은 많고 子房은 3개로 털이 없고 袋果의 끝에는 암술대가 달려 있어서 뾰족하다. 開花期는 8~9월, 結實期는 10월이다.

【修 治】 ❶ 白附子 : 雜質을 제거하고 깨끗이 씻어서 말린다.

❷ 煮白附子 : 깨끗한 白附子를 크기에 따라 나누어 물에 여러날 동안 담그되 매일 물을 2~3회 갈아준다. 氣泡가 생기면 물을 갈때 白礬을 약간 넣어서 防腐하고 다시 하루동안 담근 후 물을 갈아 주고, 내부의 乾心이 없어지면 꺼내 搗碎한 生薑, 白礬 및 물을 적당히 넣어서 얼얼한 맛이 없을 때까지 삶아 그늘에 60% 정도 말린 다음 厚片으로 잘라서 완전히 말린다.

白附子 100kg에 生薑 25kg, 白礬 12.5kg을 쓴다.

【修治效果】 生用하면 去風痰, 止痙의 效果가 높아서 口眼喎斜, 抽搐, 嘔吐 등에 많이 쓰인다. 炮製한 후에는 去風痰의 效能이 높아지고 毒性이 감소되며, 얼얼한 맛이 없어지고, 寒濕頭痛 및 濕痰頭痛 등증에 많이 쓰인다.

【品 質】 크고 질이 단단하며 백색으로 분성이 많은 것이 良品이다.

【理化學鑑別】

【貯 藏】 건조한 곳에 보관한다. 生白附子는 벌레를, 製白附子는 곰팡이를 주의한다.

內 部 構 造

關白附母根橫斷面簡略圖

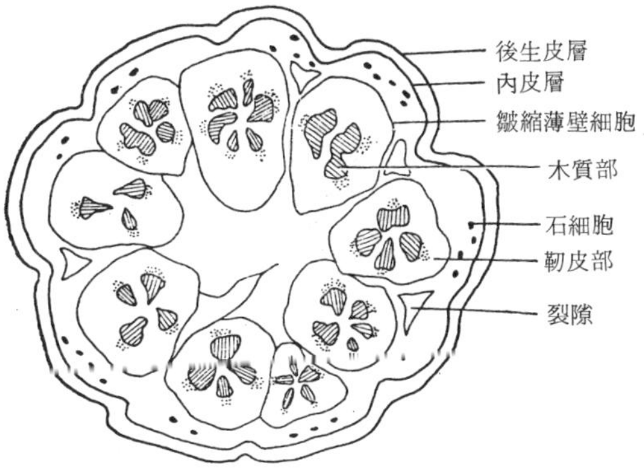

外 部 形 態

白附子外形圖

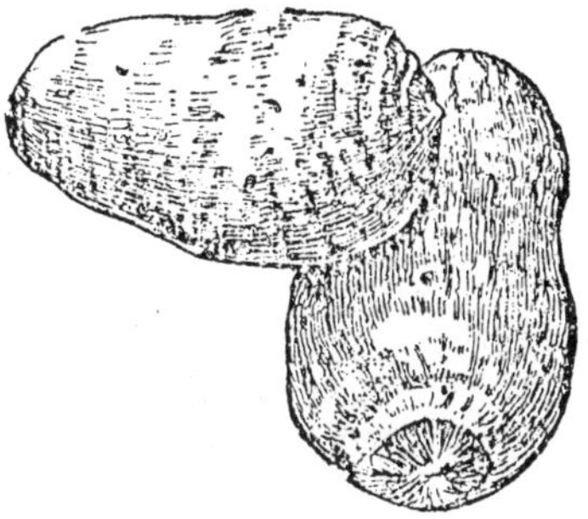

氣		味		色	

年　　月　　日　　　　　　組　　姓　名

白　芥　子 [別錄]

【基原植物】 白芥　*Sinapis alba*（L.）

【修　治】 ❶ 飮 片 : 깨끗이 씻어서 말린다. 찧어서 부수어 쓴다.
❷ 炒 黄 : 깨끗한 白芥子를 약한 불로 炒하여 深黄色이 되고 껍질이 터지는 소리와 함께 아주 매운 향기가 나며 꺼내 식힌다. 역시 찧어서 부수어 쓴다.

【修治效果】

【品　質】 톨이 고르며 포만하고 백색인 것이 良品이다.

【理化學鑑別】

【貯　藏】 통풍이 잘 되는 곳에 보관한다.

內 部 構 造

白芥子橫斷面簡略圖

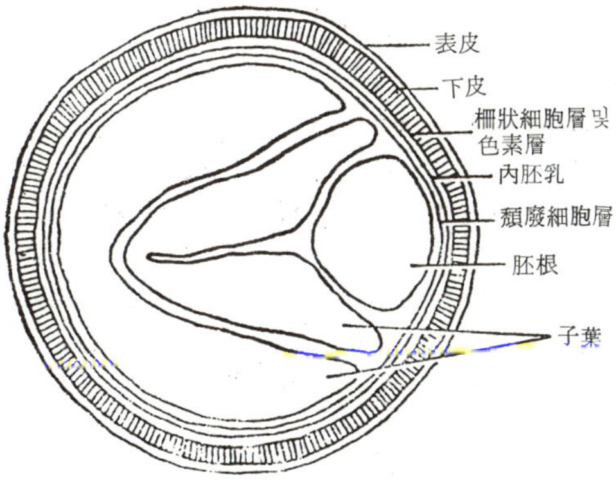

白芥子種皮橫斷面詳細圖

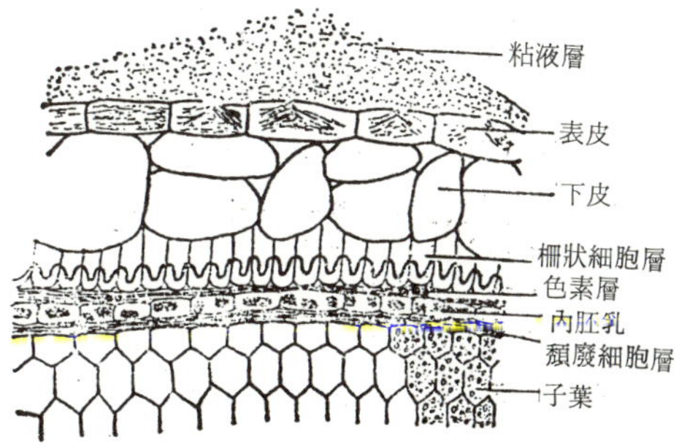

外 部 形 態

氣		味		色	

年　　月　　日　　　　　　組　　姓　名

皂 莢 [本經]

【基原植物】 皂角刺項 참조

【修　治】 雜質을 제거하고 씻어서 건조한다. 사용할 때는 빻아서 쓴다.

【修治效果】

【品　質】 꼬투리가 작고 포만하며 자흑색으로 광택이 있으며 果柄이 없는 것이 良品이다.

【理化學鑑別】

【貯　藏】 건조한 곳에 보관한다.

內 部 構 造

猪牙皂果實橫斷面簡略圖

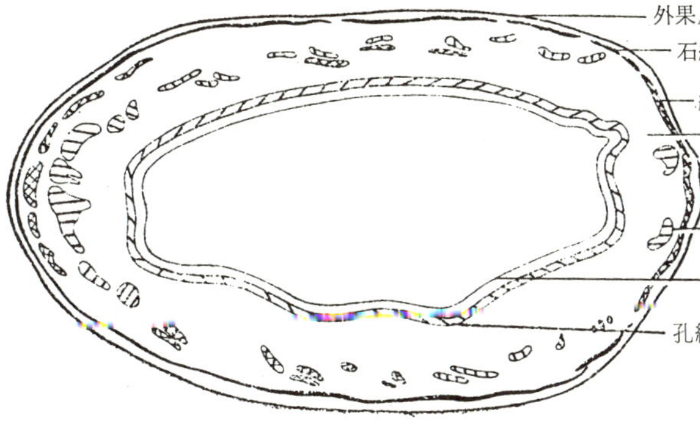

外 部 形 態

氣		味		色	

年 月 日 組 姓 名

旋 覆 花 [本經]

【基原植物】 금불초 *Inula britannica* var. *chinensis* REGEL.

多年生 草本으로 높이는 30~80cm이고 根莖은 뻗으면서 번식하고 줄기는 길이로 모서리가 있으며 綠色 혹은 연한 紫紅色을 띤다. 잎은 互生하고 타원형 혹은 좁고 긴 타원형으로 길이는 6~10cm, 너비는 1~2.5cm이고 끝은 뾰족하며 밑부분은 좁아져서 원줄기를 감싸고 가장자리는 밋밋하며 드문드문 도드라진 點이 있고 표면은 綠色, 뒷면은 淡綠色으로 거친 伏毛로 뒤덮여 있다. 頭花는 가지끝과 원줄기끝에 달려 傘房狀으로 排列하며 花序梗은 흰색 털로 덮여 있다. 總苞는 半球形이고 苞片은 5줄로 배열되는데 外片은 披針形, 內片은 線狀 披針形으로 乾膜質이며 모두 가장자리에 털이 있다. 舌狀花가 한줄로 둘러있고 花冠은 끝이 3개로 얕게 갈라지며 黃色을 띤다. 瘦果는 긴 타원형으로 흰색의 빳빳한 털로 덮여 있다. 開花期는 7~9월, 結實期는 8~9월이다.

【修　治】 ❶ 旋覆花 : 가지, 가시, 잎 및 雜質을 제거한다.

❷ 蜜 炙 : 익힌 꿀을 약간의 물에 희석한 후 旋覆花에 뿌려서 완전히 내부까지 스며들면 약한 불로 炒하여, 표면이 深黃色으로 되고 손에 달라붙지 않을 정도가 되었을 때 꺼내어 식힌다.

旋覆花 100kg에 익힌 꿀 30kg을 쓴다.

【修治效果】 生用하면 降氣化痰, 止嘔의 효능이 높아서 水飮內停, 胃氣上逆에 쓰이는데, 止咳效果는 약하나 蜜炙한 후에는 潤肺祛痰平喘止咳의 效能이 높아져 氣逆痰喘咳嗽 및 嘔惡의 환자에게 쓴다.

【品　質】 花頭가 완전하고 황록색인 것이 良品이다.

【理化學鑑別】

【貯　藏】 건조한 곳에 보관한다. 炙旋覆花는 밀폐된 용기에 보관해야 한다.

內 部 構 造

施覆花粉末圖

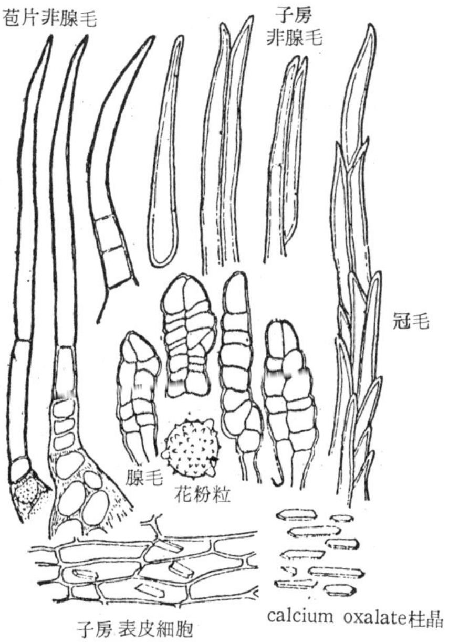

外 部 形 態

氣		味		色	

年　　月　　日　　　　　　組　　姓　名

白　　前 [別錄]

【基原植物】 柳葉白前 *Cynanchum stauntonii* (DECNE.) SCHLTR. ex LEVL.

多年生 草本으로 전체에 가는 털이 나고 줄기는 綠色이며 곧게 서고 가지는 갈라지지 않으며 높이는 약 30～60cm이다. 잎은 對生하고 葉柄이 있고 楕圓形 또는 倒卵狀 楕圓形이며 거치가 없고 끝이 날카로우며 잎밑도 날카롭다. 윈줄기의 꼭대기에서 聚傘花序가 腋生하며 성기게 나고 꽃받침은 5갈래로 깊게 째졌으며 裂片에 가는 털이 난다. 花冠은 흰색이며 안팎에 털이 없고 5갈래로 깊게 째졌으며 裂片은 長楕圓形에 녹색이고 副花冠도 5裂되었고 裂片은 방패모양이고 꽃 중심에 蕊冠이 있다 꽃이 핀 후에 길이 6cm 가량의 짐승뿔모양의 蓇葖을 결실하며 벌어져서 흰 솜이 달린 종자가 나온다. 꽃은 흰색이고 開花期는 5～7월, 結實期는 8～9월이다.

【修　治】 ❶ 白 前 : 雜質을 제거하고 깨끗이 씻어서 물에 불린 다음 切段하여 말린다.

❷ 蜜 炙 : 익힌 꿀을 약간의 물에 희석한 후 白前段에 뿌려서 내부까지 완전히 스며들면 약한 불로 炒하여 표면이 黃褐色으로 되고 손에 달라붙지 않을 정도가 되었을 때 꺼내어 식힌다.

白前 100kg에 익힌 꿀 25～30kg을 쓴다.

【修治效果】 生用하면 解表理肺, 化痰止咳하므로 咳嗽와 表證이 있는 환자에게 쓴다. 그러나 生用하면 胃에 刺戟性이 있어서 脾胃虛弱한 사람이 복용하면 惡心, 嘔吐를 일으키기 쉽다. 蜜炙한 후에는 胃에 대한 刺戟이 緩和되고 性質도 온화해지고 潤肺降氣, 化痰止咳의 效能이 높아져 肺虛咳嗽에 많이 쓴다.

【品　質】 뿌리줄기가 굵은 것이 良品이다.

【理化學鑑別】 粉末 1g을 취하여 70% 에탄올 10㎖를 넣고 1시간 동안 加熱回流시켜 여과한다. 여액 1㎖를 취하여 증발접시에 놓고 증발시켜 건조한 다음 殘渣에 아세톤 1㎖을 넣어 용해시키고 다시 유산 한 방울을 떨어뜨리면 홍자색을 나타내고 놓아두면 녹색으로 변한다(柳葉白前).

【貯　藏】 바람이 잘 통하고 건조한 곳에 보관한다. 炙白前은 밀폐된 용기에 보관한다.

內 部 構 造

柳葉白前根莖橫斷面簡略圖

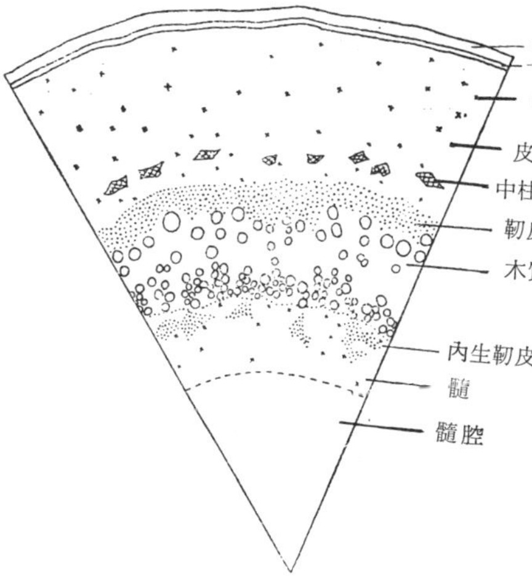

外 部 形 態

氣		味		色	

年　　月　　日　　　　　　組　　姓　名

第 2 節 清化熱痰藥

前　　胡 [雷公炮炙論]

【基原植物】 바디나물 *Peucedanum decursivum* (MIQ.) MAXIM.

多年生 草本으로 높이는 76~140 cm이며 根은 굵고 짧으며 黃褐色 내지는 暗褐色이며 香氣가 강하다. 줄기는 한개가 곧게 서고 圓柱形이며 外表에는 稜이 있고 上部에서 조금 分枝를 한다. 根生葉과 下部에 있는 잎은 紙質이고 三角狀의 廣卵形이고 羽狀으로 갈라지고 葉柄 윗부분과 마디에 퍼진 털이 있다. 裂片은 3~5개이고 또다시 3~5개로 깊게 또는 전부 갈라져서 葉身이 홀로 날개모양으로 되고 卵形 또는 披針形이며 缺核狀의 톱니와 예리한 톱니가 있고 줄기의 上部에 있는 잎은 簡化하여 葉鞘로 되어 원줄기를 둘러싼다. 複傘形花序는 頂生하고 總花序柄은 12~20개, 길이는 고르지 않고 總苞片은 1~2개이고 卵形에 紫色 꽃이 달리며 小花柄은 여러개이다. 小總苞片은 披針形, 萼齒는 5개이고 三角形이다. 꽃잎은 濃紫色으로 長卵形이고 끝은 날카롭고 중앙에 1개의 主脈이 있다. 수술은 5개, 葯은 卵形, 子房에는 털이 없으며 花柱는 2개이고 매우 짧다. 雙懸果는 楕圓形이다. 開花期는 8~9월, 結實期는 9~10월이다.

【修　治】 잡질을 제거하고 물에 씻어 부드러울때 얇게 썰어 건조한다.

【修治效果】

【品　質】 뿌리가 굵고 피부의 肉質이 두꺼우며 질이 유연하고 절단면에 油點이 많고 향기가 진한 것이 良品이다.

【理化學鑑別】 粉末 5g에 메탄올 30 mℓ를 넣고 10분간 뜨겁게하여 회류시킨 후 여과한다. 여액 2 mℓ를 증건하고 찌꺼기에 빙초산 1 mℓ를 넣어 용해하고 다시 아세트클로라이드 5방울과 염화아연 여러개를 넣고 水浴上에서 1~2분간 가열하면 용액은 홍색을 나타낸다.

【貯　藏】 음랭처에 보관하고 곰팡이와 충해를 방지한다.

內 部 構 造

白花前胡根橫斷面簡略圖

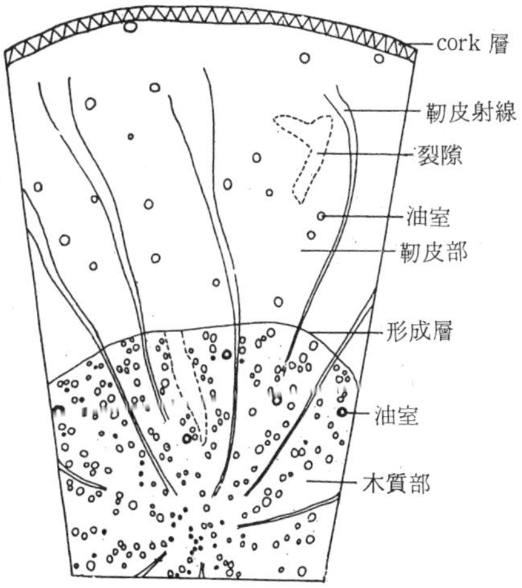

外 部 形 態

前胡根外形圖

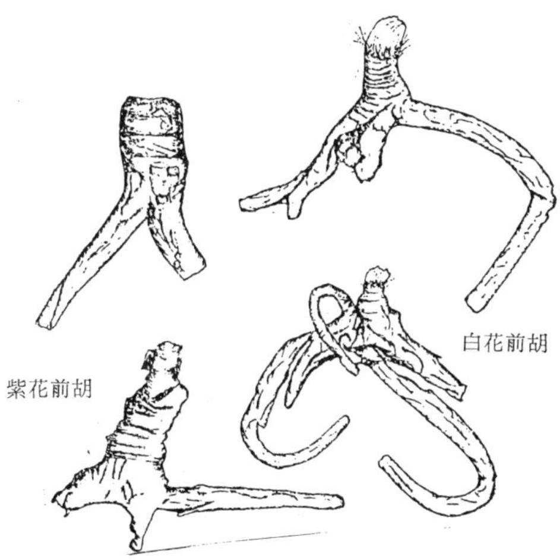

氣		味		色	

年　　月　　日　　　　　組　　姓　名

桔 梗 [本經]

【基原植物】 도라지 *Platycodon grandiflorum*(JACQ.) A. DC.

多年生 草本으로 높이 30~90㎝이며 그루 전체에 光澤이 있고 매끄러우며 털이 없고, 뿌리는 多肉質로 圓柱形 또는 가지가 갈라진다. 줄기는 곧추 서고 하나로 뻗거나 가지가 갈라진다. 잎은 거의 葉柄이 없고 對生 또는 3~4개가 輪生하지만 윗부분의 잎은 互生하는 것도 있다. 葉身은 卵狀 披針形에 길이 3~6㎝, 너비 1~2.5㎝로 끝이 뾰족하고 밑부분은 圓形에 가까우며 가장자리에는 톱니가 있다. 꽃은 하늘색 또는 흰색이며 원줄기끝에 한개 또는 여러개가 위를 향해 달려있다. 꽃받침은 5개로 갈라지고 花冠은 끝이 퍼진 鐘形으로 지름은 3~5㎝이고 5개로 갈라진다. 5개의 수술과 1개의 암술이 있으며 암술대는 끝이 5개로 갈라진다. 蒴果는 倒卵形이고 꽃받침의 裂片이 달려 있으며 익으면 頂部가 5개로 갈라진다. 種子는 卵形으로 3개의 모서리가 있다. 開花期는 7~8월, 結實期는 9~10월이다.

【修 治】 雜質은 버리고 물을 뿌려 부드럽게 되면 썰어서 건조한다.

【修治效果】

【品 質】 뿌리가 비대하고 백색이며 질이 단단하고 맛이 쓴 것이 良品이다.

【理化學鑑別】 ① 기포시험 : 가루에 물을 가하여 끓인 후 식혀서 세게 흔들어 섞으면 지속성의 미세한 거품이 난다.

② libermann-burchard 반응 : 가루에 무수초산을 넣고 水浴上에서 가온한 다음 여과하고 여액에 황산을 살며시 넣으면 경계면은 적색~적갈색을 나타내고 위층은 청록색~녹색을 나타낸다.

【貯 藏】 통풍이 잘 되는 곳에 보관하고 충해를 방지한다.

內 部 構 造

桔梗橫斷面詳細圖

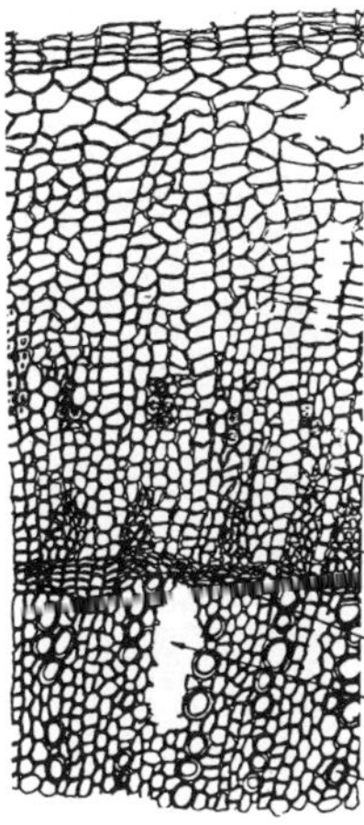

外 部 形 態

桔梗外形圖

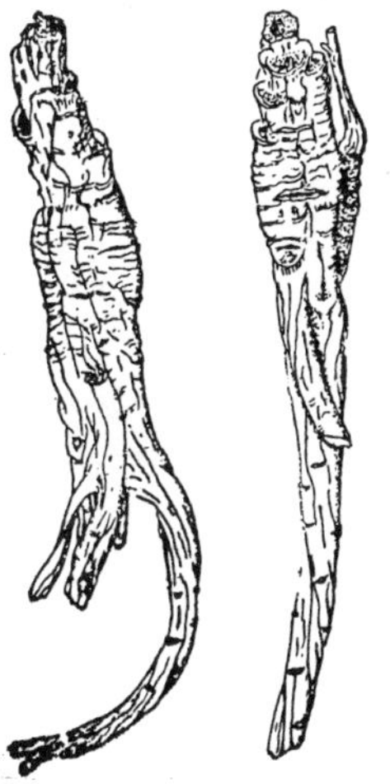

氣		味		色	

年　　月　　日　　　　　　組　　姓　名

瓜　　蔞 [別錄]

【基原植物】 天花粉項 참조.

【修　治】 ❶ 瓜蔞仁：雜質과 아직 성숙되지 않은 종자를 제거하고 깨끗이 씻어서 말린다. 찧어서 부수어 쓴다.

❷ 炒　黃：깨끗한 瓜蔞仁은 약한 불로 炒하여 껍질이 일어나면 꺼내어 식힌다. 찧어서 부수어 쓴다.

❸ 製　霜：깨끗한 瓜蔞仁에서 겉 껍질을 제거하고 갈아서 죽처럼 만든 다음 포에 싸서 증열하고 눌러서 기름기를 제거한다. 이를 반복하여 약물이 부슬부슬하여 떡으로 되지 않을 때까지 한 다음 펴서 얻는다.

【修治效果】

【品　質】 종자가 고르고 포만하며 油性이 풍부한 것이 良品이다.

【理化學鑑別】

【貯　藏】 음랭처에 보관하고 곰팡이와 벌레를 방지한다.

內 部 構 造

外 部 形 態

氣		味		色	

年　　月　　日　　　　　　組　　姓　名

川 貝 母 [本經]

【基原植物】 川貝母 *Fritillaria cirrhosa* D. DON.

【修　治】 雜質을 제거하고 洗浄하여 潤透시킨 다음 심을 제거하고 햇볕에 건조하여 사용한다.

【修治效果】

【品　質】 질이 단단하고 분성이 많으며 백색인 것이 良品이다.

【理化學鑑別】

【貯　藏】 통풍이 잘 되는 곳에 보관하고 충해를 방지한다.

內 部 構 造

川貝母

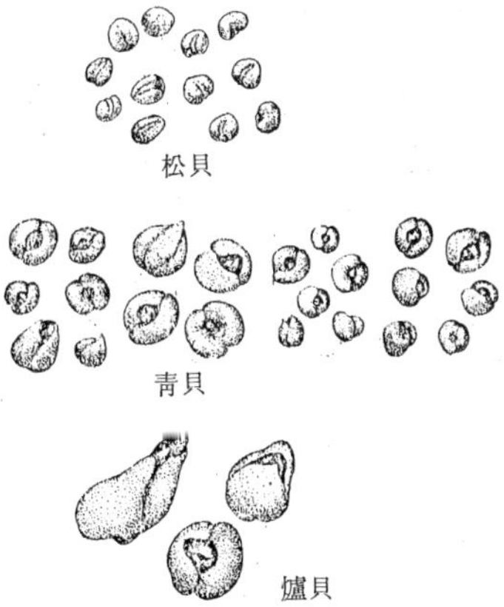

松貝粉末圖

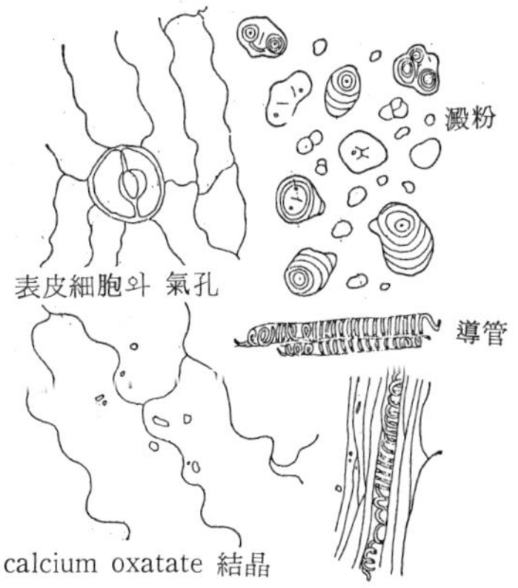

外 部 形 態

氣		味		色	

年　　月　　日　　　　　組　　姓 名

浙 貝 母 [本經]

【基原植物】 浙貝母 *Fritillaria thunbergii* MIQ.

多年生 草本으로 鱗莖은 白色이고 肥厚한 비늘조각 여러개가 모여서 直徑 1.5~3㎝의 多肉質球形을 이루며 수염뿌리가 있으며 줄기는 곧추 서고 높이는 약 25㎝이다. 잎은 2~3개가 윤생하고 葉柄은 없다. 줄기밑의 잎은 對生하고 드물게는 互生하는 것도 있다. 狹披針形내지 線形으로 길이 10㎝내외이고 中·上部에서 나오는 잎은 보통 3~5개가 輪生 또는 葉腋에서 單生하고 鐘形으로 밑을 향해 달려 있고 花被는 6개인데 環狀으로 2列로 줄지어 있고 長楕圓形으로 끝은 둔하고 淡黃色 혹은 黃綠色이며 희미한 平行脈이 있다. 수술은 6개로 花被보다 짧고 암술머리는 세개로 갈라진다. 蒴果는 짧은 六角形에 가깝고 가장자리에 날개를 가지고 있다. 開花期는 5월이다.

【修　治】 雜質을 제거하고 물에 담갔다가 꺼내 두껍게 썰어 쓴다.

【修治效果】

【品　質】 비교적 작고 표면은 회백색으로, 단면은 중심부가 엷은 홍색을 띤 것은 2등품이고 둥근 조개모양을 한 것이 좋다.

【理化學鑑別】 횡절편에 2~3방울의 요오드시액을 넣으면 즉시 藍紫色을 나타내며 邊緣의 표피에는 유백색을 나타낸다.

【貯　藏】 통풍이 잘 되는 곳에 보관하고 충해를 방지한다.

內 部 構 造

浙貝母鱗莖粉末圖

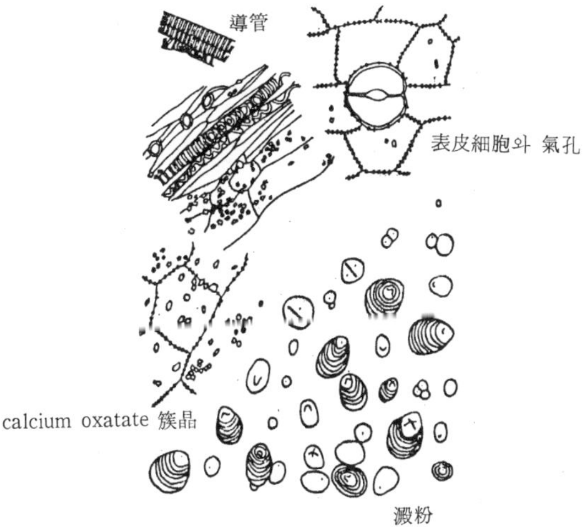

外 部 形 態

浙貝母外形圖

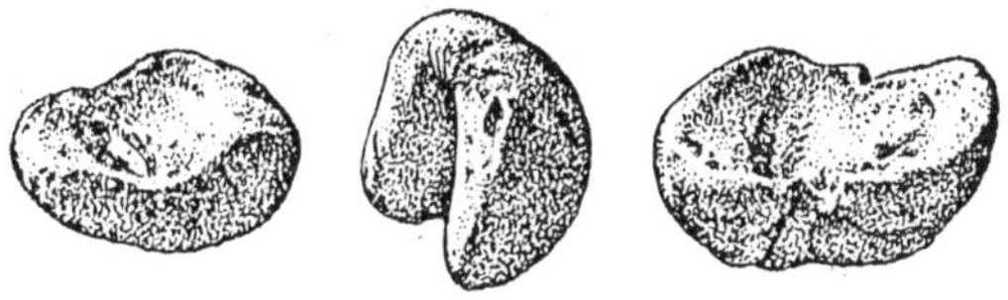

氣		味		色	

年 月 日　　　　組 姓 名

天 竺 黃 [開寶本草]

【基原植物】 青皮竹 *Bambusa textilis* Mc－Clure

【修 治】

【修治效果】

【品 質】 건조된 덩어리가 크고 엷은 황백색이며 광택이 있고 흡수력이 강한 것이 良品이다.

【理化學鑑別】

【貯 藏】 건조한 곳에서 밀폐시켜 보관한다.

內 部 構 造

外 部 形 態

氣		味		色	

年　　月　　日　　　　　　組　　姓 名

竹　　茹 [別錄]

【基原植物】 竹葉項 참조.

【修　治】 ❶ 竹　茹 : 잡질과 딱딱한 겁질을 제거하고 잘라서 段으로 만들거나 小團으로 한다.
❷ 薑　炙 : 竹茹段이나 團을 薑汁과 섞어서 약간 불렸다가 약한 불로 가열하여 양면이 微黃色이 되면 꺼내 식힌다.

竹茹 100㎏에 生薑 10㎏을 쓴다.

【修治效果】 質이 느슨해서 團으로 만들면 處方에 넣거나 끓이기에 좋다. 生竹茹는 淸熱化痰하여 膽熱咳嗽나 熱痰鬱結不眠에 많이 쓰는데, 薑炙한 후에는 降逆止嘔의 효능이 높아져서 胃熱嘔吐, 嘔逆, 驚悸 등에 사용된다.

【品　質】 황록색으로 가늘고 연한 것이 良品이다.

【理化學鑑別】

【貯　藏】 서늘하고 건조한 곳에 보관한다. 곰팡이에 주의한다.

內 部 構 造

外 部 形 態

氣		味		色	

年　　月　　日　　　　　　組　　姓 名

竹　　　瀝 [別錄]

【基原植物】 竹葉項 참조.

【修　治】 신선한 어린 대나무를 50cm로 잘라 씻은 다음 쪼개서 항아리에 넣어서 가득차면 입구를 아래로 하여 받침대로 받친다. 항아리의 상면 및 주위에 톱밥과 장작을 놓고 불로 가열한다. 단지의 하면에 조그만 용기를 놓아 대나무가 열을 받아 汁液이 흘러 나와 용기로 들어가게 한다. 대나무 속의 汁液이 모두 나올 때까지 한다.

【修治效果】 淸熱滑痰, 鎭痙利竅의 효능이 있어 中風痰迷, 肺熱痰壅, 驚風, 壯熱煩渴에 쓴다.

【品　質】 색과 광택이 투명한 것이 良品이다.

【理化學鑑別】

【貯　藏】 병에 넣어 서늘한 곳에 둔다.

內 部 構 造

外 部 形 態

氣		味		色	

年　　月　　日　　　　　組　　姓 名

枇 杷 葉 [名醫別錄]

【基原植物】 비파나무 *Eriobotrya japonica* (THUNB.) LINDL.

常綠小喬木으로 높이가 10 m에 달한다. 小枝는 굵고 튼튼하고 연한 褐色의 絨毛에 덮혀 있다. 單葉이 互生하고 葉身은 革質의 長楕圓形 또는 倒卵狀 披針形이고, 길이 15~30 cm, 너비 4~7 cm로 끝이 짧고 뾰족하고 밑부분은 楔形, 가장자리에는 톱니가 있고 윗면은 深綠色에 光澤이 있고 밑면은 연한 褐色의 絨毛가 밀생하고 葉柄은 짧다. 托葉은 2개로 크고 딱딱하고 三角形에 끝이 뾰족하고 黃白色의 꽃은 여러개가 한데 모여서 피고 圓錐花序는 가지의 끝에 달린다. 花序에는 分枝가 있고 絨毛가 밀생하고, 苞片은 褐色의 絨毛가 덮여 있다. 꽃잎은 5개로 白色에 倒卵形, 수술은 20~25개, 子房은 下位 5室인데 각 室마다 胚珠가 2개씩 있고, 花柱는 5개, 柱頭는 頭狀이다. 果實은 液狀의 梨果이고 球形 혹은 楕圓形에 가깝고 黃色 혹은 褐黃色이고 核은 여러개로 茶褐色이다. 開花期는 9~10월, 結實期는 다음 해의 5~6월이다.

【修　治】 ❶ 枇杷葉 : 絨毛를 제거하고 물을 뿌려 축축하게 해 두었다가 絲로 잘라서 건조한다.
❷ 蜜　炙 : 익힌 꿀을 약간의 물에 희석한 후 枇杷葉絲에 뿌려서 완전히 내부까지 스며들면 약한 불로 炒하여 손에 달라붙지 않을 정도가 되었을 때 꺼내어 식힌다.

枇杷葉 100 kg에 익힌 꿀 25~30 kg을 쓴다.

【修治效果】 生用하면 淸肺止咳하여 肺熱咳嗽에 많이 쓰인다. 蜜炙하면 潤肺止咳의 효능이 높아져서 肺燥나 肺陰不足, 咳嗽消痰 등에 많이 쓰인다. 去毛하는 목적은 咽喉를 자극하는 것을 방지하여 咳嗽를 일으키지 않도록 하기 위함이다.

【品　質】 잎이 완전하고 녹색이며 두꺼운 것이 良品이다.

【理化學鑑別】

【貯　藏】 건조한 곳에 보관한다. 炙枇杷葉은 밀폐된 용기에 보관해야 한다.

內 部 構 造

枇杷葉橫斷面簡略圖

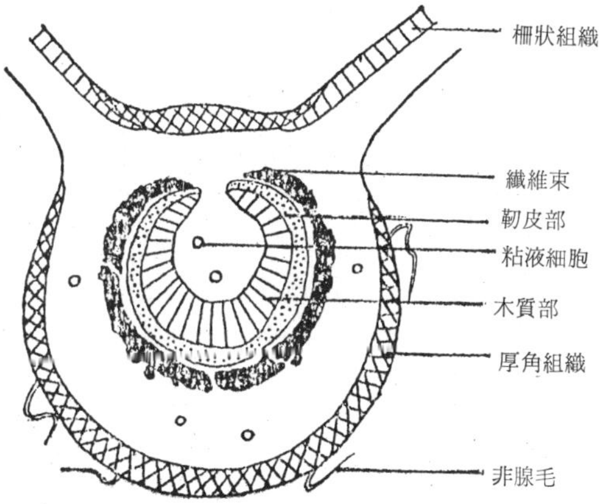

枇杷葉粉末圖

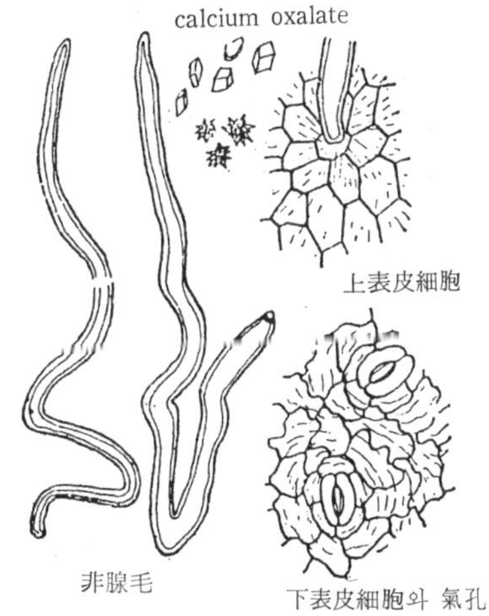

外 部 形 態

氣		味		色	

年 月 日 組 姓 名

第 3 節　止咳平喘薬

杏　　仁 [本經]

【基原植物】 살구 *Prunus armeniaca* L. var. *ansu* MAXIM.

落葉喬木으로 높이는 4~9 m, 樹皮는 暗赤褐色이고 어린가지는 매끄럽고 光澤이 있고 불규칙하게 세로로 갈라진 무늬가 있다. 잎은 互生하고 卵形 또는 廣楕圓形이며 밑은 둥글고 끝은 날카롭고 뾰족하며 가장자리에는 작은 톱니가 있고, 葉柄은 2~3.5㎝로 赤色을 띠고 2개의 腺體가 있다. 꽃은 잎보다 먼저 피고 작은 가지끝에 1개씩 달린다. 花柄은 짧거나 없다. 꽃받침잎은 5개, 꽃잎도 5개로 白色 또는 淡紅色으로 둥글고 수술은 여러개이다. 암술은 1개, 子房은 1室, 花柱는 매끄럽고 光澤이 있고 밑부분은 淡黃色의 柔毛가 있고 柱頭는 頭狀이다. 核果는 黃色 또는 赤黃色으로 익고 속에 한개의 種子가 있다. 開花期는 4월, 結實期는 6~7월이다.

【修　治】 ❶ 生杏仁 : 雜質과 먼지를 제거하고 남아있는 果核이나 褐色의 油粒을 없애고 찧어 부순다.

❷ 水　燙 : 杏仁을 끓는 물에 넣고 끓여서 껍질이 약간 일어났을 때 꺼내어 찬 물에 담근 다음, 건져서 껍질과 씨앗은 비벼서 말리고 껍질을 키로 불어내고 찧어서 부수어 쓴다.

❸ 炒　黃 : 깨끗한 杏仁을 약한 불로 炒하여 黃色으로 눌며, 향기가 나면 꺼내어 식힌다. 찧어서 부수어 쓴다.

【修治效果】 水燙하여 去皮하므로써 非薬用部分을 제거하여 薬效의 전출이 편리하여 薬效를 높인다. 降氣止咳, 潤腸通便의 힘이 커서 新病咳喘, 腸燥便秘에 많이 쓴다. 炒하면 小毒을 없애고 温肺散寒의 效能이 생겨서 肺寒久咳에 많이 쓴다.

【品　質】 과립이 포만하고 완전하며 맛이 쓴것이 良品이다.

【理化學鑑別】 물을 넣고 빻을 때 benzaldehyde 냄새가 난다. 빻아서 시험관에 넣고 소량의 물을 넣어 약간 데워주면 관 주둥이에 꽂아 놓았던 황산동, 초산 benzidine(신조품) 시험지가 청색으로 변한다(HCN).

【貯　藏】 서늘하고 건조한 곳에 보관한다. 벌레에 주의한다.

內 部 構 造

苦杏仁橫斷面詳細圖

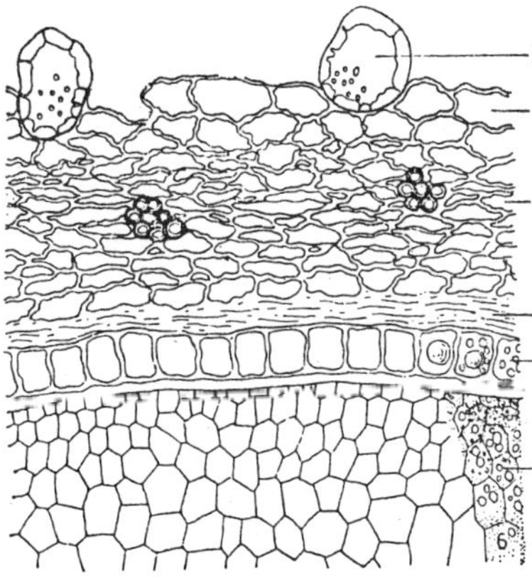

外 部 形 態

苦杏仁外形圖

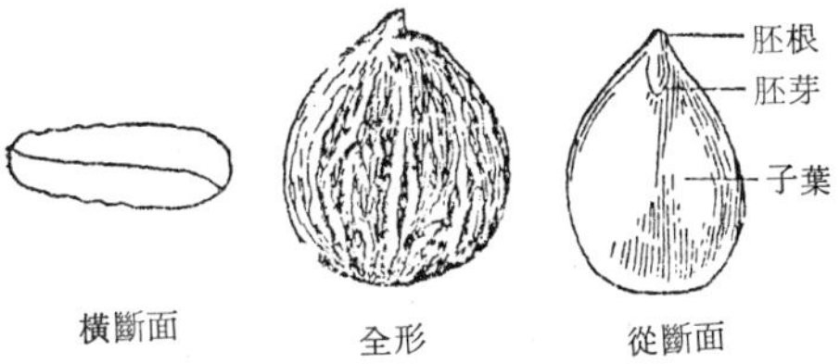

氣		味		色	

年　　月　　日　　　　　　組　　姓　名

百 部 根 [別錄]

【基原植物】 直立百部 *Stemona sessilifolia* (MIQ.) FRANCH. et SAV.

多年生 草本으로 높이는 60~90㎝이며 전체가 매끄럽고 털이 없다. 塊根은 多肉質이고, 보통 紡錘形으로 수십개가 모여 난다. 줄기의 위는 덩굴성이고, 잎은 보통 4개가 輪生하고 卵形 혹은 卵狀 披針形이며 끝은 뾰족하고 가장자리는 밋밋하거나 波狀이다. 잎자루는 線形이고 花柄은 絲狀으로 길이 1.5~2.5㎝, 밑부분은 葉身의 中央脈에 붙어 있다. 각 柄에는 보통 한개의 꽃이 單生하고 花絲는 짧고 葯은 안쪽을 향하고 線形이며, 頂端에는 線形의 附屬物이 하나 있다. 子房은 卵形이고 적고 花柱는 없다. 蒴果는 廣卵形으로 楕圓形의 種子가 여러개 들어 있다. 開花期는 7월, 結實期는 9월이다.

【修 治】 ❶ 百部根 : 남아있는 根莖과 雜質을 제거하고 깨끗이 씻어서 물에 불린 다음 厚片으로 잘라서 말린다.

❷ 蜜 炙 : 익힌 꿀을 약간의 물에 희석한 후 百部根片에 뿌려서 내부까지 완전히 스며들면 약한 불로 炒하여 손에 달라붙지 않을 정도가 되면 꺼내어 식힌다.

百部根 100㎏에 익힌 꿀 12.5㎏을 쓴다.

【修治效果】 맛이 苦하고 小毒이 있어서 胃氣를 상하는데, 꿀은 甘緩益氣하므로 蜜炙하여 이러한 부작용을 없애고 潤肺止咳의 효능을 높인다. 그러므로, 生用하면 驅蟲滅虱하고, 蜜炙하면 止咳平喘한다.

【品 質】 뿌리가 굵고 크며 질이 단단하고 황백색인 것이 良品이다.

【理化學鑑別】

【貯 藏】 바람이 잘 통하고 건조한 곳에 보관하고, 습기에 주의한다. 炙百部根은 밀폐된 용기에 넣어 보관해야 한다.

內 部 構 造

植立百部根橫斷面簡略圖

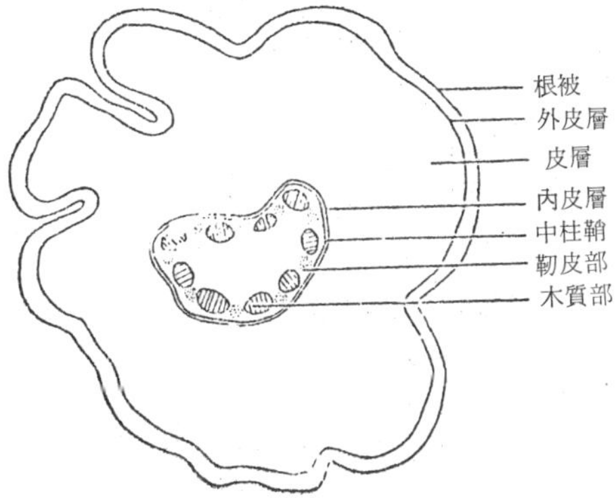

直立百部根橫斷面詳細圖

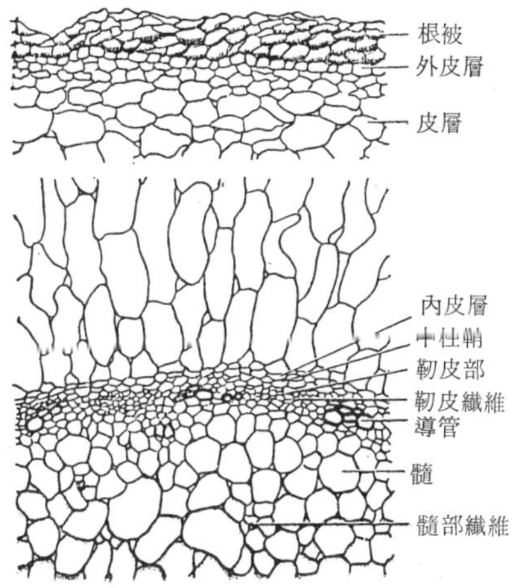

外 部 形 態

氣		味		色	

年　　月　　日　　　　　　組　　姓 名

紫　　菀 [本經]

【基原植物】 개미취 *Aster tataricus* L.

多年生 草本으로 높이 1~1.5 m이고 根莖은 짧으며 여러개의 가는 뿌리가 簇生하며 外皮는 灰褐色이다. 줄기는 곧추 서고 윗부분에서 가지가 갈라진다. 根生葉은 꽃이 필 때쯤 되면 떨어지고 葉身은 긴 타원형에 길이 20~40㎝, 너비 6~12㎝로 끝은 둔하고 밑부분은 점차 좁아져서 날개모양의 葉柄을 이루며 가장자리에는 날카로운 톱니가 있다. 莖生葉은 互生하며 葉柄은 거의 없고, 葉身은 긴 타원형으로 길이 18~35㎝, 너비 5~10㎝이며 끝은 뾰족하면 날카롭고 보통 작은 突起가 있다. 여러개의 頭花는 傘房狀으로 배열하며 긴 花梗이 있고 거친 털이 밀생한다. 總苞는 半球形, 苞片은 3줄이며 끝이 뾰족한 披針形으로 짧은 털이 있고 보라색이 감도는 綠色을 띤다. 舌狀花는 하늘색이며 花冠은 길이 15~18㎜이고 끝은 3개로 얕게 갈라진다. 瘦果는 편평하며 짧은 털로 덮여 있다. 開花期는 7~10월이다.

【修　治】 ❶ 紫　菀 : 殘莖과 雜質을 제거하고 깨끗이 씻어서 물에 불린 다음 厚片으로 잘라서 말린다. ❷ 蜜　炙 : 익힌 꿀을 약간의 물에 희석한 후 紫菀片에 뿌려서 완전히 내부까지 스며들면 약한 불로 炒하여, 褐色으로 되고 손에 달라붙지 않을 정도가 되면 꺼내어 식혀서 바로 보관한다.

紫菀 100㎏에 익힌 꿀 25~30㎏을 쓴다.

【修治效果】 生用하면 苦甘微温하여 降氣化痰의 효능이 강하고 肺氣를 泄하므로 肺氣閉塞, 咳嗽痰多의 환자에게 쓴다. 甘潤滋補한 꿀에 炙한 후에는 潤肺止咳의 효능이 높아져서 肺勞咳嗽, 痰中帶血, 肺燥乾咳의 환자에게 고루 쓸 수 있다.

【品　質】 뿌리가 길고 자홍색으로 질이 유연하고 질긴 것이 良品이다.

【理化學鑑別】 粉末 2g에 물 20㎖를 넣고 60℃의 水浴上에서 10분간 가열하고 여과하여 서늘한 곳에 방치한다. 여액 2㎖를 시험관에 넣고 폐쇄하여 1분간 흔들면 지속적인 거품이 생기는데 10분정도 소실되지 않는다.

【貯　藏】 바람이 잘 통하고 건조한 곳에 보관한다. 습기와 벌레에 주의한다. 炙紫菀은 반드시 밀폐용기에 보관해야 한다.

內 部 構 造

紫菀橫斷面簡略圖

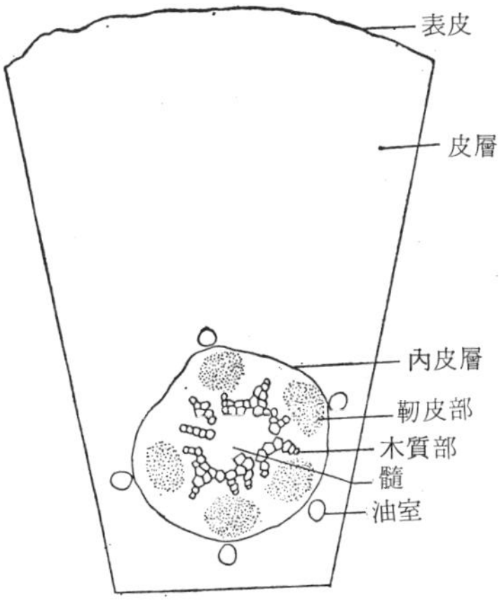

外 部 形 態

氣		味		色	

年　　月　　日　　　　　　組　　姓　名

款 冬 花 [本經]

【基原植物】 款冬 *Tussilago farfara* L.

多年生 草本으로 높이는 10~25cm이다. 根生葉은 넓은 心臟形 또는 卵形으로 길이 7~15cm, 너비 8~16cm이며 끝은 둔하고 가장자리는 물결모양으로 드문드문 톱니가 있으며 표면은 暗綠色으로 매끈매끈하고 뒷면은 흰색 털이 밀생한다. 葉柄은 길이 8~20cm로 半圓形이고 밑부분에 가까운 葉柄과 葉脈은 紅色을 띠며 털이 많다. 花莖은 길이 5~10cm로 털이 많고 10개 남짓한 小葉이 互生하며 끝에 頭花가 달린다. 總苞片은 1~2줄이고 20~30개의 苞片은 타원형으로 털이 많으며 質은 얇다. 舌狀花는 鮮黃色이고 花冠은 끝이 패여 있으며 筒狀花는 兩性으로 끝은 5개로 갈라진다. 瘦果는 긴 타원형으로 모서리가 있고 冠毛는 淡黃色이다. 開花期는 2~3월, 結實期는 4월이다.

【修 治】 ❶ 款冬花 : 雜質 및 殘梗을 제거한다.
❷ 蜜 炙 : 익힌 꿀을 약간의 물에 희석한 후 款冬花에 뿌려서 내부까지 완전히 스며들면 약한 불로 炒하여 표면이 微黃色으로 되고 손에 달라붙지 않을 정도가 되었을 때 꺼내어 식힌다.
款冬花 100kg에 익힌 꿀 25kg을 쓴다.

【修治效果】 生用하면 散寒止咳의 효능이 높아서 內에 寒飮이 머물고 外에 風寒이 침범한 증이나 咳嗽喘促에 쓰인다. 密炙한 후에는 藥性이 温潤해져서 潤肺止咳의 효능이 높아져 肺虛咳嗽에 많이 쓰인다.

【品 質】 꽃봉오리가 크고 비대하며 자홍색으로 꽃대가 짧은 것이 良品이다.

【理化學鑑別】

【貯 藏】 서늘하고 건조한 곳에 보관하고, 습기와 벌레에 주의한다. 炙款冬花는 밀폐된 용기에 넣어 보관해야 한다.

內 部 構 造

外 部 形 態

款冬花外形圖

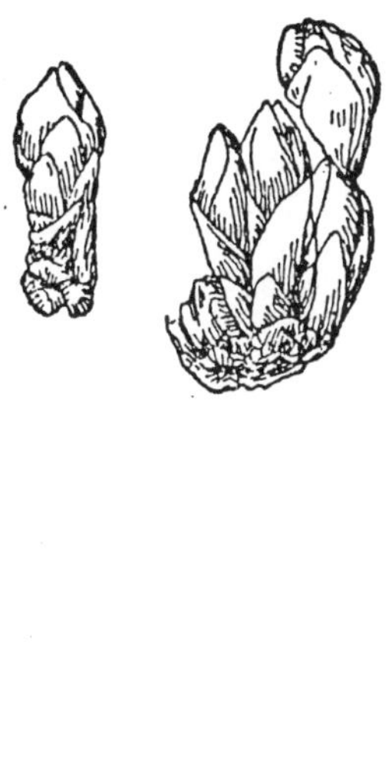

氣		味		色	

年　　月　　日　　　　　　組　　姓 名

蘇　　子 [別錄]

【基原植物】 소엽 *Perilla frutescens* var. *acuta* KUDO

一年生 草本으로 독특한 芳香이 있다. 줄기는 곧추 자라며 높이는 30cm~1m로 紫色 내지 紫綠色으로 上部는 가지가 많으며 紫色의 마디가 있는 부드러운 털이 있다. 잎은 對生하고 葉身은 卵形 또는 둥근 卵形으로 주름져 있고 길이 4~12cm, 너비 2.5~10cm로 끝이 갑자기 뾰족해 지고 가장자리에는 톱니가 있다. 總狀花序는 약간 한쪽으로 기울어져 있으며 頂生 또는 腋生한다. 꽃받침은 鐘形이며 外面의 下部에 柔毛가 조밀하고 끝은 脣形으로 5개로 갈라진다 花冠은 筒形으로 끝은 二脣形인데 上脣은 3개 下脣은 2개로 갈라지며 紫色을 띤다. 수술은 4개 중 2개가 길며 花冠筒의 中央部에 있다. 分果는 褐色으로 卵形이고 속에 한개의 種子가 있다. 開花期는 6~7월, 結實期는 7~8월이다.

【修　治】 ❶ 紫蘇子 : 雜質을 제거하고 잘 씻어서 말린다.

❷ 炒 黃 : 깨끗한 紫蘇子를 약한 불로 炒하여 껍질이 터지는 소리와 함께 고유의 향기가 나면 꺼내어 식힌다. 찧어서 부수어 쓴다.

【修治效果】

【品　質】 과립이 포만하고 고르며 회갈색으로 잡질이 없는 것이 良品이다.

【理化學鑑別】

【貯　藏】 바람이 잘 통하는 곳에 보관하고 벌레를 방지한다.

內 部 構 造

紫蘇子縱斷面簡略圖

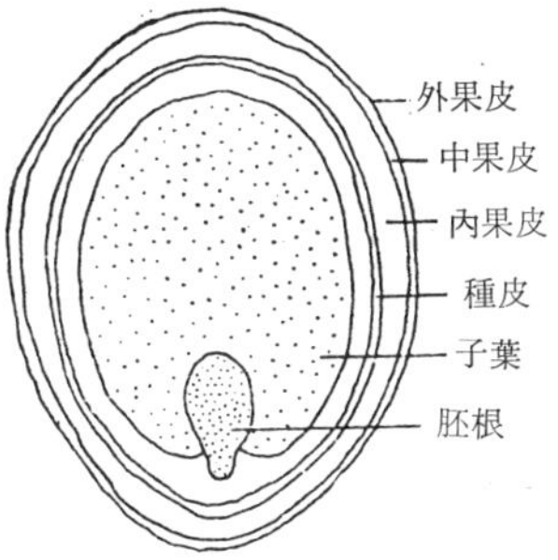

紫蘇子橫斷面詳細圖

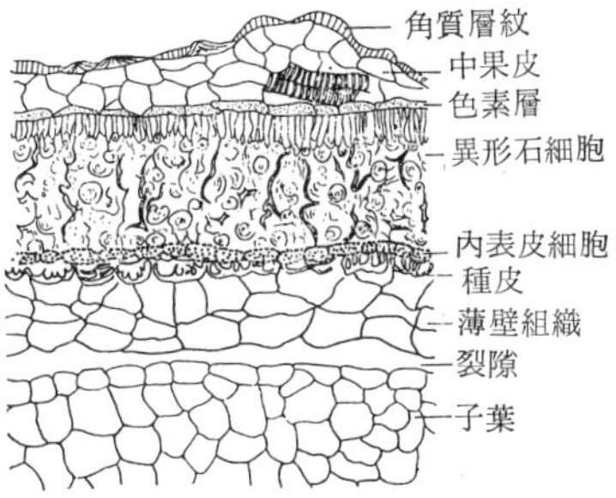

紫蘇子分離組織

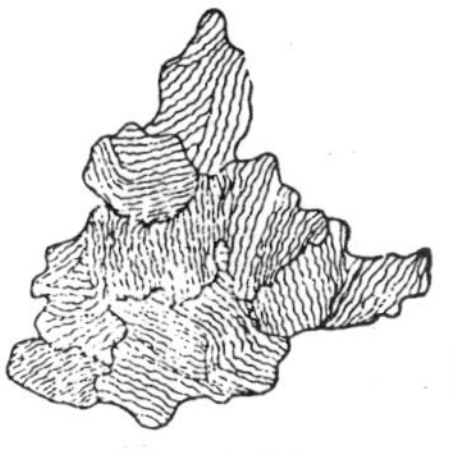

外果皮角質層

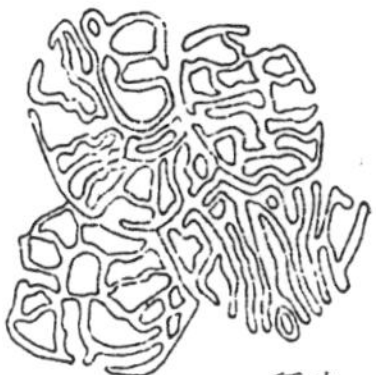

種皮

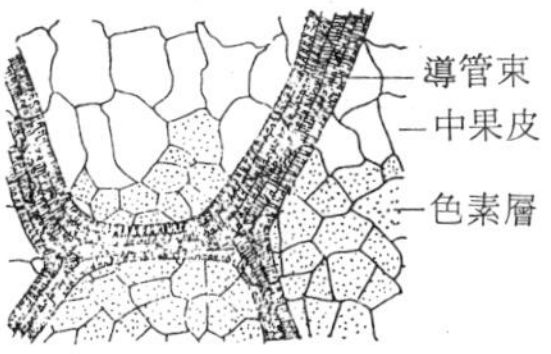

中果皮 및 色素層

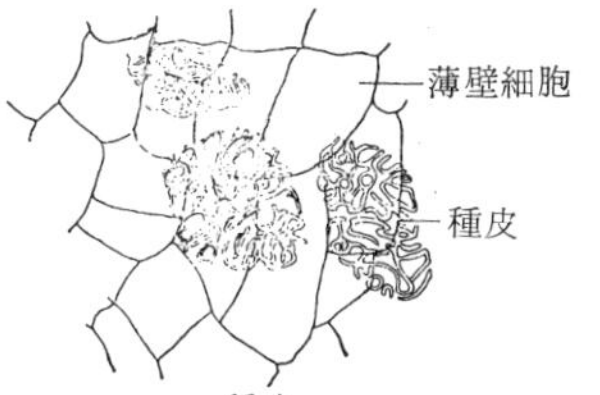

種皮

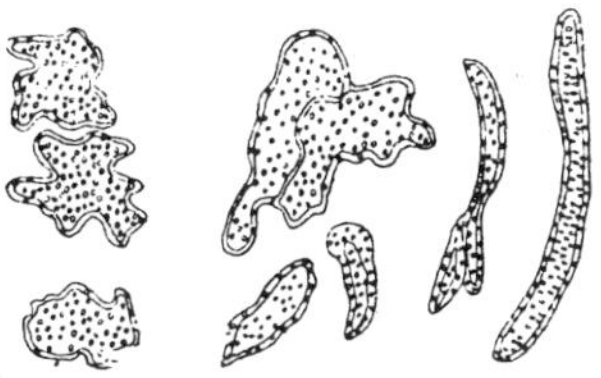

果皮의 內表皮細胞

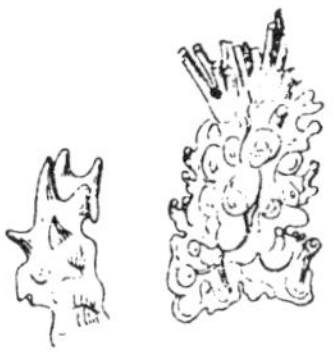

異形石細胞 및 粉末

外 部 形 態

氣		味		色	

年　　月　　日　　　　組　　姓　名

桑 白 皮 [本經]

【基原植物】 桑葉項 참조.

【修 治】 ❶ 桑白皮 : 粗皮를 긁어내고 깨끗이 씻어서 물에 불린 다음 絲로 잘라서 말린다.
❷ 蜜 炙 : 익힌 꿀을 약간의 물에 희석한 후 桑白皮絲에 뿌려서 내부까지 완전히 스며들면 약한 불로 炒하여, 표면이 金黃色으로 되고 손에 달라붙지 않을 정도가 되었을 때 꺼내어 식힌다.
桑白皮 100kg에 익힌 꿀 25kg을 쓴다.

【修治效果】 生用하면 性이 寒하고 潤肺行水의 효능이 높아서 水腫, 尿少에 쓰인다. 蜜炙한 후에는 性이 寒하나 潤하여 寒瀉하는 性質이 緩和되고 降氣, 止咳, 平喘의 효능이 높아지므로 肺熱咳嗽 등에 쓰인다.

【品 質】 백색이며 粉性이 많은 것이 良品이다.

【理化學鑑別】 粉末 5g을 취하여 벤젠 20㎖를 넣고 15분간 회류시킨 다음 여과하고, 여액을 건조한 다음 찌꺼기 소량을 시험관 속에서 클로로포름에 용해하고 빙초산 몇방울을 넣은 다음 시험관 벽으로 짙은 硫酸을 넣으면 두층이 형성되며 접계면은 홍색의 환을 나타낸다.

【貯 藏】 바람이 잘 통하고 건조한 곳에 보관한다. 炙桑白皮는 밀폐된 용기에 보관해야 한다.

內 部 構 造

桑白皮粉末圖

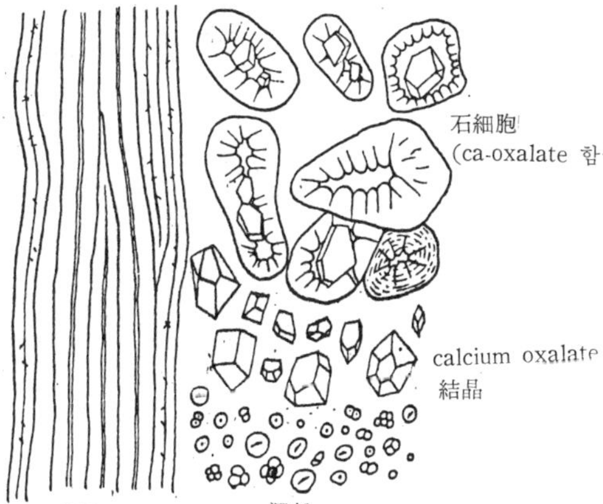

外 部 形 態

桑白皮外形圖

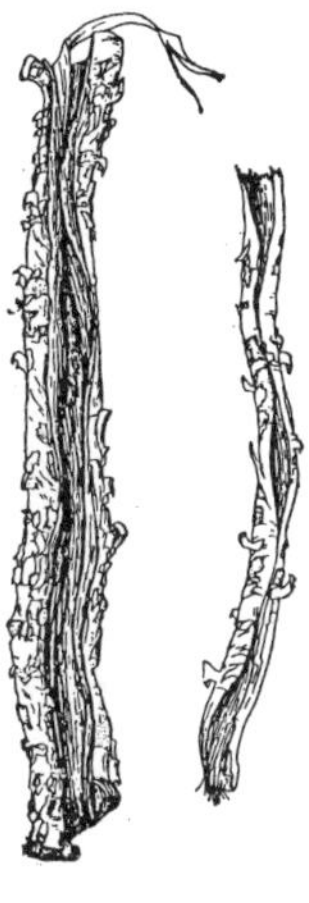

氣		味		色	

年 月 日 組 姓 名

葶 藶 子 [本經]

【基原植物】 다닥냉이 *Lepidium apetalum* WILLD.

二年生 草本으로 높이 30~60cm이며 줄기는 곧게 자라고 윗부분에서 가지가 많이 갈라지고 여러개의 작은 털로 덮여 있다. 잎은 互生하는데 줄기 아랫부분의 잎은 좁은 長楕圓形에서 가장자리가 얕게 또는 깊게 갈라지며 줄기 윗부분의 잎은 線形이고 약간 작고 가장자리는 밋밋하거나 앞 끝부분에 톱니가 성기게 나 있다 잎의 밑부분에는 모두 귀가 있고 표면에는 작고 짧은 털이 성기게 나 있고 뒷면에는 털이 없다. 긴 總房花序가 頂生한다. 꽃은 작고 꽃받침잎은 4개로 楕圓形이며 꽃잎은 매우 작고 보통 퇴화하였다. 수술은 2~4개, 蜜腺 4개, 短小한 三角狀의 넓은 楕圓形이고 子房은 편평한 圓形인데 2室, 柱頭는 頭狀이다. 短角果는 편평한 卵狀 楕圓形에 길이는 2.5mm로 끝이 약간 오목하게 들어갔고 果柄은 가늘고 頭狀의 털이 밀생하고 중앙이 갈라져 種子가 나온다. 種子는 倒卵狀 楕圓形에 옅은 赤褐色이다. 開花期는 5~7월이다.

【修　治】 ❶ 飮 片 : 雜質 및 부스러기를 제거하고 曬乾한다.

❷ 炒 黃 : 깨끗한 葶藶子를 약한 불로 炒하여 껍질이 약간 일어나고 터지는 소리와 함께 고유의 향기가 나면 꺼내어 식힌다.

【修治效果】

【品　質】 건조도가 좋고 입자가 포만하여 잡질이 없는 것이 良品이다.

【理化學鑑別】

【貯　藏】 건조한 곳에 보관한다.

內 部 構 造

北葶藶子橫斷面簡略圖

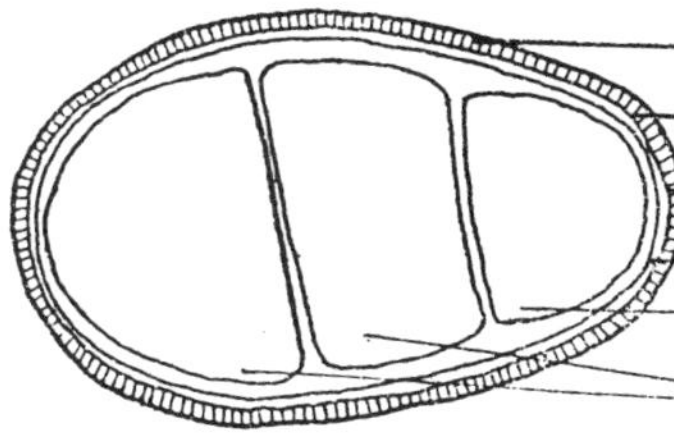

北葶藶子種皮橫斷面詳細圖

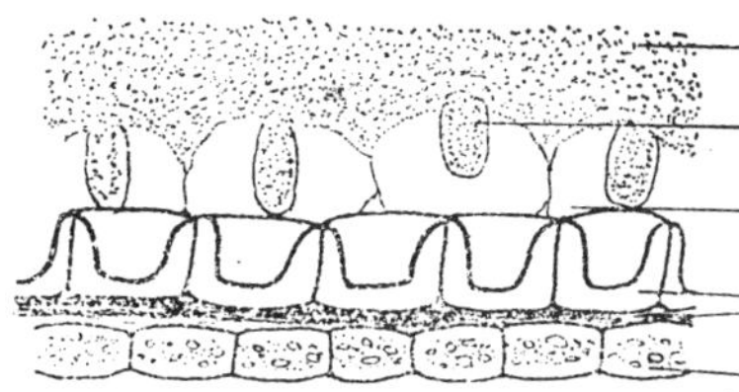

外 部 形 態

氣		味		色	

年　　月　　日　　　　　組　　姓　名

馬 兜 鈴 [藥性論]

【基原植物】 쥐방울덩굴 *Aristolochia contorta* BUNGE

多年生 덩굴성 植物로 뿌리는 가늘고 길며 圓柱形에 黃褐色이다. 줄기는 草質이며 綠色으로 길이는 11m이상이며 다른 식물을 감고 올라간다. 잎은 互生하고 葉柄은 길고 三角狀 廣卵形이고, 끝은 鈍形이거나 또는 鈍하게 뾰족하고 밑부분은 心臟形이며 鋸齒가 없다. 잎 뒤는 淡綠色이고 밑부분에서 나온 脈은 5~7개이고 비교적 뚜렷하게 나타난다. 紫色의 꽃은 3~10개가 葉腋에서 모여 나고 花柄은 가늘고 길며 한쪽으로 향하여 피며 꽃받침잎은 3cm내외이다. 囊體는 球形이고 管部는 좁은 圓筒形, 脣部는 三角狀 披針形이며 끝은 날카롭고 안쪽에 綠毛가 산포되어 있다. 수술은 6개이고 多肉質의 花柱上에 붙어 있고 子房은 下位로 가늘고 길며 花柱는 6개가 癒合되어 있고 柱頭는 짧다. 蒴果는 둥글며 지름 2.5~3cm 정도이고 初期는 綠色인데 성숙하면 黃綠色이 되며 室間에 따라서 6조각으로 開裂하고 6개로 갈라진 果柄上에 가는 실로 매달린다. 種子는 扁平한 三角形, 가장자리에는 白色의 膜質로 된 넓은 날개가 있다. 開花期는 7~8월, 結實期는 9월이다.

【修 治】 ❶ 馬兜鈴 : 雜質를 제거하고 부수어서 果柄을 제거하고 체로 부스러기를 걸러낸다.

❷ 蜜 炙 : 익힌 꿀을 약간의 물에 희석한 후 馬兜鈴片에 뿌려서 내부까지 완전히 스며들면 약한 불로 炒하여 손에 달라붙지 않을 정도가 되었을 때 꺼내어 식혀서 바로 보관한다.

馬兜鈴 100kg에 익힌 꿀 30kg을 쓴다.

【修治效果】 생 것은 苦寒하여 肺熱咳嗽, 痔瘡腫痛에 많이 쓰이지만, 味가 좋지 못하여 惡心嘔吐를 일으키기 쉽다. 그러나, 蜜炙한 후에는 苦寒한 성질이 緩和되고 潤肺止咳의 효능이 높아지며 矯味의 효능도 생겨서 嘔吐를 막아준다.

【品 質】 크고 結實이 좋고 포만하며 황녹색으로, 쪼개지지 않은 것이 良品이다.

【理化學鑑別】 에탄올로 침출한 액을 자외선형광등(365nm)으로 관찰하면 황록색의 형광이 보인다.

【貯 藏】 서늘하고 건조한 곳에 보관한다. 馬兜鈴은 반드시 밀폐된 용기에 보관해야 한다.

內 部 構 造

北馬兜果實

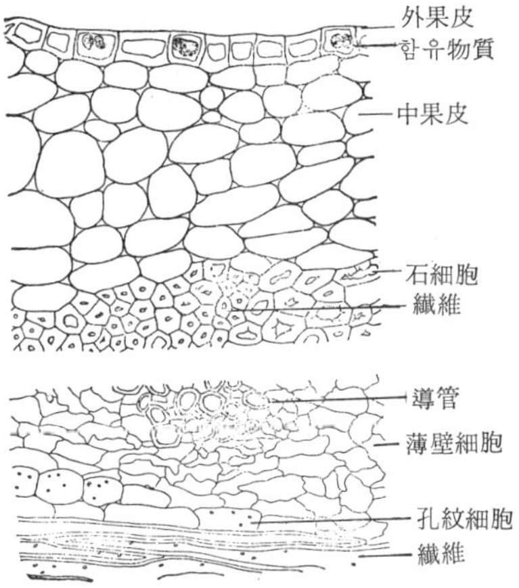

果皮横斷面詳細圖

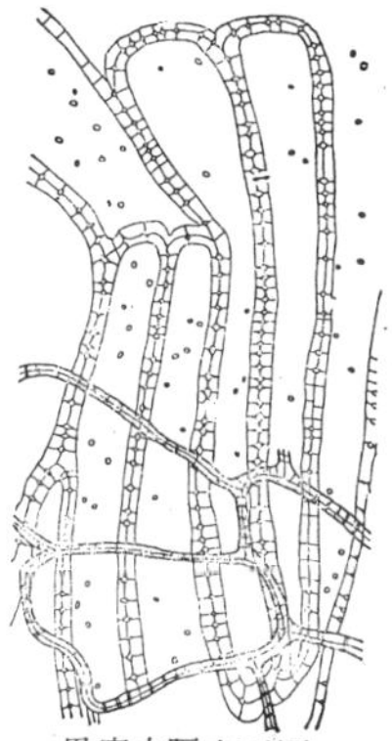

果實中隔表面圖

北馬兜鈴種子横斷面詳細圖

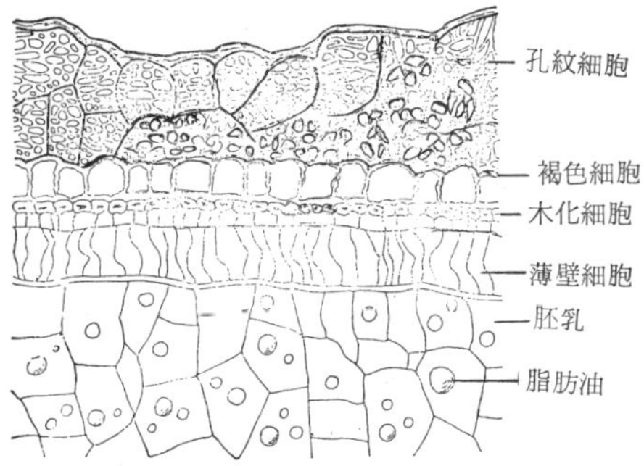

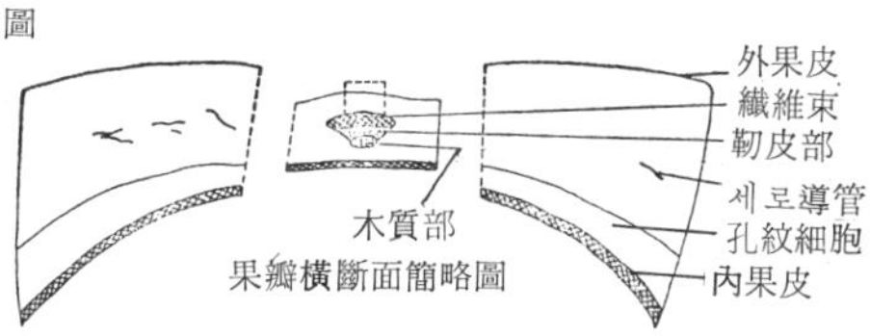

果瓣横斷面簡略圖

外 部 形 態

氣		味		色	

年　　月　　日　　　　　　　　組　　姓　名

第14章 安 神 薬

朱 砂 [本經]

【基原鑛物】 辰砂 Cinnabar

【修 治】 朱砂粉 : 磁石을 써서 朱砂에 섞인 쇳가루를 골라낸 다음, 乳鉢에 넣고 적량의 물을 부어 갈아서 죽처럼 만든다. 그 후에 많은 물을 다시 붓고 저어 주고 잠시 기다려 현탁액을 따라낸다. 아래에 가라앉은 알맹이들은 다시 갈고, 이와같이 여러번 반복하여 남은 것을 손으로 비벼서 입자가 거칠고 광택이 없을 때까지 한다. 잡질을 버리고 따라낸 혼탁액을 방치하였다가 위의 맑은 물을 따라내고 말린 다음 다시 곱게 간다.

【修治效果】 極細末하고 깨끗이 하므로써 製劑와 복용에 편리하게 한다.

【品 質】 선홍색으로 크고 광택이 있는 것이 좋다.

【理化學鑑別】 粉末에 염산을 넣고 문지르면 표면에 은백색의 광택이 나타나고 가열해 보면 은백색은 소실된다.

【貯 藏】 건조한 곳에 밀폐하여 보관한다.

内 部 構 造

外 部 形 態

氣		味		色	

年 月 日 組 姓 名

磁　　石 [本經]

【基原鑛物】 磁鐵鑛　Magnetite

【修　治】 ❶ 磁　石 : 雜質을 제거하고 부수어서 사용한다.
❷ 煆　淬 : 깨끗한 磁石을 도가니에 넣고 센 불로 빨갛게 달군 다음 꺼내어 식초에 단근질한다. 이와 같이 여러번 반복하여 질이 성기어지면 말린 다음 빻아서 쓴다.

【修治效果】 煆淬한 후에는 質이 성기어져서 粉碎와 약효의 전출이 쉬워진다.

【品　質】 회흑색으로 절단면이 치밀하고 광택이 있으며 철을 끌어당기는 것이 良品이다.

【理化學鑑別】

【貯　藏】 건조한 곳에 보관한다.

內 部 構 造

外 部 形 態

釘頭赭石外形圖

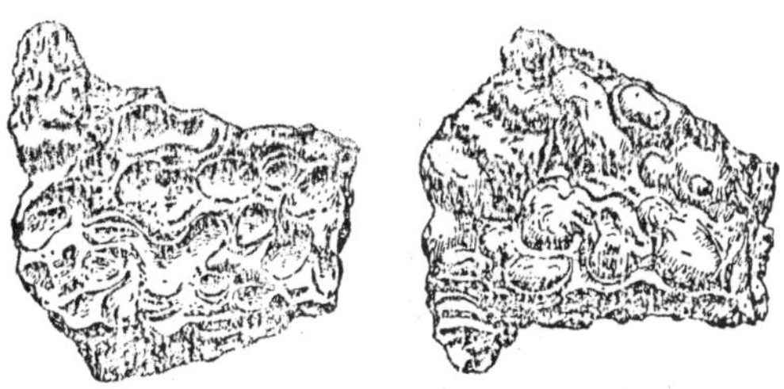

反面　　正面

氣		味		色	

年　月　日　　　組　姓　名

龍　　骨 [本經]

【基　原】 三趾馬 등 古代哺乳動物의 骨格이 化石化된 것.

【修　治】 ❶ 龍　骨 : 雜質 및 흙을 제거하고 찧어 부순다.
❷ 煅龍骨 : 깨끗한 龍骨을 덩어리로 부수어 도가니에 넣고 센 불로 빨갛게 달군 다음 꺼내어 식힌다.

【修治效果】 生用하면 潛陽鎭驚, 安神의 효능이 있다. 煅한 후에는 收斂澁精, 生肌의 효능이 높아져서 粉碎와 藥效의 煎湯이 쉽게 된다.

【品　質】 질이 단단하고 백색이며 흡습성이 강한 것이 良品이다.

【理化學鑑別】

【貯　藏】 건조한 곳에 보관한다.

內 部 構 造

外 部 形 態

氣		味		色	

年　　月　　日　　　　組　　姓　名

酸 棗 仁 [本經]

【基原植物】 酸棗 *Zizphus spinosa* Hu.

落葉灌木 또는 小喬木으로 높이는 1~3 m이다. 묵은 가지는 褐色, 햇가지는 綠色이고 가지에는 두종류의 가시가 있는데 하나는 針形으로 약 2㎝ 또 하나는 反曲된 것으로 약 5㎜이다. 잎은 互生하고 卵形이며 葉柄은 매우 짧고 潤彩가 있고 托葉은 흔히 길이 3㎝의 가시로 변한다. 葉身은 楕圓形 또는 卵狀 披針形으로 길이 2.5~5㎝, 너비 1.2~3㎝로 가장자리에 둔한 톱니가 있으며 主葉脈은 3개이다. 꽃은 葉腋에 2~3개씩 모여 나는데 小型으로 黃綠色이다. 花柄은 매우 짧고 꽃받침은 5개로 卵狀 三角形이고 花瓣은 작고 5개가 꽃받침과 對生한다. 수술은 5개, 子房은 楕圓形, 花柱는 짧고 柱頭가 두갈래로 갈라진다. 核果는 楕圓形, 또는 球形에 赤褐色 또는 暗褐色으로 익는데 果肉이 적고 酸味가 있다. 開花期는 5~6월, 結實期는 9~10월이다.

【修 治】 ❶ 酸棗仁 : 깨끗이 씻어 硬殼과 雜質을 제거하고 말린다. 찧어서 부수어 쓴다.
❷ 炒 黃 : 酸棗仁을 약한 불로 炒하여 껍질이 일어나고 터지는 소리가 나며, 색이 약간 짙어지면 꺼내어 식힌다. 찧어서 부수어 쓴다.

【修治效果】 炒한 후에는 質이 성기어져서 粉碎와 藥效의 추출이 쉽게 되어 虛煩不眠을 치료하는 효과가 높아진다.

【品 質】 입자가 크고 포만하여 완전하면서 광택이 있고 外皮가 홍갈색이며 果殼이 없는 것이 良品이다.

【理化學鑑別】

【貯 藏】 서늘하고 건조한 곳에 보관한다. 벌레가 잘 먹는 약이므로 주의한다.

內 部 構 造

酸棗仁橫斷面簡略圖

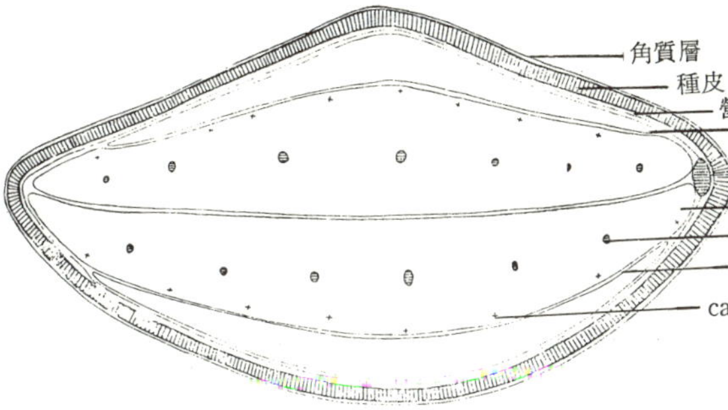

外 部 形 態

酸棗仁外形圖

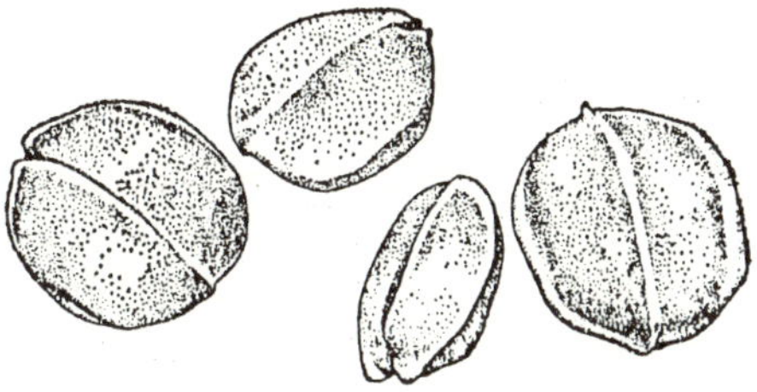

氣		味		色	

年 月 日 組 姓 名

柏 子 仁 [本經]

【基原植物】 側柏葉項 참조.

【修 治】 ❶ 柏子仁 : 雜質 및 남아있는 果殼과 種皮를 제거한다.
❷ 柏仁霜 : 깨끗한 柏子仁을 갈아서 반죽하여 헝겊으로 싼 다음(소량은 여러층의 吸油紙로 싼다) 蒸熱하고 압착하여 去油한다. 이와 같이 여러번 반복하여 약물이 성기어지고 가루로 되며 부슬부슬하여 떡처럼 뭉쳐지지 않을 때까지 한다.

【修治效果】 많은 脂肪油를 함유하는데, 去油製霜하면 滑腸하여 泄瀉를 일으키는 것을 막아주어 便溏하나 心身이 불안한 환자에게 사용한다.

【品 質】 입자가 포만하고 황백색이며 油性이 많고 잡질이 없는 것이 良品이다.

【理化學鑑別】

【貯 藏】 서늘하고 건조한 곳에 보관한다. 柏仁霜은 병이나 단지에 보관해야 한다.

內 部 構 造

柏子仁橫斷面簡略圖

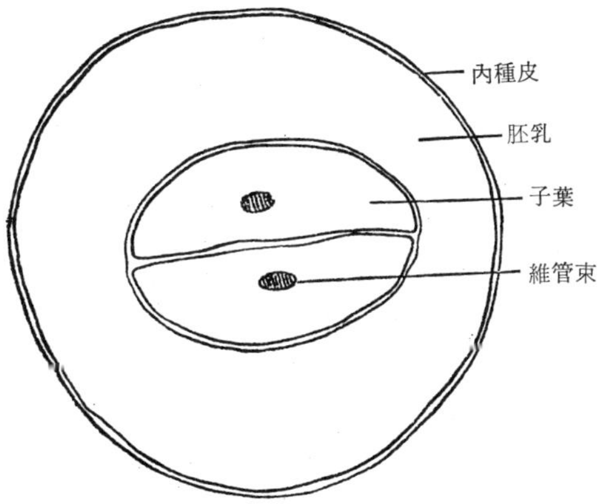

外 部 形 態

氣		味		色	

年　　月　　日　　　　組　　姓　名

遠　　志 [本經]

【基原植物】 遠志 *Polygala tenuifolia* WILLD.

多年生 草本으로 높이는 25～40㎝이고 뿌리는 圓柱形, 줄기는 簇生하고 가지가 갈라지며 단단하다. 잎은 互生이고 線形 또는 狹線形이며 끝은 점점 뾰족해지고 밑부분은 점점 가늘어지고 가장자리는 밋밋하고 中央脈이 뚜렷하다. 털이 없거나 잔털이 약간 나 있고 無柄 또는 無柄에 가깝다. 總狀花序는 가지끝에 頂生하며 꽃은 몇개뿐이고 자주색이며 꽃받침잎은 5개로 3개는 비교적 작고 線狀 披針形이고 兩側의 2개는 꽃잎 같고 얇은 膜質이다. 꽃잎은 3개이고 밑부분은 癒合되어 있다. 兩側의 꽃잎은 비틀어진 卵形, 중앙의 꽃잎은 비교적 크고 龍骨狀이다. 수술은 8개, 암술은 1개이며 子房은 편평한 倒卵形에 2室, 花柱는 굽었고 柱頭는 2裂한다. 蒴果는 편평하고 2개로 갈라지며 種子는 卵形으로 약간 편평하고 黑褐色에 털이 밀생한다. 開花期는 7～8월, 結實期는 8～9월이다.

【修　治】 ❶ 遠　志 : 雜質 및 남아있는 木質의 心을 제거하고 축축하게 하여 切段한 다음 말린다.
❷ 煮遠志 : 먼저 일정량의 甘草을 적당히 파쇄하여 물로 두번에 걸쳐 끓인 전탕액을 甘草量의 10배로 농축하고, 다시 깨끗한 遠志를 약한 불로 끓여서 湯이 흡수되면 꺼내어 말린다.
❸ 蜜　炙 : 익힌 꿀을 물로 약간 희석하여 製遠志에 뿌려서 약간 축축하게 한 다음 약한 불로 炒하여 꿀이 완전히 흡수되고, 약물의 색깔이 深黃色으로 되며, 눋은 반점이 생기고, 손에 달라붙지 않을 정도가 되면 꺼내어 식힌다.

遠志 100㎏에 익힌 꿀 20㎏을 쓴다.

【修治效果】 遠志는 微苦하여 生用하면 咽喉를 자극하는데 甘草로 甘緩하게 한다. 甘草水로 製하므로써 燥한 성질을 감소시키고, 藥性을 緩和하며, 補脾益氣, 安神益智의 效能을 높여서 失眠, 健忘, 心神不安에 많이 쓴다. 蜜炙한 후에는 化痰止咳의 效能이 높아져서 咳嗽痰多에 많이 쓴다.

【品　質】 굵고 길며 껍질이 두꺼운 것이 良品이다.

【理化學鑑別】 ① 粉末 0.5g에 물 10㎖를 넣고 세게 흔들어 섞으면 지속성의 미세한 거품이 생긴다(saponin).
② 粉末 0.5g에 무수초산 2㎖를 넣어 흔들어 잘 섞고 2분간 방치한 후 여과하고 여액에 황산 1㎖를 가만히 기벽을 따라 넣으면 그 접계면은 처음에는 적갈색을 나타내고 다음에는 암록색으로 변한다(saponin, Liebermann-Burchard 반응).

【貯　藏】 건조한 용기에 보관한다. 蜜炙한 遠志는 밀폐하여 보관한다.

內 部 構 造

遠志根皮橫斷面簡略圖

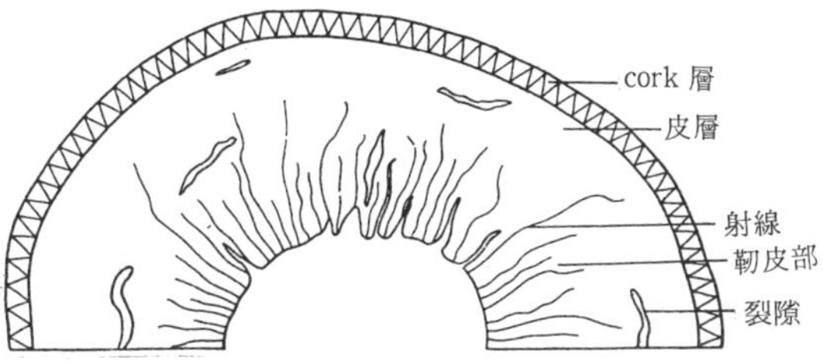

遠志根皮橫斷面詳細圖

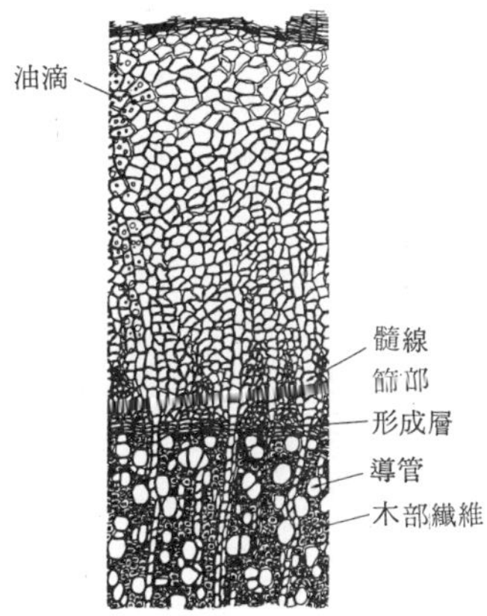

外 部 形 態

遠志外形圖

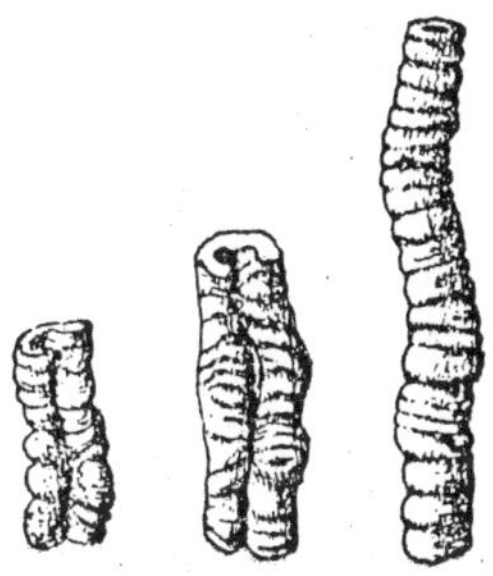

氣		味		色	

年　　月　　日　　　　　　　　組　　姓　名

合　歡　皮 [本經]

【基原植物】 자귀나무 *Albizia julibrissin* DURAZZ.

落葉 小喬木으로 높이는 3~5 m정도이며 灌木狀으로 樹幹은 灰黑色이며 小枝는 털이 없고 稜線이 있다. 2회 偶數羽狀複葉이 互生하고 小葉은 낫 같고 원줄기를 향해 굽으며 좌우가 같지 않은 긴 楕圓形이고 길이 6~15 ㎜, 너비 2.5~4 ㎜로 양면에 털이 없거나 뒷면 脈 위에 털이 있으며 밤에는 접혀진다. 托葉은 線狀披針形, 頭花는 가지의 끝에 달리고 總花柄은 柔毛로 싸여 있다. 꽃은 淡紅色에 頭狀花序로 兩性이며 腋出 또는 頂生하고 꽃받침통은 잔털이 있으며 연한 綠色이고 끝이 5개로 갈라지며 花冠은 鐘形이다. 수술은 여러개이고 花絲는 가늘고 길며 윗부분은 淡紅色이다. 子房은 上位, 柱頭는 圓柱形, 豆果는 평평하고 길이 약 8~15 ㎝, 너비 1~2.5 ㎝정도의 꼬투리에 5~6개의 種子가 들어 있다. 種子는 楕圓形으로 편평하고 褐色이다. 開花期는 6~7월, 結實期는 9~10월이다.

【修　治】 잡질을 제거하고 물을 뿌려 부드럽게 되면 썰어서 건조한다.

【修治效果】

【品　質】 껍질이 부드러우며 피공이 뚜렷한 것이 良品이다.

【理化學鑑別】 粉末 1 g에 물 10 ㎖를 넣고 60 ℃의 水浴上에서 1시간 담가두었다가 여과한다. 여액을 각각 3방울씩 2개의 실험관에 넣는데 한개에는 염산용액(0.1 mol / L)5 ㎖, 다른 한개에는 NaOH(0.1 mol / L) 5 ㎖를 넣고 강하게 1분간 흔들면 염산을 넣은 관내에서 한배이상의 거품이 발생한다.

【貯　藏】 통풍이 잘 되고 건조한 곳에 보관한다.

內 部 構 造

合歡皮橫斷面簡略圖

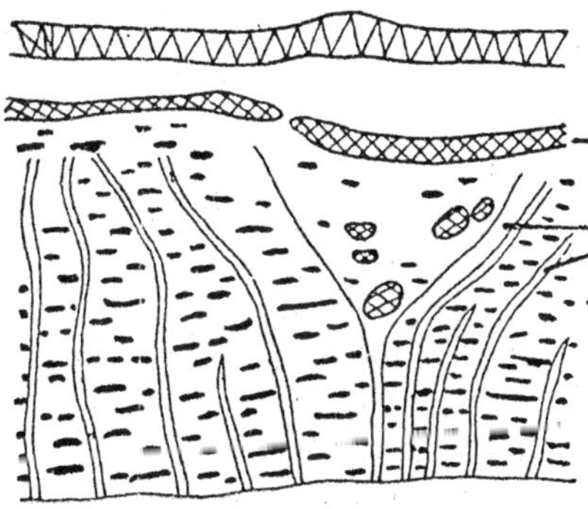

外 部 形 態

合歡皮外形圖

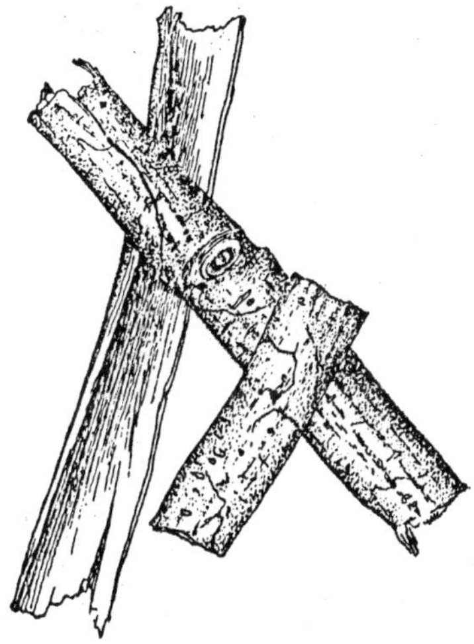

氣		味		色	

年　　月　　日　　　　　　組　　姓　名

靈　芝 [本經]

【基原植物】 靈芝 *Ganoderma lucidum* (LEYSS. et FR.) KARST.

菌傘은 코르크質로 대가 있으며 半圓形 또는 腎臟形이지만 드물게 圓形을 이루는 것도 있으며, 높이와 너비는 각각 20㎝이다. 대는 側生하며 길고 菌傘, 모두 黑色의 皮殼으로 潤彩가 있고 표면에는 테모양의 稜紋과 放射狀의 주름이 있다. 菌肉은 茶褐色을 띠며 菌管은 단단하고 菌肉과 같은 茶褐色이다. 管口는 圓形이며 色은 菌管과 비슷하고 1㎜당 5개의 胞子는 褐色으로 卵形이며 內壁에는 뚜렷하고 작은 突起가 있고, 썩은 나무 밑동에서 자란다.

赤芝는 紫芝와 비슷하지만 菌傘의 皮殼이 黃色 또는 紅褐色이고 대는 紫褐色이며 菌肉은 거의 白色 내지 淡褐色을 띠고, 상수리나무 및 다른 闊葉樹의 밑동에서 자라는 점이 다르다.

【修　治】

【修治效果】

【品　質】 홍적색이 진하고 광택이 있으면서 단단한 것이 좋다.

【理化學鑑別】

【貯　藏】 습기가 적은 곳에 보관해야 한다.

內 部 構 造

外 部 形 態

靈芝

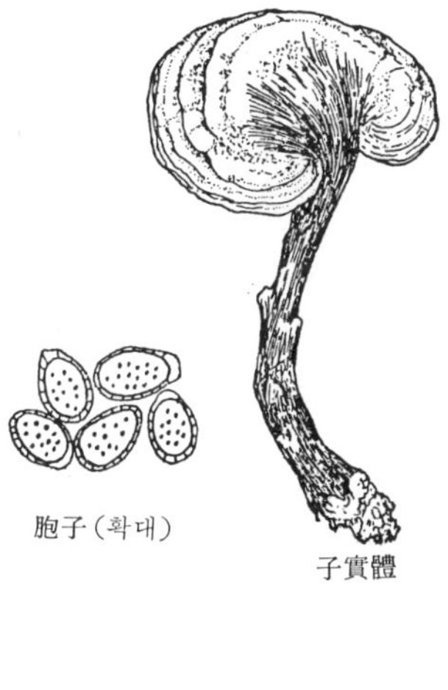

紫芝

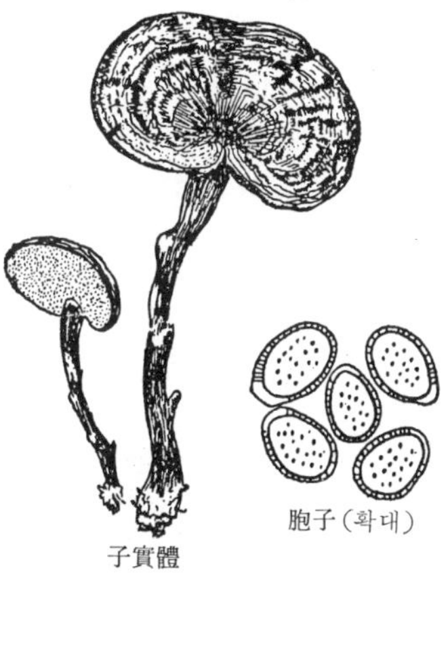

氣		味		色	

年 月 日 組 姓 名

第15章　平　肝　薬

第 1 節　平肝息風薬

羚　羊　角 [本經]

【基原動物】 賽加羚羊 *Saiga tatarica* L.

【修　治】 온수에 담갔다가 꺼내어 줄로 갈아 건조한다.

【修治效果】

【品　質】 질이 연하고 백색으로 광택이 있고 속에 홍색의 반문이 있으며 쪼개지지 않는 것이 良品이다.

【理化學鑑別】

【貯　藏】 음랭처에 보관한다.

內 部 構 造

羚羊角縱斷面과 粉末圖

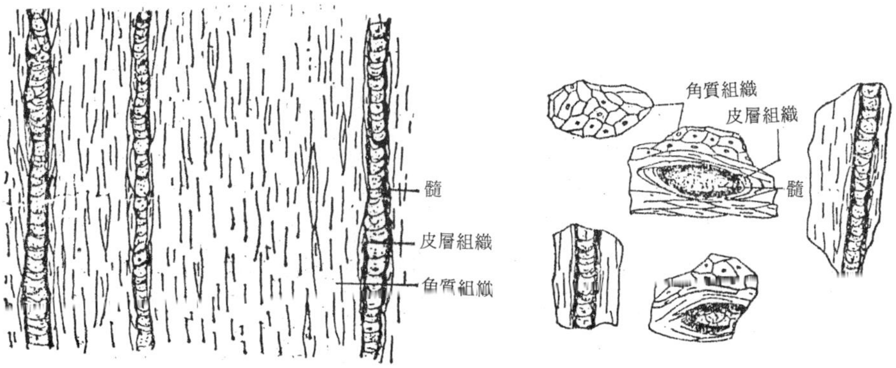

外 部 形 態

羚羊角과 飮片

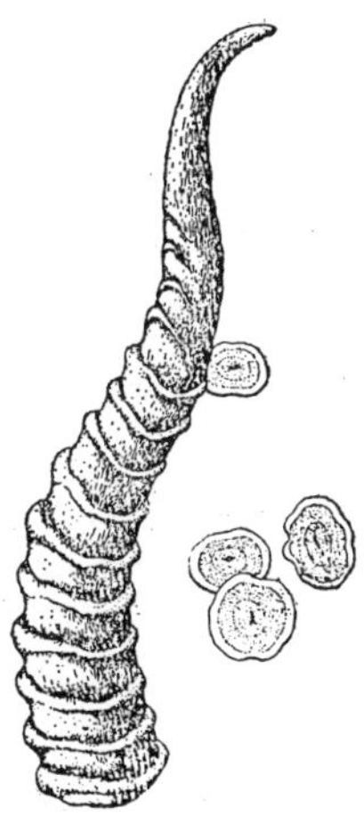

氣		味		色	

年　　月　　日　　　　　組　　姓　名

鉤 鉤 藤 [別錄]

【基原植物】 鉤藤 *Uncaria rhynchophylla* (MIQ.) JACKS.

常綠木質藤本으로 높이는 1~3m에 달하고 작은 가지는 四角形에 光澤이 있고 매끄럽고 가지에서 변화한 鉤가 葉腋에 對生하거나 또는 單生하여 鉤의 길이는 1~2cm 아래를 향하여 구부러졌다. 잎은 對生하고 卵狀 披針形 또는 楕圓形이고 끝은 뾰족하고 밑부분은 漸先形 내지는 圓形으로 밋밋하다. 上面에는 털이 없고 下面에는 脈腋에 짧은 털이 있고 葉柄은 짧으며 托葉은 2개로 깊게 갈라지고 裂片은 線狀의 錐尖形이다. 頭花는 筒狀이고, 끝은 5개로 갈라지고 수술은 5개이며 花絲는 매우 짧다. 子房은 下位 紡錘形이고 花柱는 線形으로 花冠筒의 밖으로 뻗어 있고 柱頭는 頭狀이다. 蒴果는 倒卵狀 楕圓形에 길이가 5~6mm, 柔毛가 드문드문 나 있다. 種子는 여러개 이고 가늘고 작으며 양끝에는 날개가 있다. 開花期는 6~7월, 結實期는 10~11월이다.

【修　治】 잡질과 오래된 줄기를 버리고 건조시킨다.

【修治效果】

【品　質】 줄기는 낚시바늘과 같은데 가늘고 광택이 있으며 홍갈색이나 자갈색을 띠는 것이 좋다.

【理化學鑑別】

【貯　藏】 서늘한 곳에 보관해야 한다.

內 部 構 造

釣鉤藤粉末圖

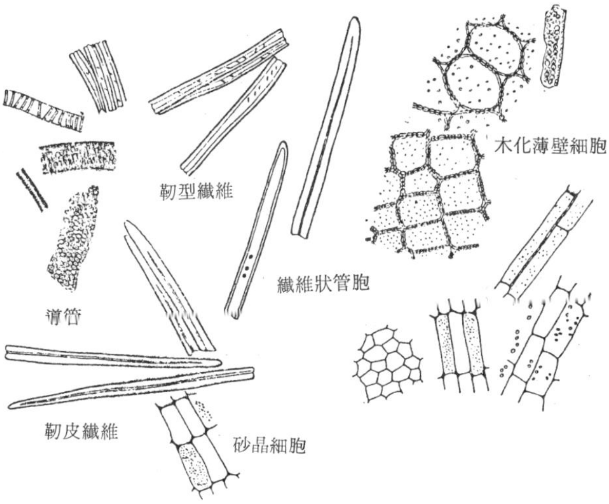

外 部 形 態

釣鉤藤外形圖

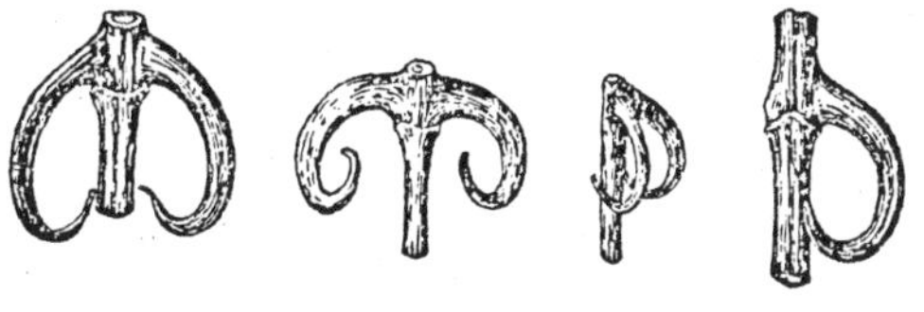

氣		味		色	

年　　月　　日　　　　　　　組　　姓　名

天　　麻 [本經]

【基原植物】 천마 *Gastrodia elata* BL.

多年生 寄生草本으로 곧추 자라며 높이는 1cm내외이다. 塊莖은 비대하며 多肉質이고 長楕圓形이고 가로로 뻗으며 길이 7~15cm이고 표면에 輪狀의 비늘조각이 늘어섰으며 줄기는 원주형이고 황적색을 띤다. 잎은 보통 없고 비늘조각잎은 성기게 나며 하부의 것은 짧은 鞘를 형성한다. 꽃은 總狀花序로 頂生하며 황색의 꽃은 여러개이고 약간 밀착하며 花柄이 있고 꽃 아래에 披針形의 苞가 있고 花冠의 길이는 2cm이며 外花蓋 세조각은 합쳐서 나서 腹面이 팽출한 삐뚤어진 병모양을 이루고 口部는 세갈래로 째졌고 내부에 작은 內花蓋 두조각이 나며 脣瓣은 卵狀 長楕圓形이고 鋸齒가 없으며 花爪가 있고 爪部는 花蓋片 안쪽에 달리며 蕊柱는 다소 길고 兩翼이 있으며 그 하반 전면에 柱頭가 있고, 子房은 下位이다. 蒴果는 倒卵形이고 開花期는 6~7월이다.

【修　治】 물에 씻은 후 부드럽게 되거나 혹은 쪄서 연할 때 얇게 썰어서 건조한다.

【修治效果】

【品　質】 황색으로 반투명하고 비대하며 단단한 것이 良品이다.

【理化學鑑別】 粉末 0.5g에 물 10㎖를 넣고 水浴上에서 5분간 가온한 후 여과한 여액에 요드시액 2~4방울을 떨어뜨리면 자홍색으로 나타난다.

【貯　藏】 통풍이 잘 되는 곳에 보관하고 충해를 방지한다.

內 部 構 造

天麻塊莖橫斷面簡略圖

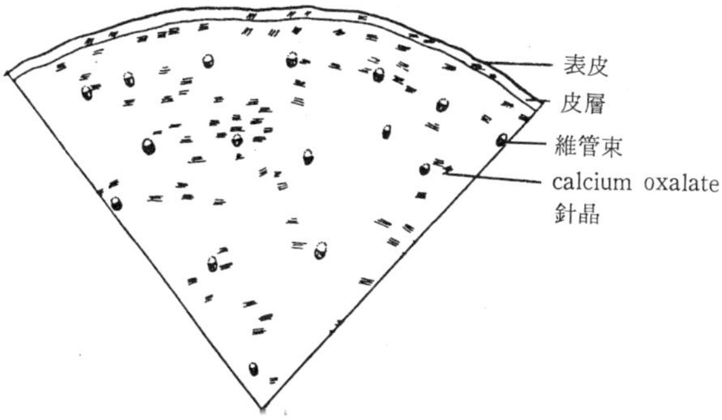

外 部 形 態

僞品天麻(大麗菊根)外形圖

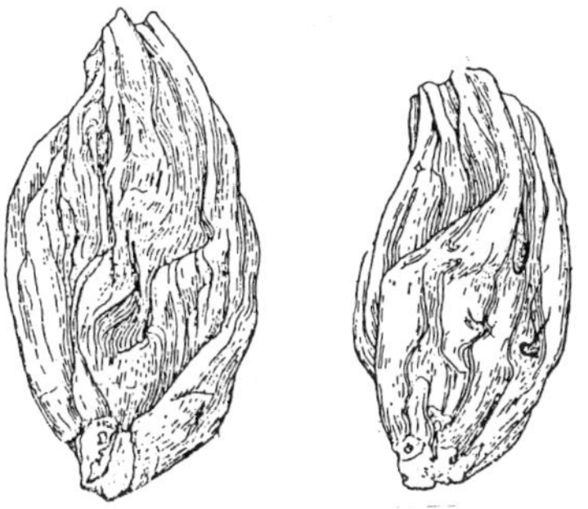

僞品天麻(紫茉莉根)外形圖

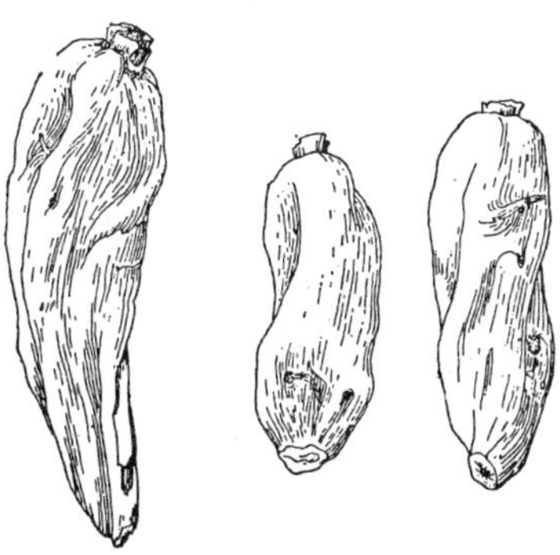

氣		味		色	

年 月 日 組 姓 名

白 殭 蠶 [本經]

【基原動物】 누에 *Bombyx mori* L.

【修　治】 ❶ 白殭蠶 : 雜質을 제거한다.
❷ 麩 炒 : 먼저 용기를 불로 달군 후 밀기울을 넣어서 연기가 나면 白殭蠶을 넣고 함께 炒하여 표면이 黃色을 띠면 체로 밀기울을 제거하고 식힌다.
　白殭蠶 100 kg에 밀기울 10～15 kg을 쓴다.

【修治效果】 生用하면 氣味가 불량하여 복용하기 불편하지만, 麩炒하면 그 불량한 氣味를 없앤다.

【品　質】 굵고 단단하며 백색이고, 절단면에 광택이 있는 것이 良品이며, 표면에 백색의 분상이 없고 속이 비어 있는 것은 약으로 쓸 수 없다.

【理化學鑑別】

【貯　藏】 건소한 곳에 보관한다. 벌레에 상하기 쉬우므로 주의한다.

內 部 構 造

外 部 形 態

殭蠶外形圖

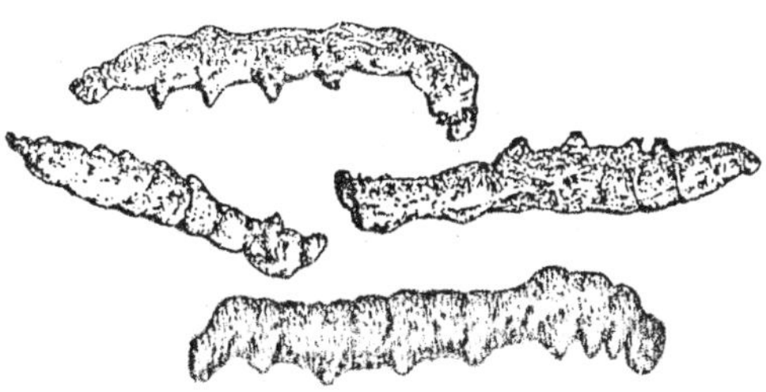

氣		味		色	

年　　月　　日　　　　組　　姓 名

全　　　蝎 [開寶本草]

【基原動物】 全蝎 *Buthus martensi* KARSCH

【修　治】 雜質을 제거하고 물에 씻어 건조한다.

【修治效果】

【品　質】 蟲體가 완전하고 황갈색으로 소금기가 적은 것이 良品이다.

【理化學鑑別】

【貯　藏】 건조한 곳에 보관하고 충해를 방지한다.

內 部 構 造

外 部 形 態

東亞鉗蝎

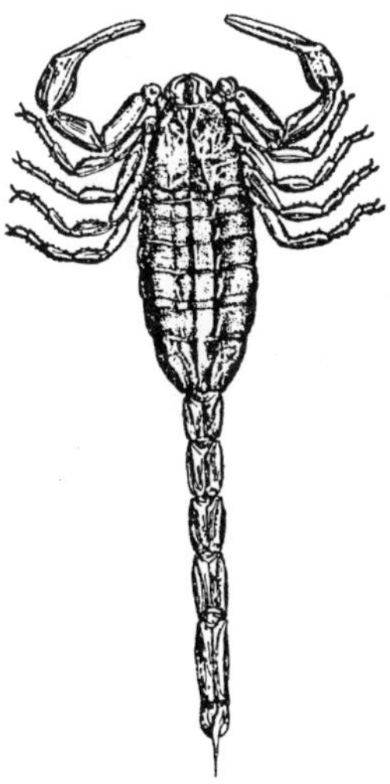

氣		味		色	

年　　月　　日　　　　　組　　姓　名

蜈　　蚣 [本經]

【基原動物】 왕지네 *Scolopendra subspinipes mutilans* L. KOCH

【修　治】 ❶ 蜈 蚣 : 대나무 및 頭足을 제거한 다음 折斷하거나 찧어서 쓴다.
❷ 焙蜈蚣 : 깨끗한 蜈蚣의 頭足을 제거하고 虻蟲을 용기에 넣고 약한 불로 焙하여 黑褐色으로 되고, 질이 성기어지면 꺼내어 식힌다.

【修治效果】 焙한 후에는 건조도가 높아지고, 毒性이 감소되며 粉碎가 편해진다.

【品　質】 蟲體가 크고 길며 완전하고 건조도가 좋은 것이 良品이다.

【理化學鑑別】

【貯　藏】 바람이 잘 통하고 건조한 곳에 보관한다. 벌레가 많은 약이므로 특히 여름에는 밀봉하여 보관해야 한다.

內 部 構 造

外 部 形 態

少棘巨蜈蚣

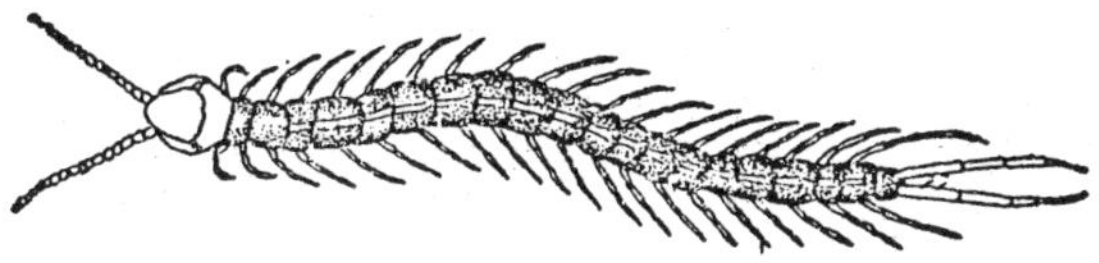

氣		味		色	

年　　月　　日　　　　　　組　　姓 名

蚯　　蚓 [本經]

【基原動物】 參環毛蚓 *Pheretima aspergillum* (E. PERRIER)

【修　治】 雜質을 제거하고 물에 씻어 건조한다.

【修治效果】

【品　質】 크고 비대하며 부서지지 않은 것이 좋다.

【理化學鑑別】

【貯　藏】 습기가 없는 곳에 보관한다.

內 部 構 造

外 部 形 態

參環毛蚓

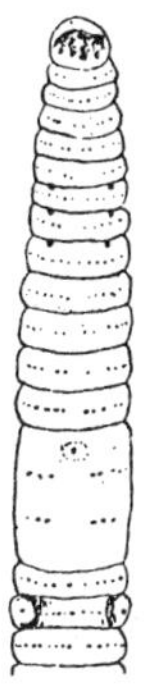

縞蚯蚓

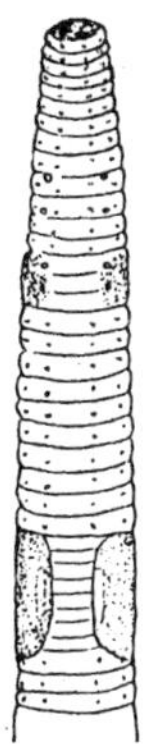

地龍外形圖

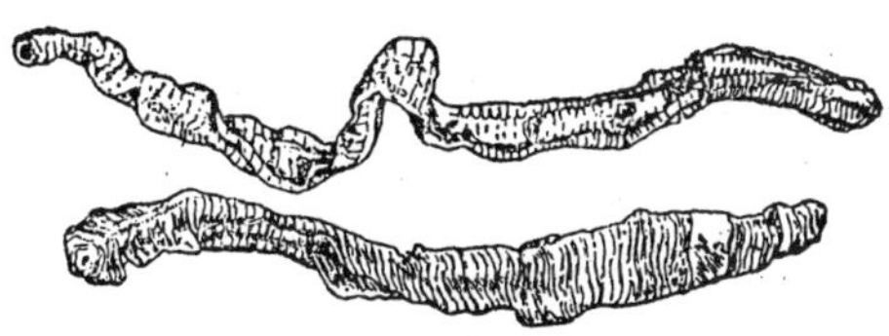

氣		味		色	

年　　月　　日　　　　　　組　　姓　名

決 明 子 [本經]

【基原植物】 긴강남차 *Cassia tora* L.

一年生 草本으로 높이는 약 1 m이고 줄기는 곧게 서고 윗부분에는 가지가 많이 갈라지고 전체가 짧은 柔毛로 덮여 있다. 잎은 互生하고 偶數羽狀複葉이고 葉柄上面에 홈이 있고 葉軸上의 2小葉 사이에 긴 腺體가 있다. 托葉은 線狀인데 일찍 떨어진다. 小葉은 2~3쌍이고 倒卵形에 길이 2~3㎝로 끝은 圓形에 작은 돌기가 있고 밑부분은 넓은 楔形 또는 圓形이고 한쪽편으로 비스듬이 뻗고 밋밋하다. 꽃은 黃色이고 花梗이 있으며 葉腋에 1~2개씩 달린다. 꽃받침잎은 5개이고 卵圓形이며 外面에 柔毛가 있다. 꽃잎도 5개로 倒卵形 혹은 楕圓形이며 短爪가 있고 수술은 10개중 위의 3개는 퇴화되고 아래의 7개는 완전히 생육하였다. 子房은 가늘고 길며 花柱는 짧고 柱頭는 豆狀이다. 꼬투리는 긴 선형이고 稜方形의 種子는 여러개이며 일렬로 배열하고 灰綠色으로 매끄럽고 潤澤하다. 開花期는 6~8월, 結實期는 9~10월이다.

【修 治】 ❶ 決明子 : 雜質을 제거하고 깨끗이 씻어서 말린다.
❷ 炒 黃 : 깨끗한 決明子를 약한 불로 炒하여 껍질이 터지는 소리와 함께 고유의 향기가 나면 꺼내어 식힌다.

【修治效果】

【品 質】 입자가 포만하고 녹갈색인 것이 良品이다.

【理化學鑑別】

【貯 藏】 통풍이 잘 되는 건조한 곳에 보관한다.

內 部 構 造

大決明子種皮橫斷面詳細圖

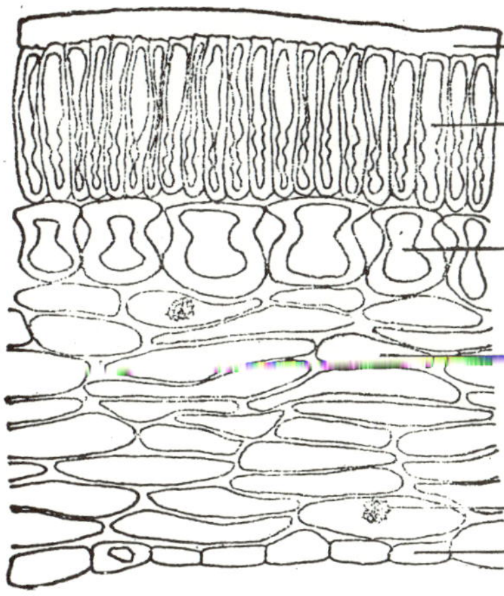

外 部 形 態

氣		味		色	

年　　月　　日　　　　　　組　　姓　名

第 2 節　平肝潛陽藥

石　決　明 [別錄]

【基原動物】 말전복 *Haliotis gigantea* GMELIN

【修　治】 ❶ 石決明 : 깨끗이 씻어서 햇볕에 말린 다음 빻아서 쓴다.
❷ 煆石決明 : 깨끗한 石決明을 화로에서 煆하여 灰白色으로 되면 꺼내어 식힌 다음 빻는다.

【修治效果】 煆한 후에는 質이 성기어지고 粉碎와 藥效의 추출이 쉬워진다.

【品　質】 껍질이 두껍고 내면의 광채가 선명한 것이 良品이다.

【理化學鑑別】

【貯　藏】 건조한 곳에 보관한다.

內 部 構 造

外 部 形 態

光底石決明外形圖

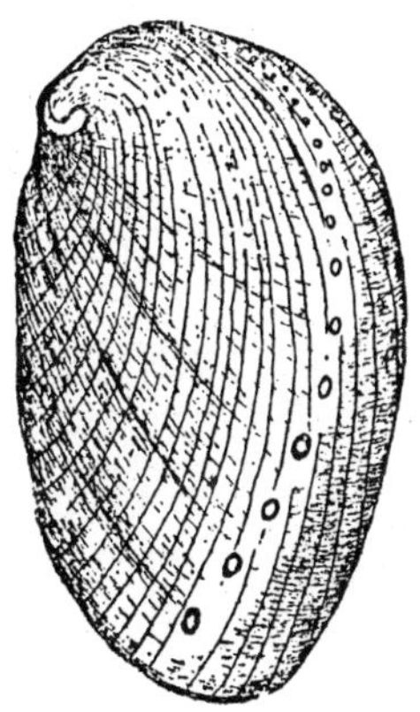

氣		味		色	

年　　月　　日　　　　組　　姓　名

牡　蠣 [本經]

【基原動物】 굴 *Ostrea gigas* THUNB.

【修　治】 ❶ 牡　蠣 : 깨끗이 씻어서 햇볕에 말린 다음 빻아서 쓴다.
❷ 煅牡蠣 : 깨끗한 石膏를 센 불로 빨갛게 달군 다음 꺼내어 식혀서 빻는다.

【修治效果】 煅한 후에는 固澁斂汗效果가 높아져서 藥效의 추출이 쉬워진다.

【品　質】 질이 단단하고 내면에 광택이 있고 깨끗하며 백색인 것이 良品이다.

【理化學鑑別】

【貯　藏】 건조한 곳에 보관한다.

內 部 構 造

外 部 形 態

長牡蠣外形圖

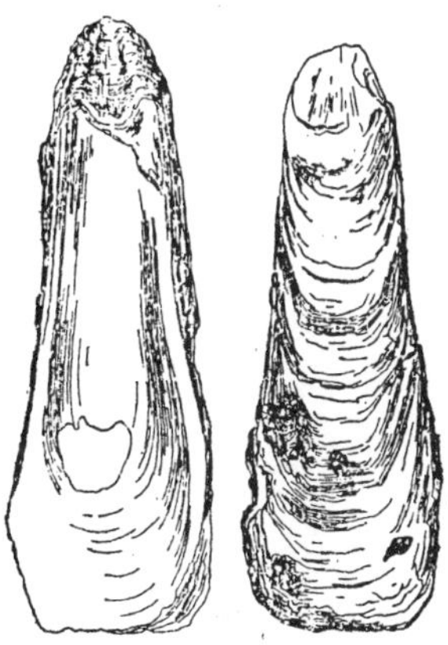

大連灣牡蠣外形圖

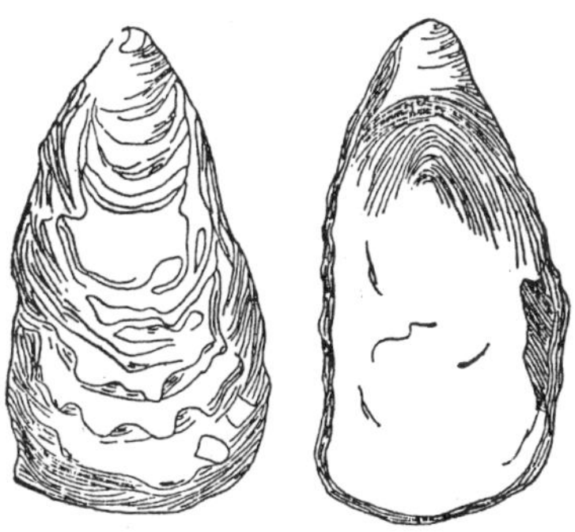

氣		味		色	

年 月 日 組 姓 名

珍　　珠 [開寶本草]

【基原動物】 진주조개 *Pteria martensii* DUNKER

【修　治】 珍珠粉 : 깨끗이 씻어서 雜質을 제거하고(오염이 심한 것은 먼저 소다수로 세척한 다음 깨끗한 물에 담가 소다수를 뺀다) 가제로 싼 다음 두부를(일반적으로 40g의 珍珠에 30g(두덩어리)정도의 두부를 사용한다) 珍珠의 아래에 한덩어리 위에 한덩어리를 놓고 사기나 동으로 된 용기에 넣고 물을 가하여 두부가 물에 잠기게 한 다음 두부가 벌집모양으로 될 때까지 2시간 정도 삶은 뒤 꺼내 두부를 제거하고 맑은 물로 깨끗이 씻은 다음 햇볕에 말려 곱게 갈아서 체로 거른 다음 水飛(혀에 잔사의 느낌이 들지 않을 때까지 한다)하여 광주리에 종이를 깔고 그 위에 펴서 햇볕에 말리거나 불에 쬐어 말린 다음 다시 곱게 간다.

【修治效果】 珍珠는 質이 딱딱하여 물에 잘 녹지 않으므로 水飛하여 極細末하므로써 인체에 잘 흡수되게 하는 동시에 장식품 珍珠(花珠)는 겉에 기름이 두텁게 씌워져 있으므로 두부로 삶아서 깨끗이 하므로써 복용에 편리하게 한다.

【品　質】 질이 단단하고 깨끗하며 광채가 있는 것이 良品이다.

【理化學鑑別】 자외선형광등(365nm)으로 관찰하면 엷은 남자색 혹은 투명한 황록색의 형광이 나타난다.

【貯　藏】 시약병 등에 밀봉하여 보관한다.

內 部 構 造

珍珠磨片圖

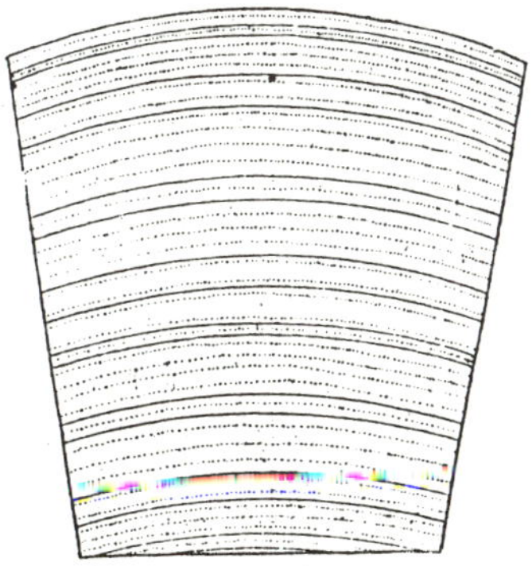

外 部 形 態

合浦珠母貝

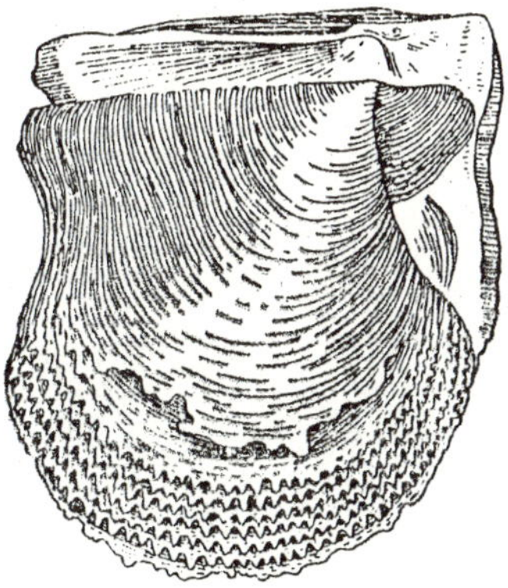

三角帆蚌

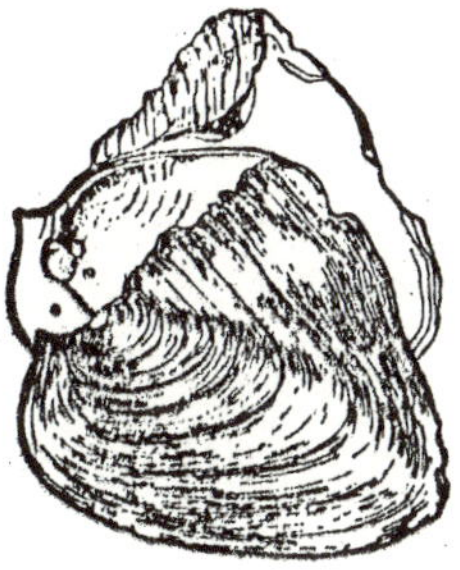

褶紋冠蚌

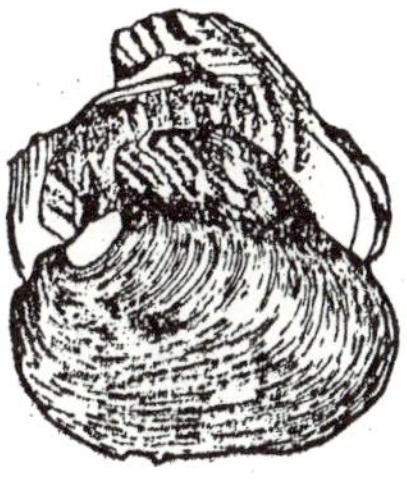

珍珠外形圖

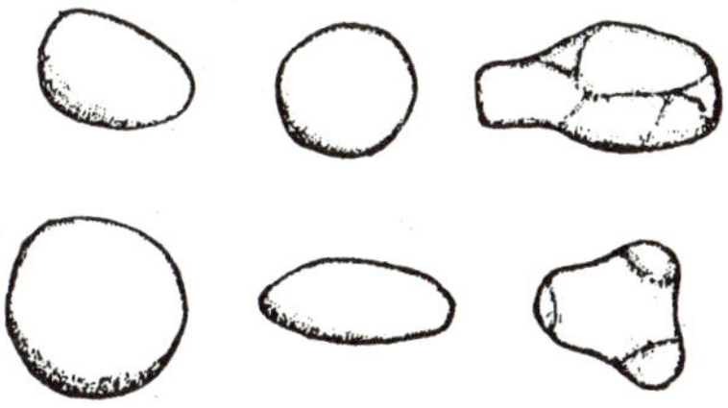

氣		味		色	

年　　月　　日　　　　　組　　姓　名

代 赭 石 [本經]

【基原鑛物】 赤鐵鑛 Haematites

【修 治】 ❶ 代赭石 : 雜質을 제거하고 부수어서 작은 덩어리로 만든다.
❷ 煅 淬 : 깨끗한 代赭石을 부수어 작은 덩어리로 만든 다음 도가니에 넣고 화로에서 센 불로 빨갛게 달구어 꺼내 식초에 단근질한다. 이와 같이 여러번 반복하여 질이 성기어지면 말린 다음 빻아서 쓴다.

代赭石 100 kg에 식초 20~30 kg을 쓴다.

【修治效果】 生用하면 重鎭降逆, 凉血止血한다. 煅淬한 후에는 寒性을 감소시키고 平肝止血의 效能이 높아지며, 質이 성기어져서 粉碎와 약효의 전출이 쉬워진다.

【品 質】 홍갈색이며, 단면은 층이 뚜렷하고 못대가리 같은 것이 있으며 잡석이 없는 것이 良品이다.

【理化學鑑別】

【貯 藏】 건조한 곳에 보관한다.

內 部 構 造

外 部 形 態

氣		味		色	

年 月 日 組 姓 名

白 蒺 藜 [本經]

【基原植物】 납가새 *Tribulus terrestris* L.

一年生 草本으로 전체에 꼬부라진 짧은 털과 퍼진 긴 털이 있다. 줄기는 땅위에 깔리면서 뻗어가고 밑부분에서 여러개의 가지가 나와 길이 100 m에 달한다. 잎은 짧은 葉柄과 더불어 길이는 1~6㎝로 4~8쌍의 小葉으로 구성된 偶數羽狀 複葉이며 托葉은 서로 떨어지고 披針狀三角形이며 小葉은 긴 楕圓形이고 양쪽이 같지 않으며 끝이 둔하고 뒷면에 白色伏毛가 있으며 가장자리는 밋밋하다. 황색의 꽃은 葉腋에서 한개씩 피며 지름은 8~20㎜, 花柄은 絲狀이고 꽃받침 잎은 5개로 卵狀 披針形이며 가장자리는 膜質로 되었고 투명하며 꽃잎은 5개로 倒卵形이며 花盤은 環狀이다. 수술은 10개이고 花盤에 着生하고 그 중에서 5개는 약간 길고 꽃잎과 對生한다. 葯은 楕圓形, 花絲는 絲狀이고 子房은 上位 卵形에 보통 5室, 花柱는 짧고 柱頭는 5개이다. 果實은 硬質이고 10개의 뾰족한 가시와 가시모양의 털이 있다. 開花期는 7~8월, 結實期는 8~9월이다.

【修 治】 ❶ 蒺 藜 : 雜質을 제거한다.

❷ 炒 黃 : 깨끗한 蒺藜를 약한 불로 炒하여 微黃色이 되면 꺼내어 갈아서 가시와 부스러기를 제거한다.

【修治效果】 炒한 후에는 藥性이 緩和되고 去刺하기가 쉬워진다.

【品 質】 과립이 고르고 단단하며 포만하고 회백색인 것이 良品이다.

【理化學鑑別】

【貯 藏】 바람이 잘 통하고 건조한 곳에 보관한다.

內 部 構 造

刺蒺藜果實斷面簡略圖

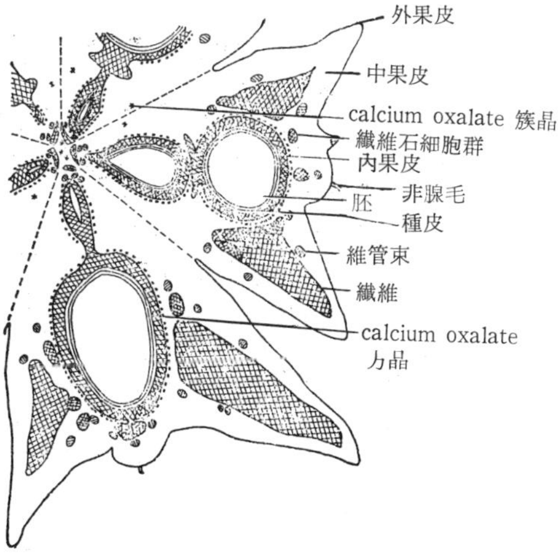

果實粉末圖

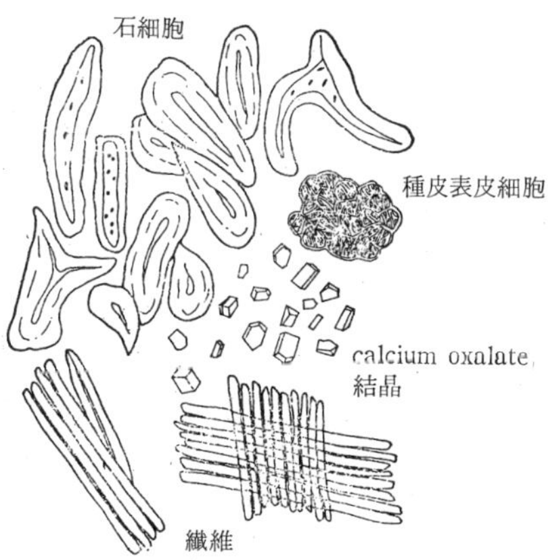

外 部 形 態

氣		味		色	

年　　月　　日　　　　組　　姓 名

第16章 開 竅 藥

麝 香 [本經]

【基原動物】 사향노루 *Moschus moschiferus* L.

【修 治】 蒂殼과 잡질을 제거하고 仁만을 취하여 가루로 만들어 사용한다.

【修治效果】

【品 質】 포만하고 껍질이 얇으며 눌러보면 탄력성이 있고 향기가 진한 것이 良品이다.

【理化學鑑別】 ① 粉末 소량을 취하여 손바닥에 놓고 물을 약간 넣어 축축하게 한 다음 손으로 비벼서 덩어리를 만들고 다시 손가락으로 가볍게 비비면 흐트러지고 손에 묻지 않으며 염색이 되지 않는다.
② 粉末 소량을 불속에 뿌려 태우면 처음에는 벌어지고 차츰 용화 팽창하여 부풀어 오르면서 기름방울처럼되고 진한 향기가 난다. 모두 타고난 다음에는 회백색의 찌꺼기가 남는다.
③ 粉末 0.1g을 취하여 60% 에탄올 10㎖를 넣고 15분간 회류시킨 다음 여과하고, 여액 3㎖를 취하여 작은 비이커에 넣은 다음 너비 2cm, 길이 30cm의 여지를 만들어 한쪽 끝이 비이커의 밑면에 다다르게 달아 1시간 담근 다음 여지를 건조시켜 자외선광 밑에서 관찰하면 윗부분은 황색의 형광을 나타내고, 중간은 남자색의 형광을 나타내며, 1% 수산화나트륨 시액을 넣으면 황색으로 변한다.

【貯 藏】 음랭처에 보관하고 밀폐시켜 햇빛과 벌레를 방지해야 한다.

內 部 構 造

外 部 形 態

原麝香

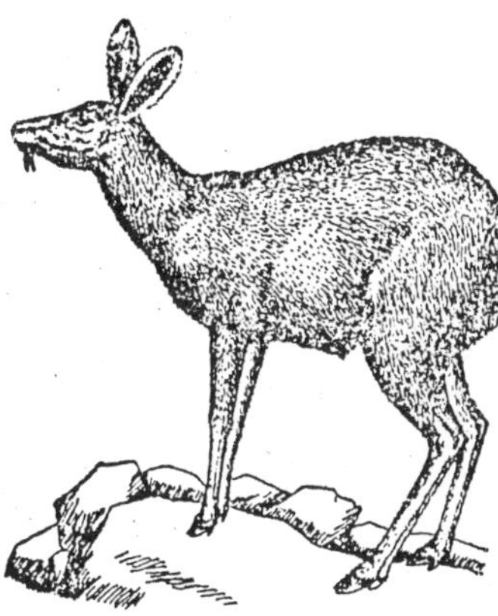

雄麝

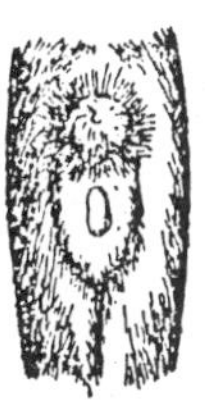

麝香囊

毛殼麝香

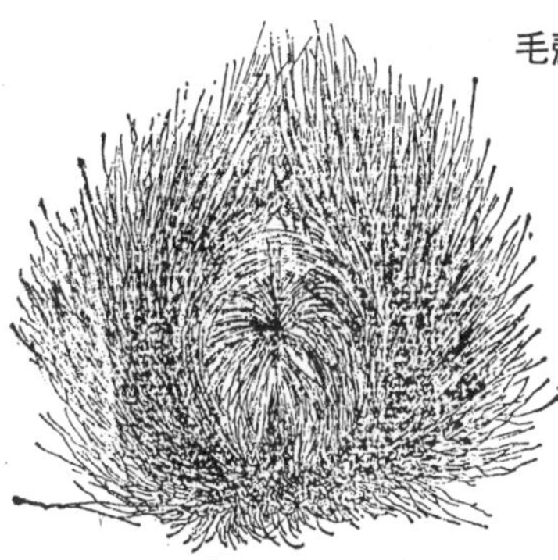

털을 깎기전

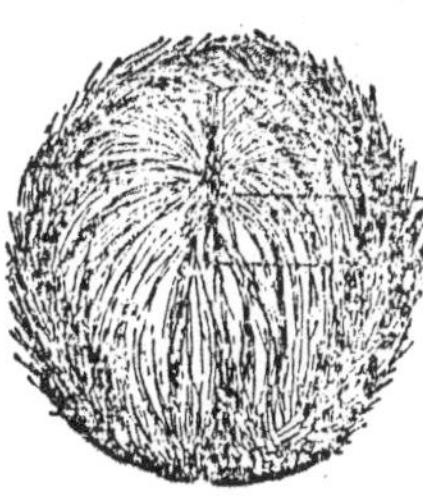

正面

氣		味		色	

年　月　日　　　組　姓　名

冰　　片 [新修本草]

【基原植物】 龍腦香樹 *Dryobalanops aromatica* GAERTN. f.

常綠喬木으로 높이가 5m에 달한다. 光澤이 있고 반들반들하며 털은 없다. 樹皮에는 움푹 패여 갈라진 皮目이 있고 바깥쪽에 딱딱한 龍腦의 結晶이 붙어 있다. 잎은 卵狀, 互生하며 革質이고 葉柄은 굵고 끝이 뾰족하며 밑부분은 둥글거나 넓은 쐐기형이며 가장자리는 밋밋하다. 主脈은 뚜렷하고 側脈은 羽狀이다. 圓錐花序는 가지의 上部에 달리고 꽃은 兩性이 균등하다. 花托은 多肉質인데 조금 오목하다. 꽃받침은 5개로 覆瓦狀으로 배열되고 꽃잎은 5개이며 白色이고 수술은 여러개인데 環狀으로 배열되고 花絲는 짧다. 암술은 1개, 子房은 上位, 乾果는 卵形, 果皮는 革質이다. 種子는 1~2개이며 胚乳가 있다.

【修　治】

【修治效果】

【品　質】

【理化學鑑別】 이 약 3g에 초산 3㎖를 넣으면 즉시 홍색의 기체가 발생하는데 그 기체 발생이 그친 후에 물 20㎖를 넣고 흔들어 여과한다. 찌꺼기에 물을 붓고 세척한 후에는 장뇌냄새가 진하게 난다.

【貯　藏】 밀폐시켜 서늘한 곳에 보관한다.

內 部 構 造

外 部 形 態

氣		味		色	

年　　月　　日　　　　　　組　　姓 名

石 菖 蒲 [本經]

【基原植物】 석창포 *Acorus gramineus* SOLAND.

多年生 草本으로 根莖은 肥厚하고 단단하며 옆으로 누워 자라고 마디가 많으며 수염뿌리가 많이 나고 향기가 강하고 群生하여 번식한다. 花莖은 잎사귀모양이고 가늘고 길며 잎사귀보다 짧다. 잎은 뿌리에서 모여 나고 좁은 線形이며 끝이 날카롭고 鋸齒가 없으며 길이 20~50cm, 너비 4~6cm 내외이며 엷은 綠色 혹은 白色의 줄이 있으며 질기고 매끄러우며 윤기가 있다. 꽃은 肉穗花序이고 頂生하며 黃綠色의 잔꽃이 여러개 穗軸에 밀착하며, 상부의 葉狀苞는 끝이 날카롭고 花穗와 거의 길이가 같다. 花蓋는 여섯조각이고 짧으며 밖의 세조각은 약간 납작한 三角形이고 안의 세조각은 약간 모가 지며 모두 끝이 둥글고, 6개의 수술은 좁은 線形이다. 花蓋片보다 약간 길게 나오며 黃色의 葯은 2胞이고 子房은 卵形이며 花柱는 짧다. 蒴果는 卵圓形이고 綠色이며 하부의 宿存性의 잎이 네조각있다. 開花期는 6~7월이다.

【修 治】 雜質을 제거하고 세척하여 부드럽게 되면 두껍게 썰어서 건조시킨다.

【修治效果】

【品 質】 길고 肥厚하며 절단면이 유백색으로 섬유성이 적은 것이 좋다.

【理化學鑑別】

【貯 藏】 건조한 곳에 보관하여 곰팡이를 방지한다.

內 部 構 造

石菖蒲(根莖)橫斷面簡略圖

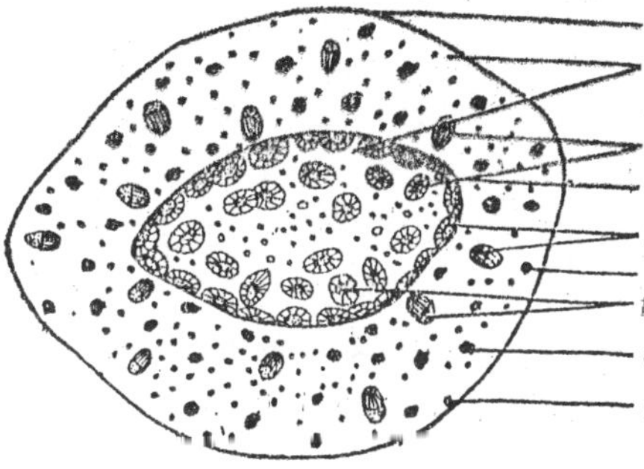

石菖蒲橫斷面詳細圖

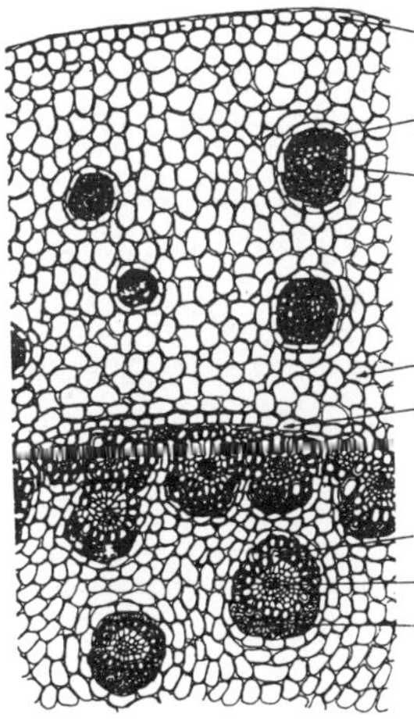

外 部 形 態

石菖蒲外形圖

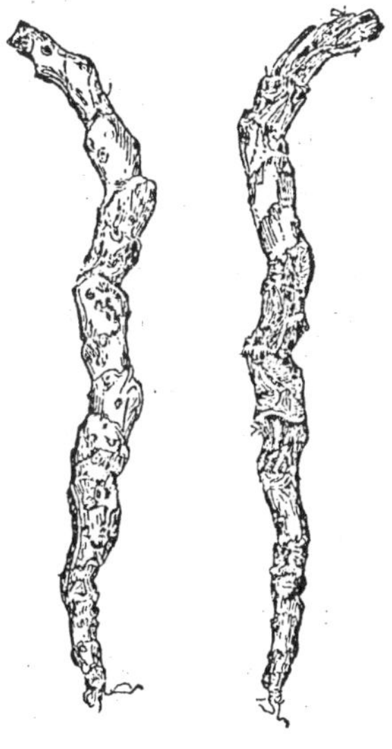

氣		味		色	

年　　月　　日　　　　　　組　　姓 名

安 息 香 [新修本草]

【基原植物】 安息香樹 *Styrax benzoin* DRYAND.

常綠喬木으로 높이는 10~20m 달하고 樹皮는 綠褐色이며 어린가지에는 褐色의 星狀毛가 있다. 잎은 互生하고 長卵形이며 가장자리에는 불규칙한 톱니가 있고 잎의 표면은 光澤이 조금 나고 뒷면에 星狀의 흰 短毛가 밀생하고 葉柄의 길이는 약 1cm이다. 總狀 혹은 圓錐花序가 腋生 및 頂生하고 絨毛에 싸여 있다. 苞片은 작고 일찍 떨어진다. 꽃받침은 짧은 鐘形에 끝은 5개의 얕은 톱니모양으로 되어있다. 花冠은 5개로 깊이 갈라지고 裂片은 披針形에 길이는 대략 꽃받침 筒의 세배쯤 된다. 꽃받침과 꽃잎의 바깥은 銀白色의 絲狀毛에 덮여 있고 안쪽은 赤褐色이다. 수술은 8~10개, 葯은 線形이고 2室이다. 子房은 上位로 卵形, 上部는 單室, 下部는 2~3室이고 花柱는 가늘고 길며 赤褐色이다. 扁球形의 果實은 길이 약 2cm에 灰褐色, 堅果狀의 種子는 赤褐色에 6條의 淡紋이 있다.

【修 治】

【修治效果】

【品 質】

【理化學鑑別】 ① 에탄올 용액에 물을 넣으면 우유모양으로 되고 그 액은 산성을 띤다.
② 작은 조각을 시험관 내에서 가열하면 편광성이 약한 긴 막대모양의 결정성 승화물이 많이 생성되거나 (benzoic acid), 자극성 증기를 발하여 편광성이 강한 판상 또는 작은 막대모양의 결정된 승화물이 생성된다(innamic acid, 수마트라안식향).

內 部 構 造

外 部 形 態

氣		味		色	

年　　月　　日　　　　　　組　　姓 名

蟾　　　酥 [藥性論]

【基原動物】 中華大蟾酥 *Bufo bufo gargarizans* CANTOR

【修　治】 ❶ 蟾 酥 : 蟾酬餅을 쪄서 연하게 되면 薄片으로 자르고, 가열하여 질이 성기게 되면 갈아서 가루로 만든다.
❷ 酒 炙 : 蟾酥를 거칠게 갈은 다음 白酒와 함께 섞어서 고약상태로 만들어 약간 마르면 빻아서 쓴다.

【修治效果】 有毒하고 작용이 峻烈하여 臨床에서는 매우 적은 量을 사용하므로 丸劑에 많이 응용된다. 質이 매우 堅實하므로 酒炙하여 분쇄하기 쉽게 만든다.

【品　質】

【理化學鑑別】 ① 100 mg에 $CHCl_3$ 5 mℓ를 넣고 환류냉각기를 달아 水浴上에서 1분간 加温·濾過하고, 濾液을 취하여 다음 시험을 실시한다.
ⓘ 검액 1 mℓ에 H_2SO_4 1 mℓ를 천천히 흘려 넣으면 接界面은 밝은 황색을 나타내고 15~20분간 방치하면 接界面의 색은 적색으로 변하여 $CHCl_3$층은 엷은 적색을 나타낸다.
ⓘⓘ 검액 1 mℓ를 水浴上에서 증발 건고하고, 잔류물에 메탄올 25 mℓ를 넣어 녹인 용액의 흡수 spectrum을 측정하면 波長 300 nm 부근에서 흡수극대를 나타낸다.
② 粉末 100 mg에 酒石酸溶液(1→100) 5 mℓ를 넣고 水浴中에서 10분간 가온한 뒤 여과한다.
濾液 1 mℓ에 p-dimethylaminobenzaldehyde 시액 1 mℓ를 천천히 넣고, 水浴中에서 10분간 가열한 다음, 물 10 mℓ를 넣으면 용액은 青色을 나타난다.

【貯　藏】 바람이 잘 통하고 건조한 곳에 보관한다. 습기를 피한다.

內 部 構 造

外 部 形 態

蟾酥

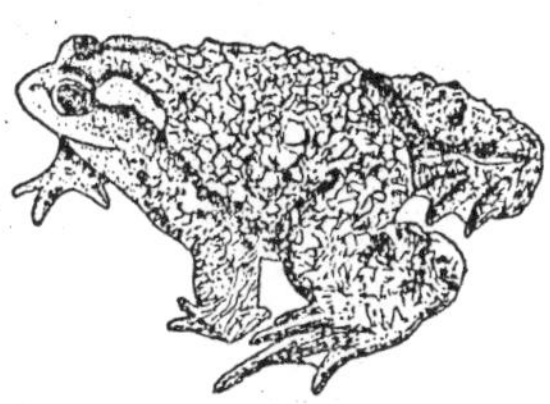

中華大蟾蜍

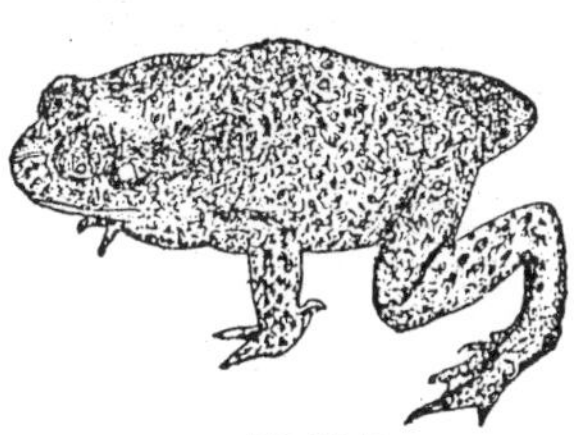

黑眶蟾蜍

蟾酥外形圖

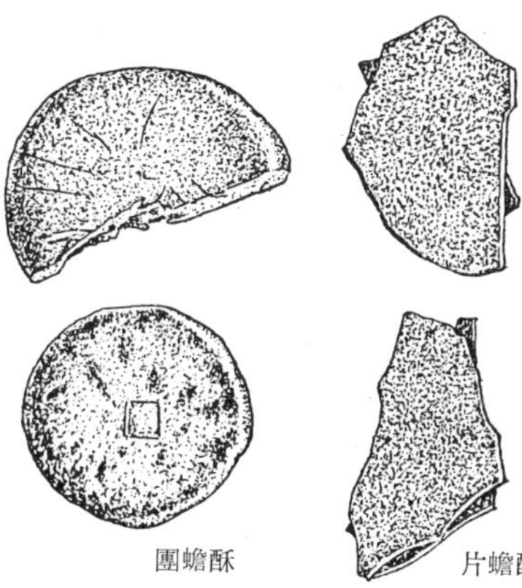

團蟾酥　片蟾酥

두꺼비의 독물

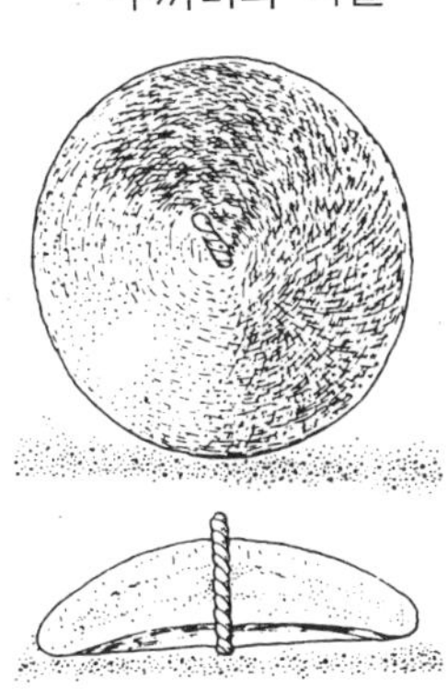

氣		味		色	

年　　月　　日　　　　組　　姓　名

第17章 補 益 藥

第1節 補 氣 藥

人 蔘 [本經]

【基原植物】 人蔘 *Panax ginseng* C. A. MEY.

多年生 草本으로 높이는 60cm에 달한다. 主根은 肥厚하고 多肉質로 圓柱形이며 수염뿌리가 길고 根莖上에는 줄기의 흔적이 있고 때로는 여러개의 不定根이 붙어 있다. 줄기는 한대가 나서 곧게 자라며 잎은 줄기끝에 3~4개가 輪生하는데 生長年數에 따라 그 수는 다르다. 첫해에 나오는 잎은 3出複葉이 하나 나고 그 후 5出掌狀複葉이 2년째는 1개, 3년째는 2개, 4년째는 3개로 해마다 불어서 나중에 5개까지 불어난다. 葉柄은 길고 小葉은 卵形 또는 倒卵形에 끝이 뾰족하고 가장자리에는 톱니가 있다. 꽃은 연한 綠色이며 傘形花序에 花序는 輪生葉의 中央部에서 한개가 나온다. 꽃받침잎, 꽃잎, 수술은 각각 5개, 암술대는 2개, 꽃은 4년째부터 핀다. 液果狀의 核果는 여러개가 傘形花序에 모여 달리고 익으면 赤色이 된다. 開花期는 4~5월, 結實期는 6~7월이다.

【修 治】 蘆頭를 제거하고 사용한다.

【修治效果】 두통을 방지한다.

【品 質】 표피에 반점이 없고 회황색이며 내부에는 검은테나 구멍이 없어야 좋고 잘 절단되지 않아야 한다.

【理化學鑑別】 ① 자른 면에 묽은 요드시액을 떨어뜨리면 청색을 나타낸다.

② 粉末 0.2g에 무수초산 2㎖를 넣고 水浴上에서 가온한 다음 여과하고, 이 액 1㎖에 황산 0.5㎖를 천천히 넣으면 接界面은 적갈색을 나타낸다.

【貯 藏】 습기가 없고 채광이 없는 곳에 보관한다.

內 部 構 造

人蔘(根)橫斷面簡略圖

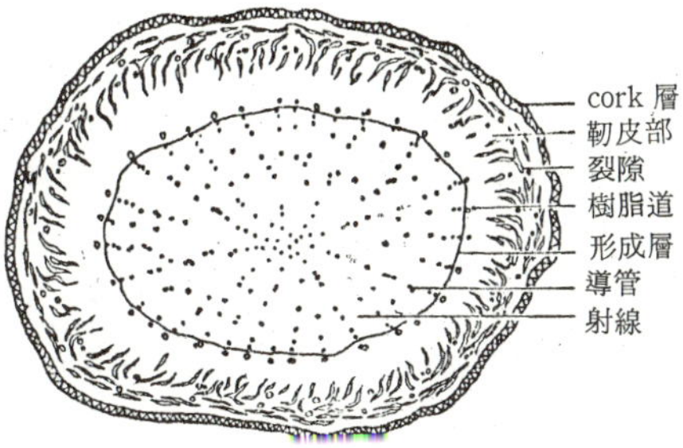

人蔘(根)橫斷面詳細圖

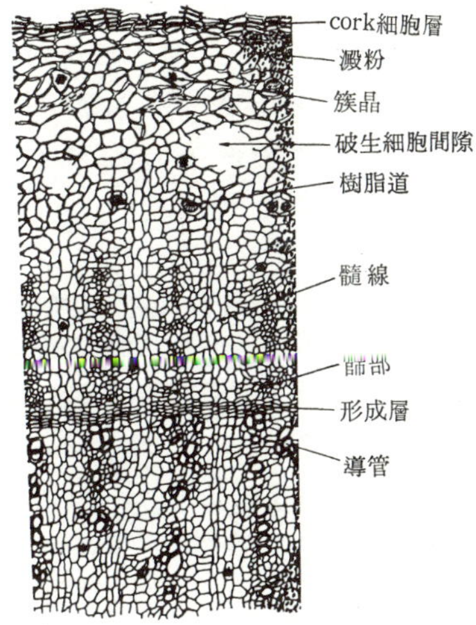

外 部 形 態

人蔘外形圖

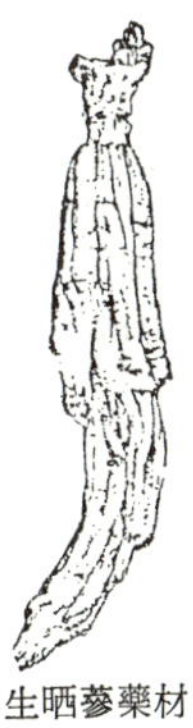
生晒蔘藥材

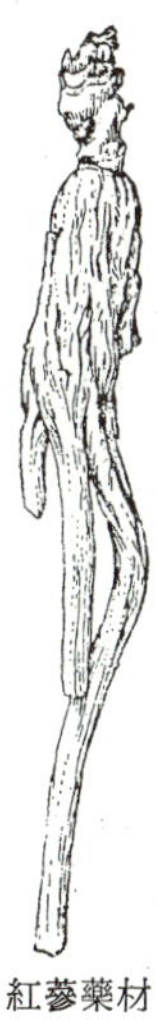
紅蔘藥材

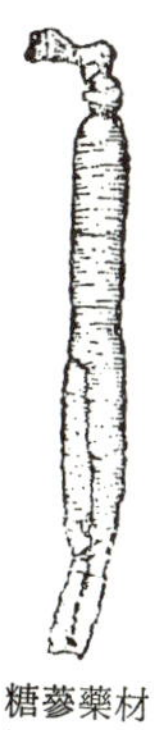
糖蔘藥材

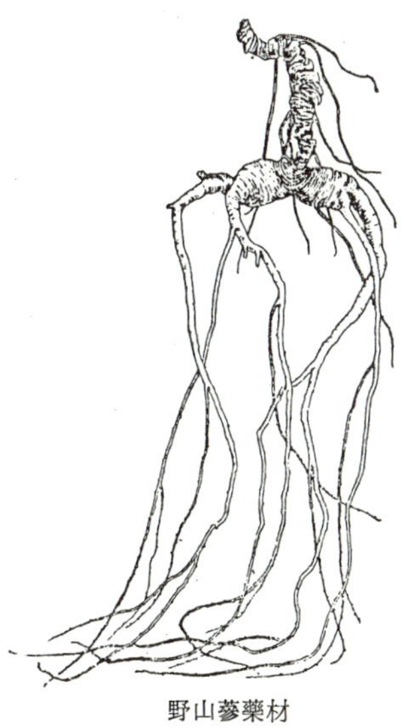
野山蔘藥材

氣		味		色	

年　　月　　日　　　　　組　　姓 名

黨　　參 [本草從新]

【基原植物】 만삼 *Codonopsis pilosula* (FR.) NANNF.

多年生 草本으로 전체에 털이 있고 자르면 乳液이 나오며 도라지 같은 뿌리가 길이 30cm이상 자라고 外皮는 乳黃色 또는 연한 灰褐色을 띤다. 줄기는 다른 植物에 휘감겨서 자라고 길고 많은 가지가 있고 下部에는 꺼칠꺼칠하고 뻣뻣한 털이 있지만 上部는 매끄럽다. 잎은 互生하지만 짧은 가지에서는 對生하고 葉身은 卵形 또는 廣卵形으로 길이 1~7cm, 너비 0.8~5.5cm이고 끝은 둔하거나 뾰족하며 가장자리는 보통 밋밋하고 길이 2~3cm의 葉柄이 있다. 꽃은 側枝끝에 1개씩 달려 있으며 가느다란 花梗이 있다. 꽃받침은 5개로 갈라지고 花冠은 넓은 鐘形으로 淡黃綠色을 띠며 끝은 5개로 갈라져서 곧추 선다. 蒴果는 圓錐形이고 種子는 작고 潤彩가 난다. 開花期는 3~4월이다.

【修　治】 ❶ 黨 參 : 雜質을 제거하고 깨끗이 씻어서 물에 불려 切片 혹은 切段하여 말린다.

❷ 米 炒 : 먼저 용기를 가열하고 쌀을 용기에 넣은 다음 炒하여 연기가 나면 黨參을 넣어 함께 炒한다. 쌀이 눌은 褐色으로 변하고 黨參이 붉은색을 띠면 꺼내어 채로 쌀을 걸러낸다.

黨參 100kg에 쌀 20kg을 쓴다.

❸ 蜜 炙 : 익힌 꿀을 물로 적당히 희석하여 黨參과 함께 섞어서 약간 불린다. 그 후 용기에 넣고 뒤섞으면서 가열하여 黨參이 金黃色을 띠고 점성이 없어지면 용기에서 꺼내어 식힌다.

黨參 100kg에 익힌 꿀 25kg을 쓴다.

【修治效果】 米炒한 후에는 芳香이 생겨서 建脾止瀉의 效能이 높아지고, 蜜炙한 후에는 補中益氣의 效能이 높아진다.

【品　質】 크고 길며 외피가 황색으로 주름이 많으며 堅實해야 한다.

【理化學鑑別】

【貯　藏】 바람이 잘 통하고 건조한 곳에 보관한다. 벌레에 주의한다. 蜜炙한 것은 먼지가 묻지 않도록 주의한다.

內 部 構 造

黨參根橫斷面簡略圖

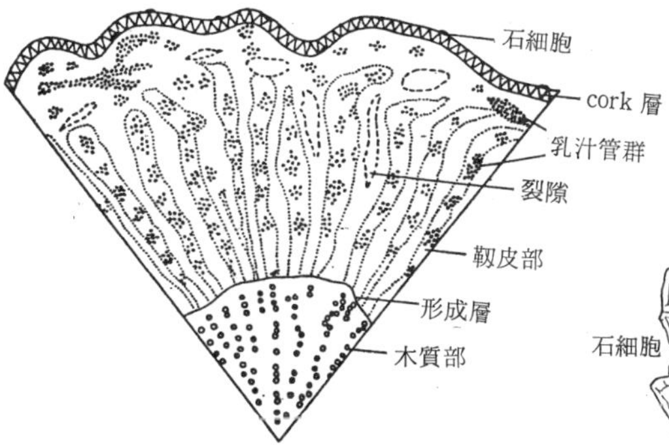

黨參根粉末圖

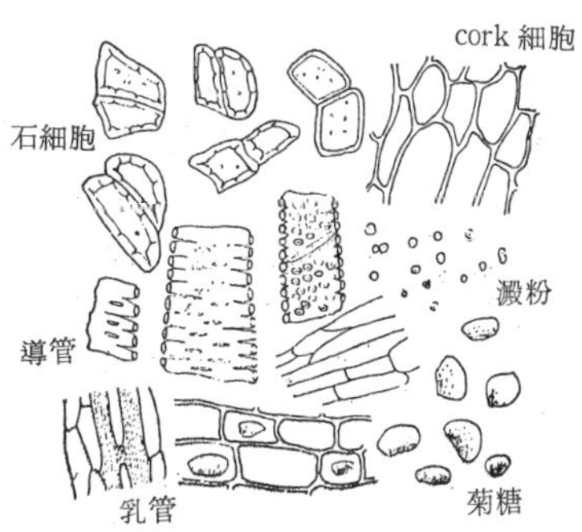

黨參根橫斷面詳細圖

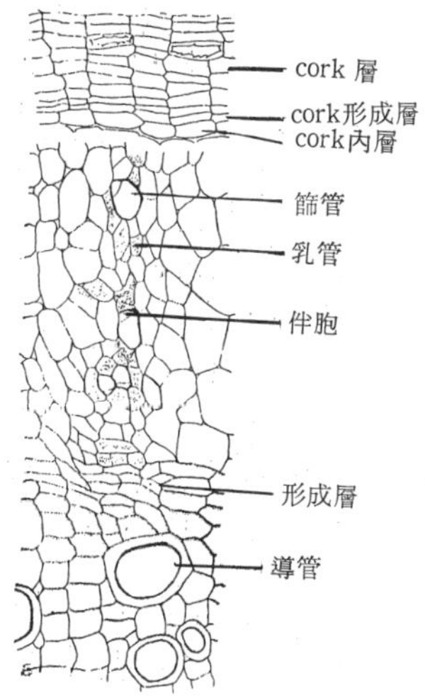

外 部 形 態

黨參外形圖

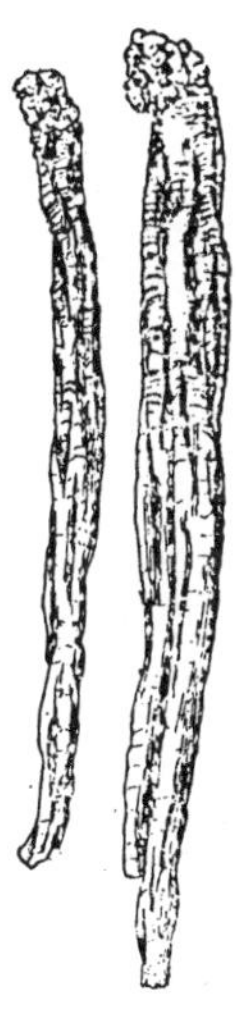

氣		味		色	

年　　月　　日　　　　組　　姓　名

黄　　芪 [本經]

【基原植物】 황기 *Astragalus membanaceus* BUNGE

多年生 草本으로 높이는 50～100cm에 달한다. 主根은 길고 막대모양으로 약간 木質을 띠고 있다. 줄기는 곧게 자라고 가지가 많이 갈라지고 전체에 잔털이 나 있다. 奇數羽狀複葉이 互生하고 小葉은 6～13쌍이고 楕圓形, 長楕圓形 또는 長卵形에 끝은 둔하고 또는 圓形이며 가장자리에는 鋸齒가 없다. 托葉은 披針形이거나 三角形이다. 꽃은 總狀花序로 腋生하고 5～22개의 꽃이 달린다. 苞片은 線狀 披針形, 小花柄은 黑色의 剛毛가 나 있다. 꽃받침은 鐘形이고 끝이 5개로 갈라지고 꽃잎은 淡黃色에 나비형으로 끝이 약간 오목하다. 수술은 10개가 2體를 이루고 子房은 子房柄이 길고 柔毛가 5～6개 들어 있다. 開花期는 7～8월이다.

【修　治】 ❶ 黄 芪：殘莖과 空心部分 및 雜質을 제거하고 깨끗이 씻어서 물에 불린 다음 厚片으로 잘라서 말린다.

❷ 蜜 炙：익힌 꿀을 물에 약간 희석한 후 黄芪片에 뿌려서 내부까지 완전히 스며들면 약한 불로 炒하여, 深黃色으로 되고 향기가 나며 손에 달라붙지 않을 정도가 되면 꺼내어 식힌다.

黄芪 100kg에 익힌 꿀 25～30kg을 쓴다.

【修治效果】 生用하면 益衛固表止汗, 利水消腫, 托毒排膿生氣의 효능이 높아서 表衛不固한 自汗, 盜汗, 血痺, 浮腫, 癰疽不潰, 潰久不斂 등에 쓰인다. 蜜炙한 黄芪는 補中益氣와 潤燥作用이 높아져서 內傷勞倦, 脾虛泄瀉, 脫肛, 氣虛血脫, 崩帶, 一切氣衰血虛의 증상에 쓰인다.

【品　質】 굵고 길며 斷面이 황백색이고 맛이 甜하며 粉性이 있는 것이 良品이다.

【理化學鑑別】 粉末 3g를 넣고 하루저녁 담갔다가 여과하고 여액 1mℓ를 취해 0.2% ninhydrin 용액 2방울을 넣고 끓는 물속에서 5분간 가열하여 꺼내 식히면 紫紅色을 나타낸다.

【貯　藏】 바람이 잘 통하고 건조한 곳에 보관하고, 습기와 벌레에 주의한다. 炙黄芪는 반드시 밀폐된 용기에 보관해야 한다.

內 部 構 造

黃芪根橫斷面簡略圖

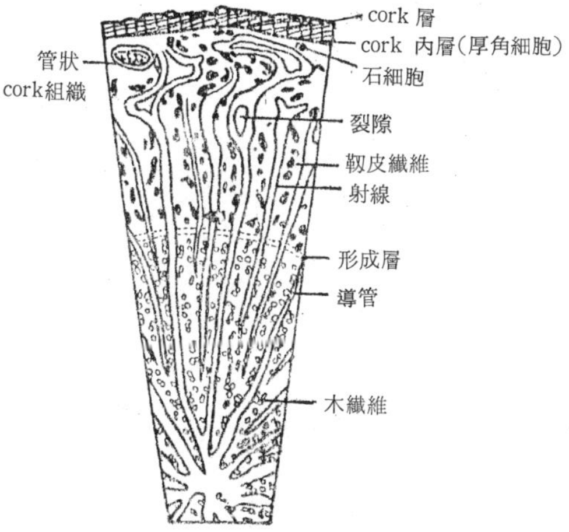

外 部 形 態

黃芪(內蒙黃芪)根과 飮片圖

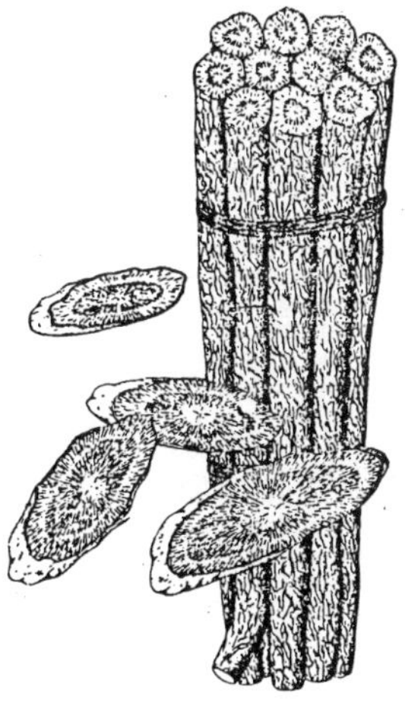

氣		味		色	

年　　月　　日　　　　　　組　　姓 名

白　　朮 [本經]

【基原植物】 白朮 *Atractylodes macrocephala* KOIDZ.

【修　治】 ❶ 白 朮 : 雜質을 제거하고 깨끗이 씻은 다음 물에 불려 切片하여 말린다.
❷ 土 炒 : 먼저 흙가루를 용기에 넣고 가열하여 흙의 표면이 매끄럽게 되면 白朮片을 넣고 함께 炒한다. 표면이 모두 흙과 같은 색을 띠면 꺼내 체로 흙가루를 제거하고 식힌다.

白朮 100kg에 흙 25~30kg 정도를 쓴다.

❸ 麩 炒 : 먼저 용기를 가열하고 밀기울을 넣어 炒하여 연기가 나면 白朮片을 넣는다. 계속 뒤섞으며 炒하다가 黃褐色이 되면 꺼내 체로 밀기울을 걸러낸다.

白朮 100kg에 밀기울 10~15kg을 쓴다.

【修治效果】 生用하면 建脾燥濕하는데, 麩炒하면 建脾效果가 높아지고 燥한 성질이 緩和되며, 土炒하면 補脾止瀉의 效能이 높아진다.

【品　質】 크고 質이 堅實하며, 斷面은 黃白色이고, 香氣가 진한 良品이다.

【理化學鑑別】 粉末 0.5g에 메탄올 5㎖를 넣고 水浴上에서 2분간 온침하여 여과한 액 2㎖에 바닐린・염산시액 0.5㎖를 넣고 흔들어 섞는데 이 때 1분 이내에 적색~적자색을 나타내서는 안된다.

【貯　藏】 서늘하고 건조한 곳에 보관한다. 벌레에 주의한다.

內 部 構 造

白朮根莖橫斷面簡略圖(팽창부)

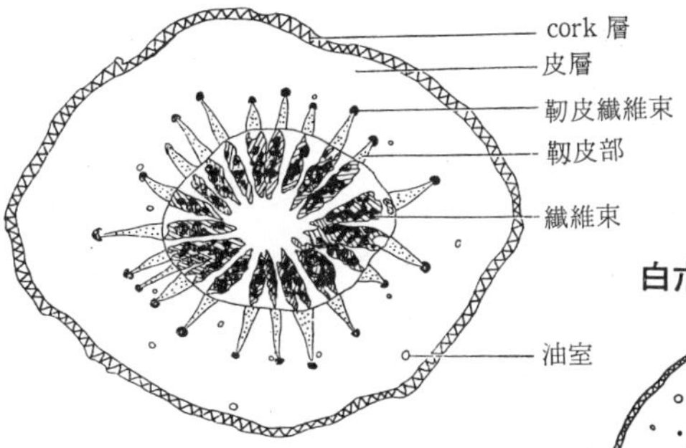

白朮根莖橫斷面簡略圖

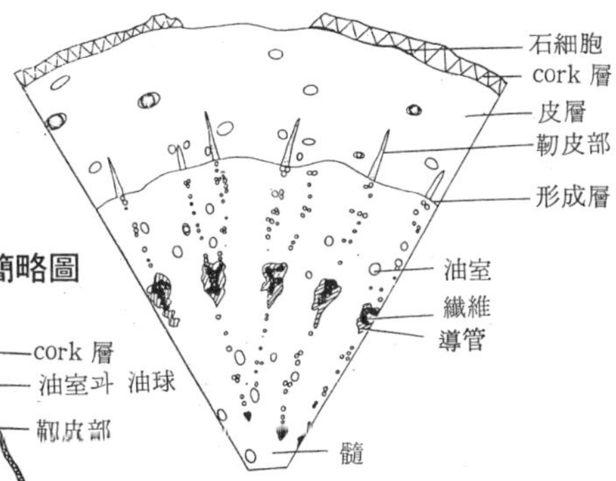

白朮根莖頂端斷面簡略圖

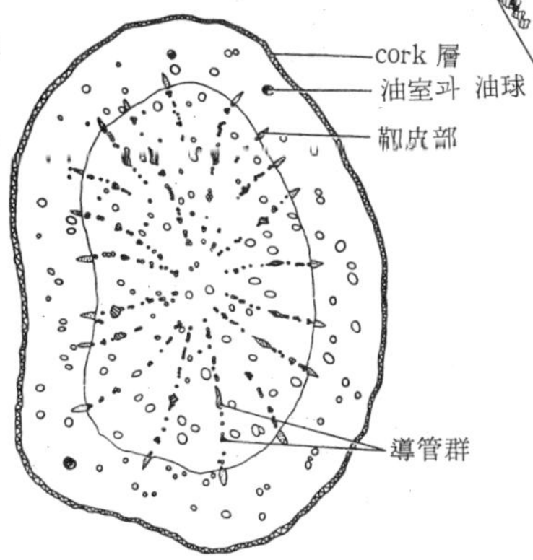

外 部 形 態

白朮外形圖

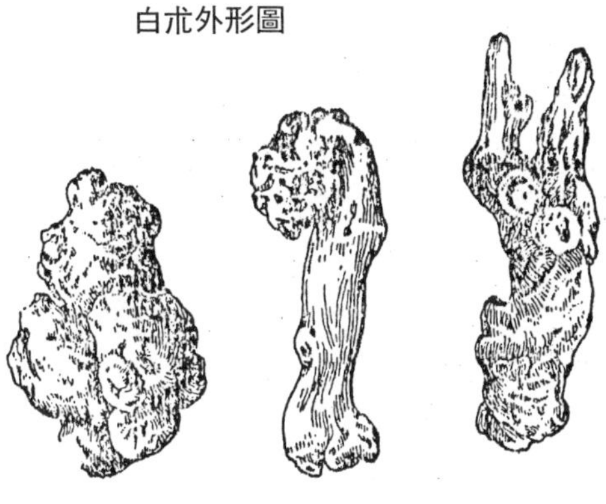

氣		味		色	

年　　月　　日　　　　組　　姓 名

山　　藥 [本經]

【基原植物】 참마 *Dioscorea japonica* THUNB.

多年生 덩굴성 草本으로 塊根은 多肉質에 圓柱形이고 땅속으로 깊이 들어가며 길이가 1m에 달한다. 해마다 새 것과 묵은 것이 바뀌어져서 연질이고 백색이며 粘滑하다. 줄기는 가늘고 길며 성기게 가지가 갈라지고 모가 졌으며 대개 자색을 띤 잎은 對生하며 葉腋의 사이에는 珠芽가 있다. 꽃은 雌雄二家로 穗狀花序이고 수술은 곧게 서고 암술은 늘어지며 花蓋는 6개이고 수꽃에 6개의 수술이 있고 암꽃에는 짧은 花柱가 있고, 子房은 下位이다. 蒴果는 3개로 날개모양이고 圓翼의 種子가 있다. 開花期는 6~7월이다.

【修　治】 ❶ 山 藥 : 雜質을 제거하고 크기에 따라 나누어서 깨끗이 씻은 다음 물에 불려서 切片하여 말린다.

❷ 土 炒 : 먼저 흙가루를 용기에 넣어 가열하여 흙의 표면이 매끄럽게 되면 山藥片과 함께 炒한다. 표면이 모두 흙과 같은 색을 띠면 꺼내어 체로 흙가루를 제거하고 식힌다.

山藥 100kg에 흙 25~30kg 정도를 쓴다.

❸ 麩 炒 : 먼저 용기를 가열하고 밀기울을 넣어서 炒하여 연기가 나면 山藥片을 넣는다. 계속 뒤섞으며 炒하다가 黃色이 되면 꺼내 체로 밀기울을 걸러낸다.

山藥 100kg에 밀기울 10~15kg을 쓴다.

【修治效果】 生用하면 補腎生精, 益肺陰한다. 麩炒하면 益脾和胃의 效能이 높아지고, 土炒하면 補脾止瀉의 效能이 높아진다.

【品　質】 굵고 길며 質이 堅實하고 粉性이 많으며 白色인 것이 良品이다.

【理化學鑑別】 물 추출액은 묽은 요오드 시액에 양성이다(전분).

【貯　藏】 바람이 잘 통하고 건조한 곳에 보관하고, 벌레에 주의한다. 또한 습기와 쥐에 손상되기 쉬우므로 주의한다.

內 部 構 造

山藥塊莖橫斷面簡略圖

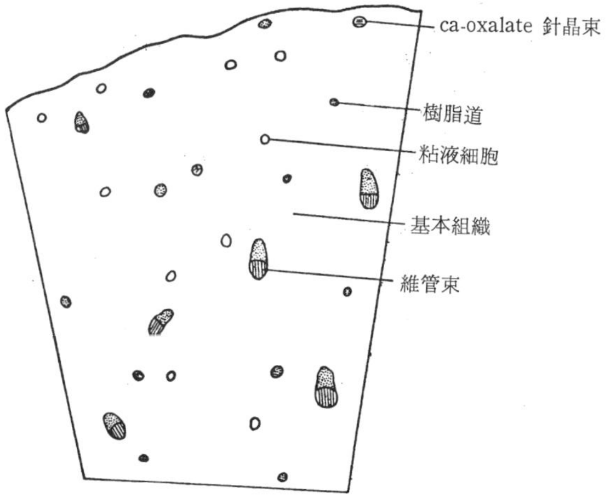

山藥粉末圖

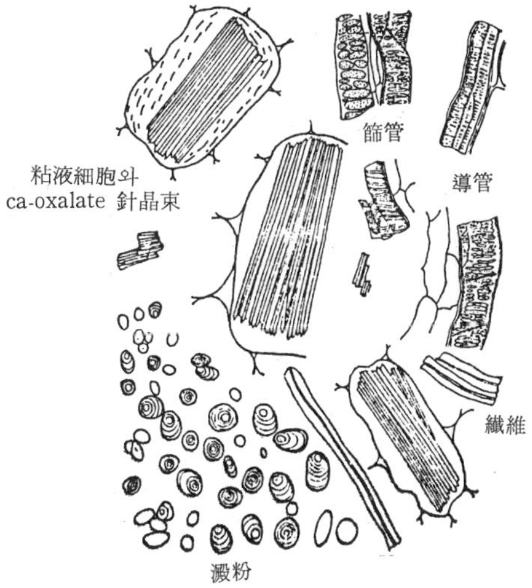

外 部 形 態

山藥外形圖

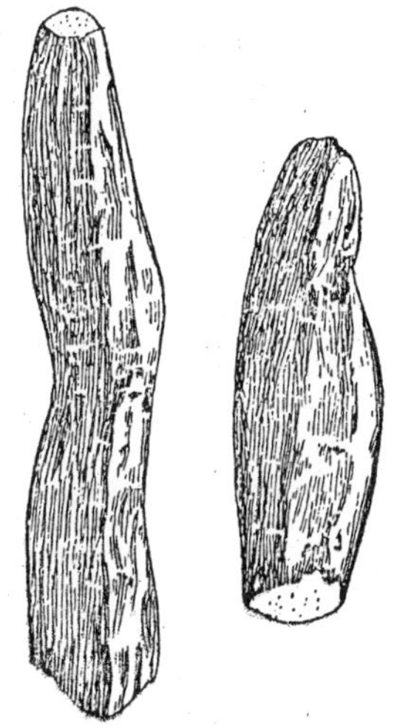

氣		味		色	

年 月 日 組 姓 名

白 扁 豆 [別錄]

【基原植物】 편두 *Dolichos lablab* L.

一年生 덩굴성 草質藤本으로 길이가 6 m에 이르는 것도 있다. 3出複葉에 小葉은 廣卵形이며 끝은 뾰족하고 밑부분은 楔形 또는 卵形이며, 가장자리는 밋밋하고 兩面은 모두 털로 덮여 있다. 兩側의 小葉은 비교적 작고 비스듬한 卵形이다. 葉柄은 길고 托葉은 작고 披針形이다. 總狀花序는 腋生하고 보통 2~4개가 花序軸의 마디에 자주색 또는 白色의 꽃이 집생한다. 小苞片은 2개로 일찍 떨어지고 꽃받침은 鐘形인데 4개로 얕게 갈라지고 旗瓣은 넓으며 뒤로 젖혀지고 밑부분은 양쪽에 귀같은 돌기가 있으며 翼瓣과 龍骨瓣이 비스듬이 옆으로 향한다. 꼬투리는 낫모양이고 種子가 5개 정도 들어 있고 種子는 長方形狀의 편평한 圓形이며 白色, 黑色 또는 紅褐色이다. 開花期는 7~8월, 結實期는 9~10월이다.

【修 治】 ❶ 白扁豆 : 雜質을 제거하고 찧어서 부수어 쓴다.

❷ 扁豆衣 : 깨끗한 白扁豆를 끓는 물에 넣고 삶아서 껍질이 연하게 되면 찬물에 약간 담갔다가 꺼내 비벼서 種皮를 취한다(仁 역시 약으로 쓴다).

❸ 炒 黃 : 扁豆나 仁을 용기에 넣고 약한 불로 炒하여 微黃色이 되고 눋은 흔적이 생기면 꺼내어 식힌다. 찧어서 부수어 사용한다.

❹ 炒扁豆衣 : 깨끗한 扁豆衣를 용기에 넣고 약한 불로 炒하여 表面이 微黃色으로 되고 눋은 흔적이 약간 나타나면 꺼내어 식힌다.

【修治效果】 水燙하는 이유는 藥用部分을 분리하기 위해서이다. 扁豆는 生用하면 淸暑, 化濕의 효능이 높아서 暑濕內阻, 嘔吐泄瀉에 많이 쓴다. 炒한 후에는 性이 溫하여 健脾止瀉하므로 脾虛不能運化飮食, 食少便溏에 많이 쓴다. 扁豆衣는 氣味가 약하고, 健脾效果도 약하여 祛暑化濕하므로 痢疾, 腹瀉, 脚氣浮腫에 많이 쓰인다.

【品 質】 飽滿하고 색이 하얀 것이 良品이다.

【理化學鑑別】

【貯 藏】 건조한 곳에 보관하고, 벌레에 주의한다.

內 部 構 造

白扁豆種子橫斷面簡略圖

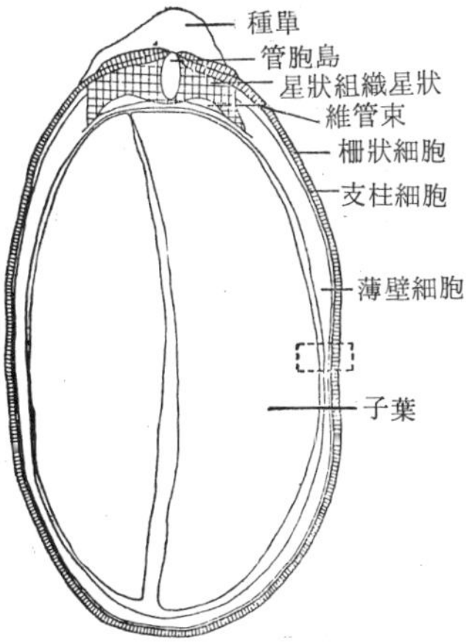

白扁豆種子橫斷面詳細圖

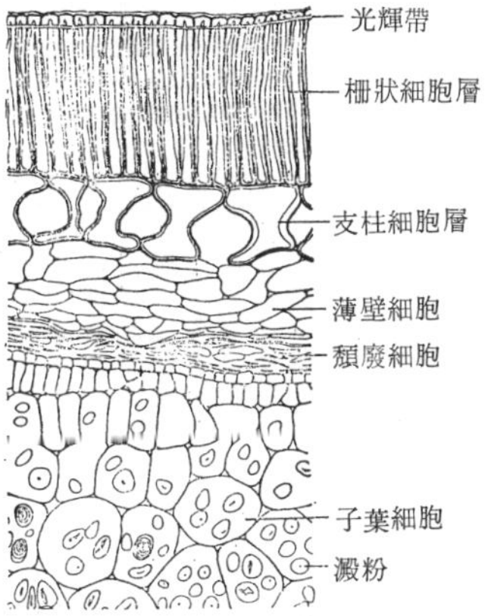

外 部 形 態

氣		味		色	

年　月　日　　　組　姓名

甘　草 [本經]

【基原植物】 甘草 *Glycyrrhiza uralensis* FISCH.

多年生 草本으로 높이는 약 30~70㎝내외이고 根莖은 圓柱狀인데 柱根은 매우 길고 거칠고 크며 外皮는 赤褐色에서 暗褐色이다. 줄기는 곧추 서고 약간 木質을 띠고 白色의 短毛 및 腺鱗 또는 腺毛에 덮여 있다. 寄數羽狀複葉에 托葉은 披針形인데 일찍 떨어진다. 小葉은 4~8개씩이고 小葉柄은 매우 짧고 卵形이거나 卵狀 楕圓形이며 끝은 갑자기 뾰족해지거나 鈍形에 가깝고 밑부분은 둥글고 양면에는 腺鱗과 短毛가 덮여 있다. 總狀花序는 腋生하고 淡紫色의 꽃이 밀집하고 꽃받침은 鐘形이며 끝은 5개로 갈라지고 겉은 白色 털과 더불어 腺點이 있다. 수술은 兩體이며 뒤쪽의 한개가 떨어져 있다. 꼬투리는 편평한 線形이고 활처럼 굽었으며 겉에 가시같은 腺毛가 있고 種子는 6~8개씩 들어 있으며 腎臟形이다. 開花期는 7~8월, 結實期는 8~9월이다.

【修　治】 ❶ 甘　草 : 雜質을 제거하고 깨끗이 씻어서 물에 불린 다음 厚片으로 잘라서 말린다.
❷ 蜜　炙 : 익힌 꿀을 약간의 물에 희석한 후 甘草片에 뿌려서 내부까지 완전히 스며들면 약한 불로 炒하여, 黃色으로 되고 손에 달라붙지 않을 정도가 되면 꺼내어 식히고 바로 보관한다.

甘草 100㎏에 익힌 꿀 25~30㎏을 쓴다.

【修治效果】 生用하면 瀉火解毒, 潤肺止咳하여 咽喉腫痛, 癰疽瘡癰, 痰熱咳嗽, 解藥毒 및 食物中毒에 많이 쓰인다. 蜜炙한 후에는 性味가 甘溫하여 甘溫益氣, 緩急止痛의 效能으로 脾胃虛弱, 食少, 腹痛便溏, 勞倦發熱, 肺痿咳嗽, 心悸脈代, 驚厥, 筋脈攣急에 많이 쓰인다.

【品　質】 外皮가 細緊하고 紅紫色이고, 質이 堅實하고, 斷面은 黃白色이며 粉性이 많고 味甜한 것이 良品이다.

【理化學鑑別】 粉末을 물과 혼합하고 원심분리한다. 상징액을 다른 원심분리관에 취하고 염산과 합한 후 석출물을 원심분리한다. 상징액을 제거하고, 잔류물은 물을 사용하여 둥근바닥 플라스크에 옮기고 염산을 가한 후 증류해서 유액을 얻는다. 유액을 혼합한 후 일부를 취하여 α, 4-dinitro phenylhydrazine · ethanol 시액을 가하여 흔들어 혼합시키고 방치하면 액은 적황색을 띠고 혼탁하다(glycyrrhizin).

【貯　藏】 바람이 잘 통하고 건조한 곳에 보관하고, 습기와 벌레에 주의해야 한다. 炙甘草는 반드시 밀폐된 용기에 보관해야 한다.

內 部 構 造

甘草根橫斷面簡略圖

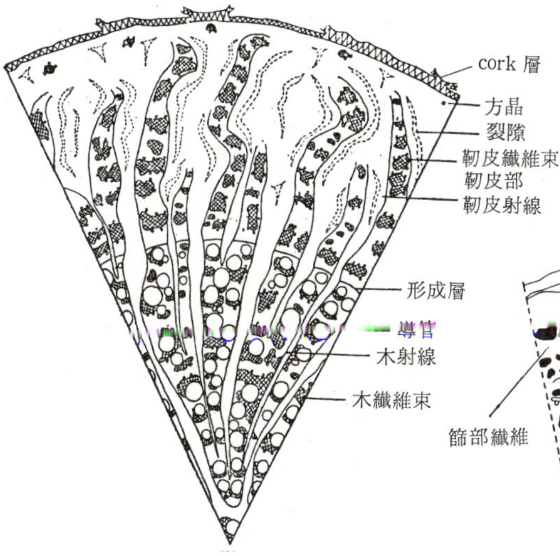

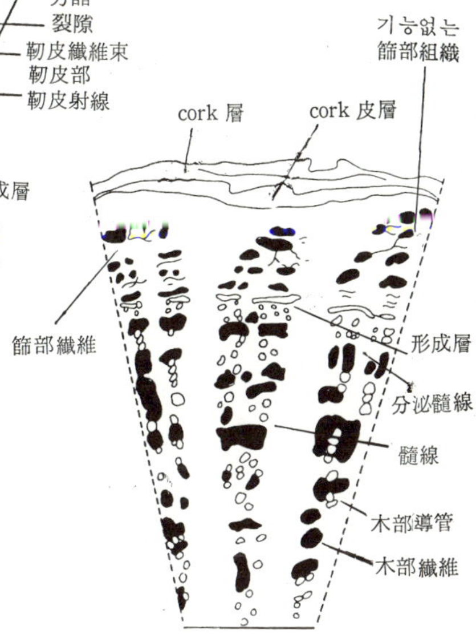

甘草根橫斷面詳細圖

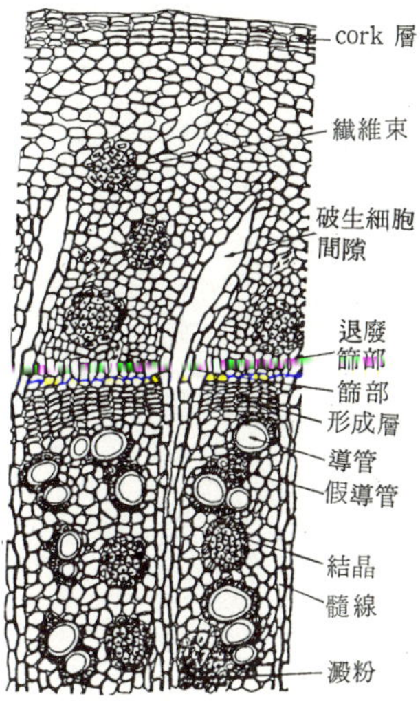

外 部 形 態

氣		味		色	

年　　月　　日　　　　　　組　　姓　名

蜂　　蜜 [本經]

【基原動物】 양꿀벌 *Apis mellifera* L.

【修　治】 純淨한 蜂蜜을 취해 文火로 끓여 泡沫을 제거하고 사용한다.

【修治效果】

【品　質】 水分이 적고 油性이 있으며 味甜하고 신맛이 없으며 雜質이 없는 것이 良品이다.

【理化學鑑別】 ① 물에 녹힌 여액이 징명하지 않을 때는 암모니아시액에 의해 바로 정색되는 물질이 없어야 한다.
② 酸轉化糖의 경우에는 resorcin시액에 정색이 되고 이 색은 한시간 이상 지속된다.
③ 전분 및 덱스트린 등이 섞일 때는 tannin시액이나 요오드시액에 의해 전분반응을 나타낸다.

【貯　藏】 서늘한 곳에 보관한다.

内 部 構 造

外 部 形 態

氣		味		色	

年　　月　　日　　　　　　組　　姓 名

第 2 節　補　陽　薬

鹿　　茸 [本經]

【基原動物】 梅花鹿 *Cervus nippon* TEMMINCK

【修　治】 녹용을 취하여 불로 태워 털을 제거하고 깨끗하게 한 다음 자른 곳으로부터 뜨거운 술을 넣어 潤透시키거나 혹은 약간 쪄서 薄片으로 橫切하여 평평하게 눌러 건조한다.

【修治效果】

【品　質】 飽滿하고 體輕하며 털이 灰褐色이고 下部에 稜線이 없는 것이 良品이다.

【理化學鑑別】 粉末 0.1g을 취하여 물 4 ㎖를 넣고 水浴上에서 15분간 가열한 다음 식혀 여과한다.
① 여액 1 ㎖에 2% 닌히드린시액 3방울을 넣고 흔들어 섞은 다음 몇분 동안 가열하여 끓이면 藍紫色을 나타낸다.
② 여액 1 ㎖에 10% 수산화나트륨시액 2방울을 넣고 흔들어 섞은 다음 0.5% 硫酸銅용액을 떨어뜨리면 藍紫色을 나타낸다.

【貯　藏】 서늘하고 건조한 곳에 보관하며 밀폐시켜 좀이 먹는 것을 방지한다.

內 部 構 造

外 部 形 態

鹿茸과 飮片圖

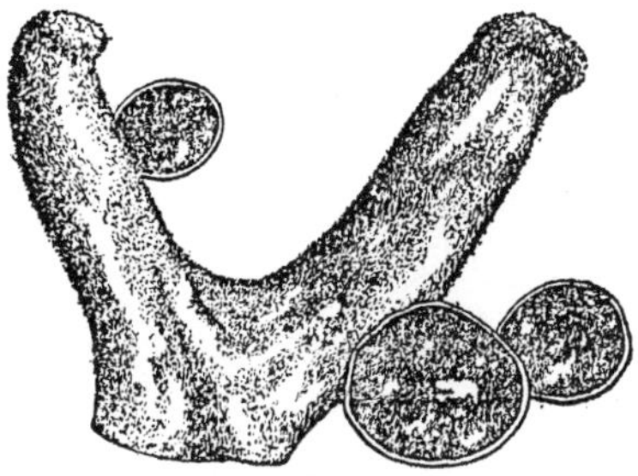

氣		味		色	

年　　月　　日　　　　　　組　　姓 名

鹿　　角 [本經]

【基原動物】 鹿茸項 참조.

【修　治】 洗浄하고 톱으로 잘라 温水에 浸泡한 다음 꺼내 薄片으로 切片하여 건조한다.

【修治效果】

【品　質】 質이 단단하고 전체에 骨釘과 광택이 있는 것이 良品이다.

【理化學鑑別】

【貯　藏】 건조한 곳에 보관한다.

內 部 構 造

外 部 形 態

氣		味		色	

年 月 日 組 姓 名

鹿 角 膠 [本經]

【基原動物】 鹿茸項 참조.

【製 法】 11월부터 3월사이에 먼저 鹿角을 길이 10~15㎝정도로 잘라 물속에 담가 매일 1~2회 물을 갈아주어 맑은 물이 되면 꺼내 솥에 넣고 끓여 膠液을 취하고 반복하여 끓여 膠液이 모두 나온 다음 角質이 잘 부서지면 끝낸다. 끓여낸 膠液을 놓아 두어 맑은 교액을 취해 文火로 농축하며 농축할 때 黃酒 3%와 水米良 5%를 넣어 膏狀이 되면 응고시켜 꺼낸다. 꺼낸 후 덩어리를 6g 정도로 만들어 陰乾한다.

【品 質】 자른 면이 고르고 평활하며 褐黃色이고 半透明하며 비린내가 없는 것이 良品이다.

【理化學鑑別】

【貯 藏】 서늘한 곳에서 밀폐시켜 보관한다.

內 部 構 造

外 部 形 態

氣		味		色	

年　　月　　日　　　　　　組　　姓 名

巴 戟 天 [本經]

【基原植物】 巴戟天 *Morinda officinalis* How.

덩굴성 植物로 기어 오르거나 감아 오르고 根莖은 多肉質의 圓柱形이고 염주모양이며, 신선할 때 外皮는 白色이고 乾燥하면 暗褐色이 되고 구불구불 구부러진 줄이 있고 斷面은 紫紅色이다. 줄기는 圓柱狀이고 세로의 稜線이 있으며 小枝는 어릴 때는 褐色의 굵은 털이 있으나 老木이 되면 털이 떨어지고 表面은 반들반들해진다. 잎은 對生하고 楕圓形이며 끝은 짧은 털이 나 있다. 葉柄에는 褐色의 거친 털이 있고 托葉은 鞘狀이다. 花序는 頭狀이고 꽃은 2~10개가 小枝의 끝에 달리며 腋生하는 것도 간혹 있다. 꽃받침은 倒圓錐狀 끝에 불규칙한 齒裂이 있거나 또는 넓은 切形이다. 花冠은 多肉質에 白色이고 花筒은 보통 4갈래로 깊게 갈라진다. 수술은 4개로 花絲는 매우 짧고 子房은 下位 4室, 花柱는 2개로 깊게 갈라진다. 液果는 球形에 가깝고 성숙하면 紅色이 된다. 開花期는 4~5월, 結實期는 9~10월이다.

【修 治】 ❶ 巴戟天 : 雜質을 제거하고 깨끗이 씻어서 시루에 넣고 쪄서 木心을 제거하거나 물로 불려서 木心을 제거한 다음 切段하여 말린다.

❷ 鹽 炙 : 巴戟段을 소금물과 섞어서 소금물이 완전히 스며든 후 약한 불로 炒乾한다. 또는 깨끗한 巴戟을 소금물과 섞어 쪄서 연하게 한 다음 뜨거울 때 木心을 제거하고 切段하여 말린다.

巴戟天 100 kg에 소금 2 kg을 쓴다.

❸ 甘草水製 : 깨끗한 甘草를 搗碎해서 용기에 넣고 물을 가하여(약 1 : 5정도) 전탕을 두번하고 약의 찌꺼기를 걸러낸다. 甘草湯에 깨끗한 巴戟을 섞어 삶아서 질이 연하게 되어 木心을 빼기 쉬울 정도가 되면 꺼내어 뜨거울 때 木心을 제거하고 말린다.

【修治效果】 巴戟天은 주로 腎陽不足, 脾胃虛寒한 者에게 쓰이며, 生用하면 強筋骨, 祛風濕하는 效能이 높아서 風寒腰痛, 腰膝痿痛에 많이 쓰인다. 甘草水製한 후에는 補益效果가 높아져서 脾虛, 氣虛에 많이 쓰인다. 鹽製한 후에는 腎으로 들어가 溫하나 燥하지 않고, 久服해도 부작용이 없으며, 補腎助陽, 強筋健骨의 效能이 높아져서 陽痿早泄, 子宮虛冷, 小便失禁, 白濁 등에 쓰인다.

【理化學鑑別】

【品 質】 가늘고 길며 肥大하고, 連珠狀으로 肉質이 두껍고 紫色인 것이 良品이다.

【貯 藏】 바람이 잘 통하고 건조한 곳에 보관한다. 곰팡이와 좀이 먹지 않도록 주의한다.

內 部 構 造

巴天酸模根莖橫斷面簡略圖

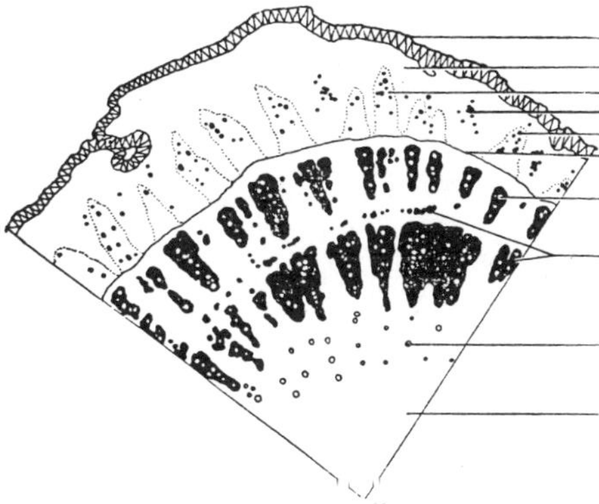

巴天酸模根橫斷面簡略圖

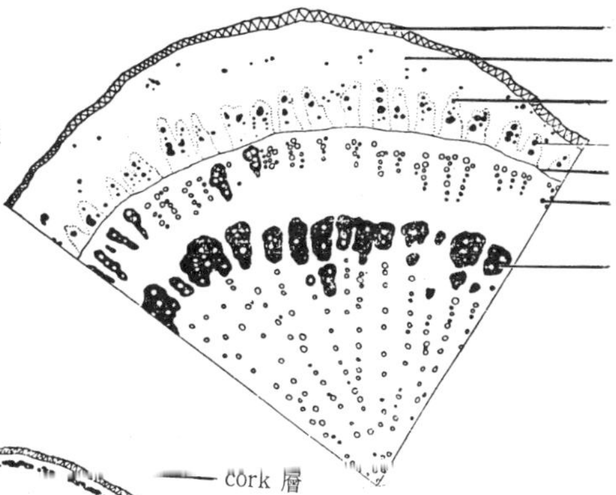

巴戟天根橫斷面簡略圖

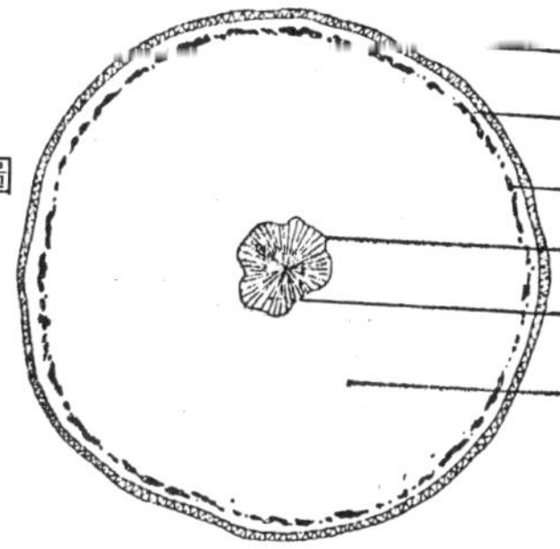

外 部 形 態

氣		味		色	

年　　月　　日　　　　　　組　　姓　名

肉 蓯 蓉 [本經]

【基原植物】 肉蓯蓉 *Cistanche deserticola* Y.C. MA

多年生 寄生草本으로 높이는 15~40㎝이며 줄기는 多肉質로 肥厚하며 圓柱形으로 가지는 별로 없고 黃色 또는 黃褐色의 鱗片狀 잎으로 뒤덮여 있다. 잎은 卵形 또는 타원상 披針形으로 길이 1~2.5㎝, 너비 4~8㎝이며 覆瓦狀으로 늘어서 있는데 줄기의 下部에 있는 잎은 비교적 짧고 매우 조밀하게 늘어서 있으나 上部의 잎은 비교적 길며 드물게 늘어서 있다. 穗狀花序는 圓柱形으로 길이 8~25㎝, 너비 6~8㎝이고, 꽃은 여러개가 밀집한다. 꽃받침은 鐘形으로 淡黃色 또는 白色이고 5개로 갈라지며, 花冠은 筒狀 鐘形으로 역시 5개로 갈라지는데 裂片은 거의 圓形으로 紫色을 띤다. 4개의 수술이 있고, 蒴果는 타원형으로 2개로 갈라지며 種子가 많다. 開花期는 5~6월, 結實期는 6~7월이다.

【修　治】 ❶ 肉蓯蓉 : 雜質을 제거하고 크기에 따라 나누어 깨끗이 씻어 물에 담가 불린 다음 厚片으로 잘라서 말린다. 소금기가 있는 것은 물에 담가 염분을 제거한 다음 厚片으로 자른다.
❷ 酒　蒸 : 肉蓯蓉片을 막걸리와 섞어서 밀폐된 용기에 넣어 술이 완전히 흡수되고 표면이 黑色이나 灰黃色이 될 때까지 찐 다음 꺼내 그늘에 말린다.

肉蓯蓉 100㎏에 막걸리 30㎏을 쓴다.

【修治效果】 이 약은 平補劑인데 溫하나 熱하지 않고, 補하나 峻하지 않고, 暖하나 燥하지 않고, 滑하나 泄하지 않아서 補腎腸하고 潤腸燥한다. 生用하면 補腎止濁, 潤腸通便의 효능이 높아서 便秘, 白濁에 쓰인다. 酒蒸하면 補腎助腸의 효능이 높아져서 腸痛, 腰痛, 不姙 등에 쓰인다.

【品　質】 굵고 길며 鱗片이 密被되어 있고 紫褐色이며 質이 부드러운 것이 良品이다.

【理化學鑑別】

【貯　藏】 밀폐된 용기에 보관한다. 습기를 받아서 표면에 서리처럼 희게 끼는 것을 방지하고, 곰팡이, 벌레에 주의한다.

內 部 構 造

外 部 形 態

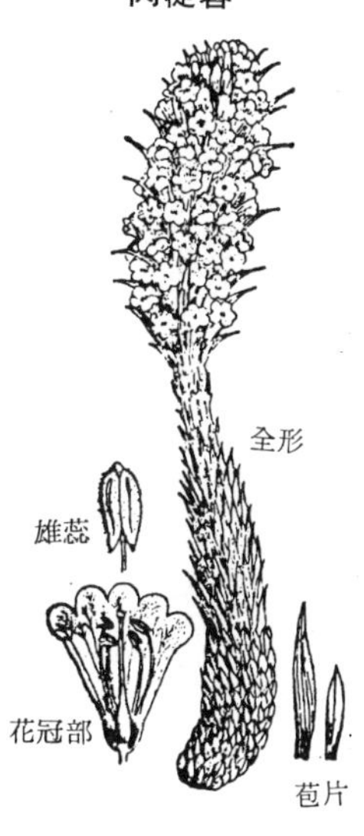

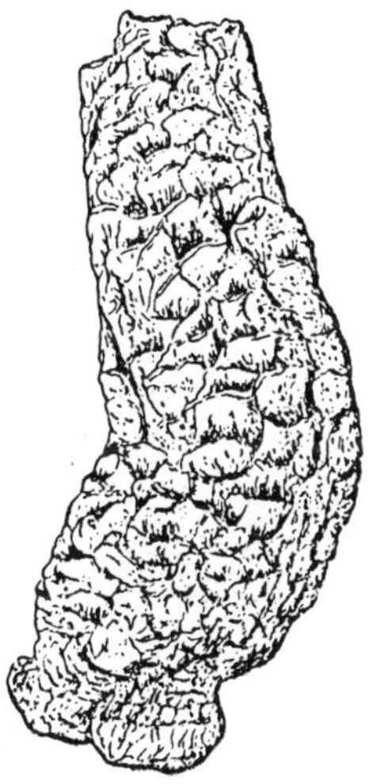

氣		味		色	

年　　月　　日　　　　　　組　　姓　名

仙　　茅 [海藥本草]

【基原植物】 仙茅 *Curculigo orchioides* GAERTN.

多年生 草本으로 根莖은 길게 뻗어서 30㎝쯤 되고 圓柱狀의 多肉質이다. 外皮는 褐色, 뿌리는 굵고 頑丈한 多肉質이며 地上莖은 선명하지 않다. 잎은 3~6개가 뿌리에서 나오고 狹披針形이며 끝은 뾰족하고, 밑부분은 아래로 뻗어서 자루가 되고 다시 아래로 퍼져서 鞘狀이 되고 綠白色이고 緣은 膜質이다. 꽃은 腋生하고, 花柄은 길이 1~2.5㎝로 葉鞘의 속에 숨어 있다. 꽃은 雜性으로 위가 雄花, 밑은 兩性花이다. 苞片은 披針形이며, 긴 柔毛가 있고, 수술은 6개이며, 花絲는 짧다. 子房은 좁고 길며 긴 柔毛에 덮여 있다. 液果는 楕圓形이고 약간 多肉質에 끝에 부리가 있고 긴 柔毛에 싸여 있다. 種子는 약간 둥글고 亮黑色 부리가 나 있고 表面에는 波狀의 溝가 있다. 開花期는 6~8월이다.

【修　治】 ❶ 仙　茅 : 雜質을 제거하고 洗淨한 다음 切斷하여 건조한다.

❷ 酒仙茅 : 洗淨한 仙茅를 取하여 黃酒로 拌勻하여 潤透되면 솥에 넣고 微炒하여 乾燥한다.

仙茅 100kg에 黃酒 10~20kg을 쓴다.

【修治效果】

【品　質】 뿌리가 굵고 길며 質이 단단하면서 부스러지기 쉬우며, 表面이 黑褐色인 것이 良品이다.

【理化學鑑別】

【貯　藏】 건조한 곳에 보관하여 곰팡이와 좀이 먹는 것을 방지한다.

內 部 構 造

仙茅根橫斷面簡略圖

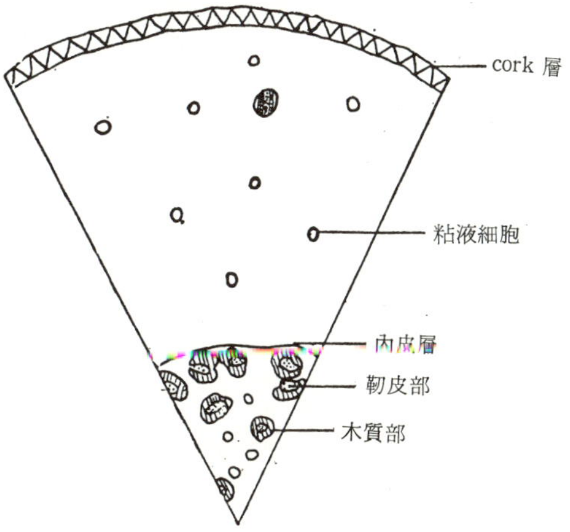

外 部 形 態

氣		味		色	

年　　月　　日　　　　　　組　　姓　名

淫 羊 藿 [本經]

【基原植物】 삼지구엽초 *Epimedium koreanum* NAKAI

多年生 草本으로 높이는 30~40cm이며 한 포기에 여러대가 나오고 곧게 자란다. 根莖은 옆으로 뻗으며 잔뿌리가 많이 달리고 구불구불하며 원줄기의 밑에는 비늘 같은 잎이 둘러싸고 있다. 根生葉은 葉柄이 길고 원줄기에서 1~2개의 잎이 互生하여 3개씩 2회 갈라지므로 三枝九葉草라고 한다. 小葉은 卵形이고 끝은 뾰족하며 밑부분이 心臟底이고 길이 5~13.5cm, 너비 1.5~7.2cm, 가장자리에는 털 같은 톱니가 있다. 꽃은 黃白色이며 원줄기끝의 總狀花序에 아래로 향하여 달리고 꽃받침은 卵狀 披針形에 8개가 안밖 두줄로 배열되어 바깥쪽의 4개는 작으면서 不同形이고 안쪽의 4개는 비교적 크고 同形이다. 꽃잎은 4개, 圓形에 가깝고 수술은 4개, 암술은 1개이고 花柱는 길다. 袋果는 紡錘形으로 성숙하면 두개로 갈라진다. 開花期는 5월, 結實期는 6월이다.

【修　治】 ❶ 淫羊藿 : 잎을 취하여 깨끗이 씻어 약간 불린 다음 絲로 잘라서 말린다.
❷ 油 炙 : 먼저 羊脂油를 용기에 넣고 가열하여 녹인 다음, 淫羊藿絲를 약한 불로 炒하여 微黃色으로 되면 꺼내어 식힌다.

【修治效果】 辛温助陽藥이며 아울러 祛風除濕한다. 生用하면 祛風除濕의 효능이 높아서 風寒濕痺를 치료한다. 羊脂油는 甘熱하여 温散寒邪하고 益腎助陽한다. 그러므로 羊脂油로 炙한 후에는 温腎助陽의 效能이 높아져서 陽痿, 早泄 등의 腎陽不足症狀에 쓰인다.

【品　質】 잎이 많고 黃綠色인 것이 良品이다.

【理化學鑑別】

【貯　藏】 바람이 잘 통하고 건조한 곳에 보관한다.

內部構造

外部形態

氣		味		色	

年　　月　　日　　　　組　　姓　名

胡 蘆 巴 [嘉祐本草]

【基原植物】 胡蘆巴 *Trigonella foenum—graecam* L.

一年生 草本으로 높이는 40~50cm로 줄기는 모여 나며 매끄럽고 光澤이 있고 柔毛가 드문드문 나 있다. 3出複葉이며 小葉은 卵狀 長卵圓形 혹은 廣披針形이고 끝 가까이 톱니가 있고 양면에 모두 柔毛가 성기게 나 있다. 작은 葉柄은 길이 1~2mm로 總柄의 길이는 6~12mm이다. 托葉과 葉柄은 이어져 있고 狹卵形에 끝은 날카롭다. 꽃은 無莖이고 1~2개가 腋生한다. 꽃받침은 管狀, 萼齒는 5개로 披針形이고, 花冠은 나비모양이고 처음에는 白色이나 뒤에 서서히 淡黃色으로 되고 밑부분에는 희미한 紫色이 나타난다. 旗瓣은 長楕圓形에 끝에는 缺核이 있고 밑부분은 뾰족한 楔形, 龍骨瓣은 기울어진 국자형인데 길이는 旗瓣의 1/3이고 翼瓣은 耳形, 수술은 10개가 2體이고 子房은 無柄에 柱頭는 頂生한다 꼬투리는 가늘고 긴 圓筒狀이고 길이 6~11cm, 너비 0.5cm 정도이며 柔毛에 싸여 있고 網脈이 있고 끝은 길고 뾰족하다. 種子는 褐色이며 길이는 약 4mm이다.

【修 治】 ❶ 胡蘆巴 : 雜質을 제거하고 잘 씻어서 曬乾한다.

❷ 炒 黃 : 깨끗한 胡蘆巴을 약한 불로 炒하여 껍질이 일어나고 터지는 소리와 함께 약간의 香氣가 나며, 色澤이 짙어지면 꺼내 식힌다. 찧어서 부수어 쓴다.

❸ 鹽 炙 : 깨끗한 胡蘆巴를 소금물에 불린 다음 약한 불로 炒하여 마르면 꺼내어 식힌다. 찧어서 부수어 쓴다.

胡蘆巴 100kg에 소금 2kg을 쓴다.

【修治效果】 炒한 후에는 澁性과 향기가 강해져서 温腎固精, 補脾止瀉의 효능이 높아진다.

【品 質】 톨이 크고 飽滿하며 雜質이 없는 것이 良品이다.

【理化學鑑別】

【貯 藏】 바람이 잘 통하고 건조한 곳에 보관한다.

內 部 構 造

胡蘆巴種子橫斷面簡略圖

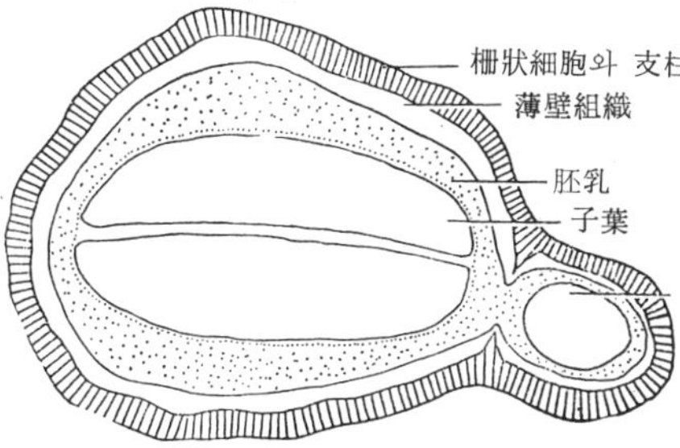

胡蘆巴種子橫斷面詳細圖

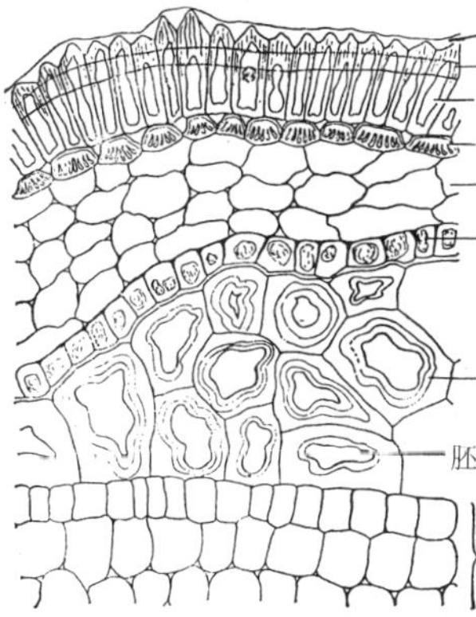

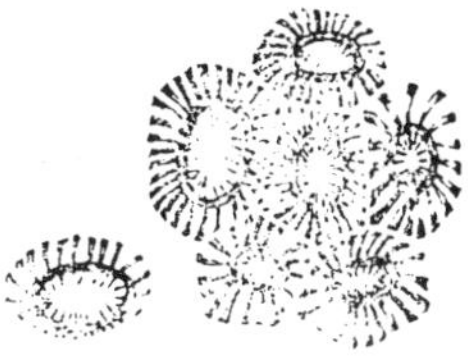

支柱細胞

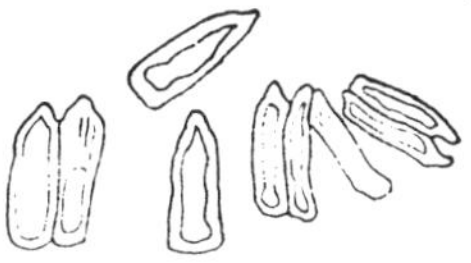

柵狀細胞

外 部 形 態

氣		味		色	

年　　月　　日　　　　　　組　　姓　名

杜 仲 [本經]

【基原植物】 두충 *Eucommia ulmoides* OLIV.

落葉喬木으로 높이는 20m에 달한다. 小枝는 매끄럽고 光澤이 있고 黃褐色에 편평한 髓가 있다. 껍질, 가지, 잎에는 모두 膠質이 함유되어 있다. 單葉이 互生하며 楕圓形이거나 卵形, 끝은 날카롭고 밑부분은 넓은 楔形, 가장자리에는 톱니가 있다. 어린잎의 뒷면에는 柔毛가 성기게 나 있고 뒷면에는 털이 조금 밀생하고 古葉의 윗면은 반들반들하고 光澤이 있고 뒷면의 葉脈 부분에는 털이 성기게 나 있다. 葉柄은 길이 1~2cm, 꽃은 單性 二家花로 잎과 동시에 피거나 혹은 잎보다 약간 먼저 피며 一年枝의 밑부분 苞片의 腋에 붙으며 花柄은 있으나 花被는 없다. 수꽃은 6~10개의 수술이 있고 암꽃에는 길게 뻗은 子房이 있고 子房은 1室 끝에 두갈래로 갈라진 花柱가 있다. 翼果는 卵狀 楕圓形에 편평하고 끝이 오목하게 들어갔고 안에 種子가 1개 있다. 開花期는 4~5월, 結實期는 9월이다.

【修 治】 ❶ 杜 仲 : 粗皮를 제거하고 깨끗이 씻어서 물에 불린 다음 絲나 塊로 만들어 건조한다.
❷ 鹽 炙 : 杜仲絲나 塊를 소금물과 섞어 불린 다음 소금물이 완전히 스며든 후 중간 불로 炒하여 눌은 黑色이 되고 絲가 쉽게 끊어질 때 꺼내어 식힌다.

杜仲 100kg에 소금 2kg을 쓴다.

【修治效果】 杜仲은 補腎安胎의 요약이다. 生用하면 益肝舒筋하는 효능이 높아 頭目眩暈, 陰下濕痒 등을 치료하고 鹽炙한 후에는 下焦로 가서 補肝腎의 효능을 높임으로 腎虛腰痛, 陽痿滑精, 胎元不固 등에 쓰이며, 藥效의 추출이 쉽다.

【品 質】 껍질이 두껍고 크며 코르크층이 없고 斷面에 絲가 많고, 內表面이 暗紫色인 것이 良品이다.

【理化學鑑別】 粉末 2g을 취하여 메탄올 20㎖를 넣고 水浴上에서 30분간 회류시킨 다음 여과하고, 여액을 여지위에 떨어뜨리고 2% 수산화나트륨시액을 뿜으면 옅은 황색의 斑點이 나타난다.

【貯 藏】 건조한 용기에 넣어 보관한다. 곰팡이에 주의한다.

內 部 構 造

杜仲(樹皮)橫斷面詳細圖

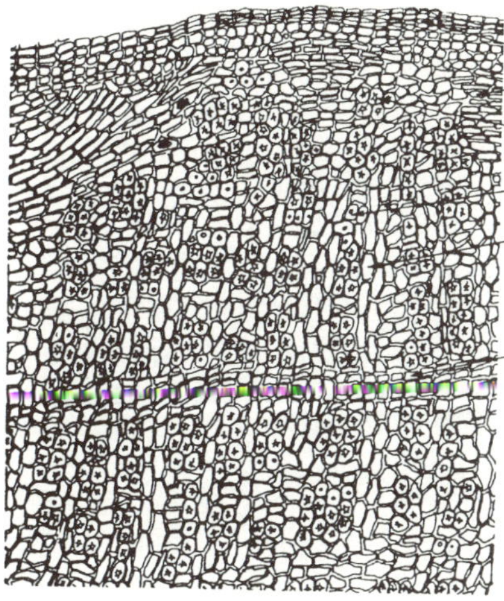

外 部 形 態

杜仲(樹皮)外形圖

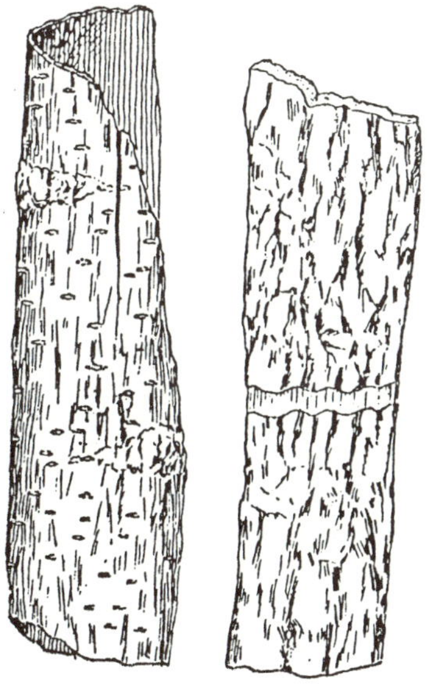

氣		味		色	

年　　月　　日　　　　　　　組　　姓　名

續 斷 [本經]

【基原植物】 川續斷 *Dipsacus asper* WALL.

多年生 草本으로 높이는 1m내외이다. 줄기는 곧게 자라고 棱線과 얕은 홈이 있고 白色의 솜털이 밀생하고 棱線 위에는 꺼끌꺼끌하고 강한 털이 있다. 잎은 對生하며 밑부분에서 나오는 잎은 긴 葉柄이 있고 羽狀으로 全裂 또는 세갈래로 갈라지고 줄기에서 나온 잎은 대개 羽狀으로 3~5개로 갈라지고 중앙의 裂片이 가장 크고 楕圓形 내지는 楕圓狀 廣卵形이다. 가장자리는 거친 톱니가 있고 兩面에는 白色의 柔毛가 덮고 있다. 頭花는 球形이거나 廣卵形에 總苞片이 여러개 있다. 꽃받침은 얕은 圓盤狀에 4개의 톱니가 있고 花冠은 紅紫色에 4개로 얕게 갈라지고 裂片은 卵形이다. 수술은 4개로 花冠上部에 붙어서 花冠 밖으로 조금 나와 있고 암술은 1개, 子房은 下位, 花柱는 가늘고 길다. 瘦果는 楔狀 楕圓形으로 길이 5~6 mm이며 4개의 모서리가 나 있고 색은 淡褐色, 꽃받침이 宿存한다. 開花期는 8~9월, 結實期는 9~10월이다.

【修 治】 ❶ 續 斷 : 깨끗이 씻어서 불린 후 薄片으로 잘라서 말린다.

❷ 酒 炒 : 續斷片을 막걸리와 섞어서 약간 불린 후 약한 불로 炒하여 엷은 黑色이 되면 꺼내 식힌다. 續斷 100kg에 막걸리 2kg정도를 쓴다.

❸ 鹽 炙 : 續斷片에 소금물을 섞어서 약간 불린 후 약한 불로 炒하여 黃黑色이 되면 꺼내 식힌다. 續斷 100kg에 소금 2kg정도를 쓴다.

【修治效果】 生用하면 補肝腎, 通血脈한다. 酒炙한 후에는 活血, 通經絡의 효능이 높아져서 跌打損傷, 筋骨疼痛에 많이 쓴다. 鹽炙하면 약을 下行시켜 補肝腎의 效能이 높아지므로 肝腎不足, 腰膝痿軟, 胎動漏血에 많이 쓴다.

【品 質】 굵고 길며 質이 柔軟하고 內面이 黑綠色을 나타내는 것이 良品이다.

【理化學鑑別】

【貯 藏】 건조한 곳에 보관한다.

內 部 構 造

續斷橫斷面簡略圖

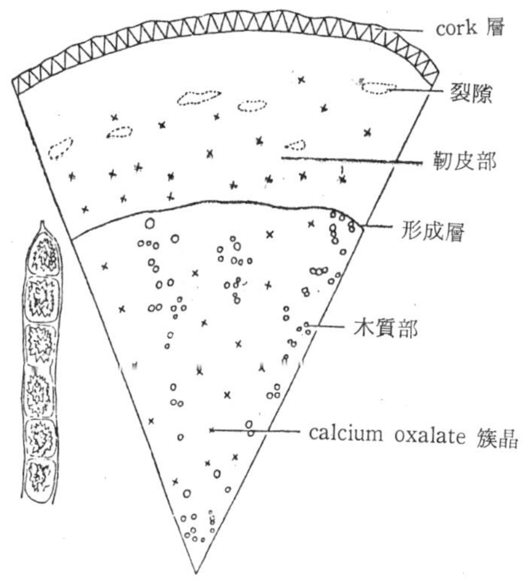

外 部 形 態

續斷外形圖

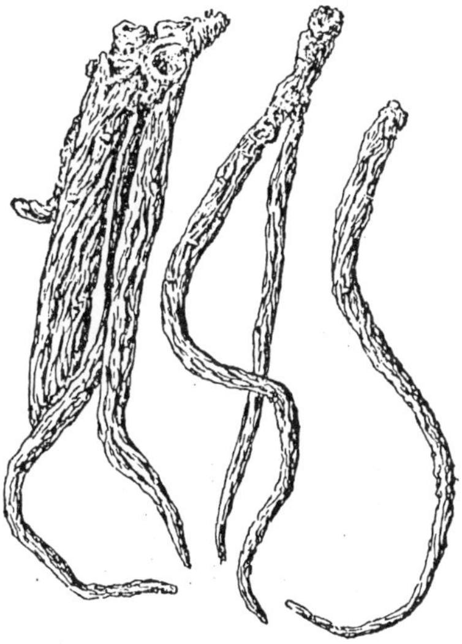

氣		味		色	

年　　月　　日　　　　　　組　　姓 名

補 骨 脂 [藥性論]

【基原植物】 補骨脂 *Psoralea corylifolia* L.

一年生 草本으로 높이는 40~90cm이며, 전체에 黃白色의 털과 黑褐色의 腺點에 덮여 있다 줄기는 곧게 자라며 단단하고 세로로 稜線이 있다 잎은 互生하고 廣卵形이거나 三角狀 卵形이고 끝은 둥글거나 뭉툭하며 가장자리에는 크고 거친 톱니가 있고 잎의 양면은 모두 뚜렷한 黑色의 腺點이 있고 白色의 絨毛에 덮여 있다. 꽃은 여러개가 밀집하여 頭狀에 가까운 總狀花序를 이루고 花軸은 腋生하며 길이 6~10cm이고 꽃받침은 鐘形이고 밑부분은 癒合하여 管狀으로 되어 있다. 花冠은 나비모양에 炎紫色이거나 黃色이고 旗瓣은 넓은 倒卵形, 翼瓣은 넓은 線形, 龍骨瓣은 楕圓形으로 끝은 鈍形에 약간 안쪽으로 구부러졌다. 수술은 10개가 한 묶음으로 되었고 葯은 작다. 암술은 1개, 子房은 上位로 倒卵形이거나 線形이며 花柱는 絲形이다. 꼬투리는 楕圓形에 꽃받침이 남아 있고 果皮는 黑色인데 種子가 딱 붙어 있다. 種子는 1개이고 香臭와 生臭가 있다. 開花期는 7~8월, 結實期는 9~10월이다.

【修 治】 ❶ 補骨脂 : 雜質을 제거한다.

❷ 鹽 炙 : 깨끗한 茴香을 소금물과 섞어 불린 다음 소금물이 완전히 스며든 후 약한 불로 炒하여 겁질이 일어나고 약간 갈라지며, 특유의 향기가 나면 꺼내 식힌다.

補骨脂 100kg에 소금 2kg을 쓴다.

【修治效果】 壯陽作用이 강하다. 그러나 生用하면 辛熱하고 燥하며, 오래 복용하면 傷陰하게 되어 口乾, 舌燥, 喉痛 등의 증상을 유발할 수 있다. 鹽炙하면 辛하고 燥한 성질은 완화되고, 腎으로 들어가 補腎納氣의 작용을 하므로 腰膝冷痛, 陽痿, 遺精 등에 쓰인다.

【品 質】 톨이 크고 飽滿하며 黑色인 것이 良品이다.

【理化學鑑別】

【貯 藏】 건조한 곳에 보관하고 습기를 피한다.

內 部 構 造

補骨脂(果實)橫斷面簡略圖

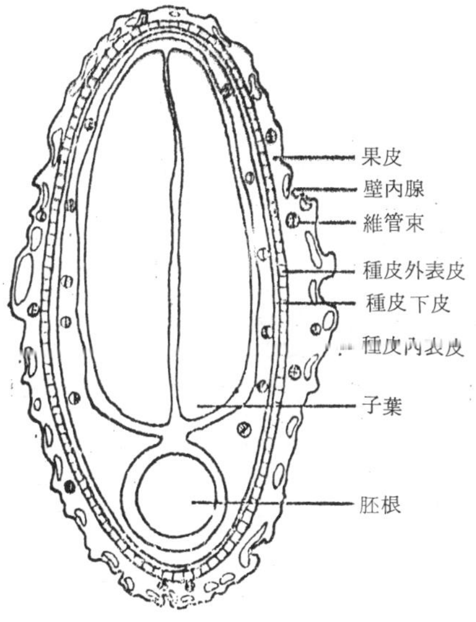

外 部 形 態

補骨脂(果實)外形圖

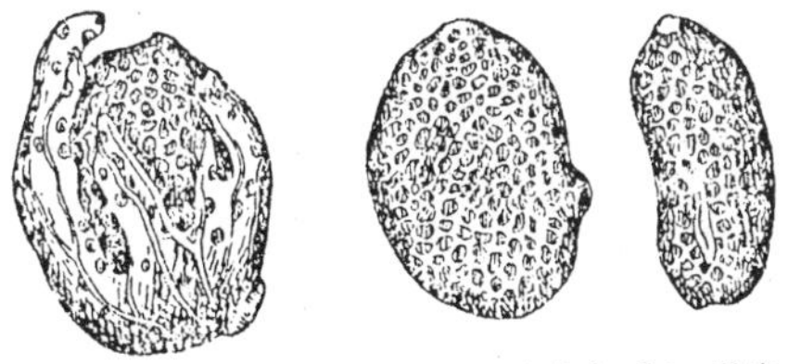

꽃받침이 붙어 있는 果實　　꽃받침이 없는 果實

氣		味		色	

年　　月　　日　　　　　　組　　姓　名

狗　　脊 [本經]

【基原植物】 金毛狗脊 *Cibotium baronetz* (L.) J. SMITH

多年生 木本性 고사리로 높이는 2.5～3 m에 달하며 根莖은 짧고 굵으며 木質性으로 금빛의 潤彩가 나는 黃褐色의 긴 털로 뒤덮여 있다. 잎은 여러개로 叢生하며 葉柄은 굵고 褐色이지만 밑부분은 금빛의 긴 털과 黃色의 鱗片이 밀생한다. 葉身은 卵圓形으로 길이는 2 m에 달하며 3회 羽狀으로 갈라진다. 아랫부분의 羽片은 披針形으로 길이 30～60 cm, 너비 15～30 cm이고 위로 갈수록 좁은 羽狀의 꼬리모양을 이룬다. 小羽片은 線狀 披針形으로 끝이 뾰족하며 羽狀으로 깊게 갈라지거나 완전히 갈라지며 裂片은 낫모양으로 굽으며 표면은 짙은 녹색, 뒷면은 粉灰色을 띠고 葉脈이 뚜렷하며 갈라지지 않는다. 胞子囊群은 가장자리의 側脈 끝부분에 달리며 각 裂片에 2～12개가 있다. 苞膜은 양쪽에서 열려 脣形을 이루며 전체가 茶褐色을 띤다.

【修　治】 ❶ 狗　脊 : 雜質을 제거하고 물에 담가 불렸다가 切片하여 말린다. 또는 쪄서 연하게 한 다음 切片하여 말린다.

❷ 砂　炒 : 먼저 모래를 용기에 넣고 가열하여 표면이 매끄럽게 되고 쉽게 뒤섞을 정도가 되면 狗脊片을 넣고 계속 뒤섞는다. 표면이 일어나고 絨毛가 눋은 褐色을 띨 때 꺼내어 체로 모래를 걸러내고 식힌다. 絨毛는 제거한다.

【修治效果】 砂炒한 후에는 질이 성기어져서 전탕과 분쇄에 편하고 絨毛를 제거하기도 쉽다.

【品　質】 肥大하고 質이 堅實하며 속이 비어 있지 않고, 外表面에 金黃色의 털이 약간 있는 것이 良品이다.

【理化學鑑別】 切片을 취하여 紫外光燈(254 nm) 밑에서 관찰하면 藍白色의 형광을 나타낸다.

【貯　藏】 바람이 잘 통하고 건조한 곳에 보관한다.

內 部 構 造

金毛狗脊根莖橫斷面簡略圖

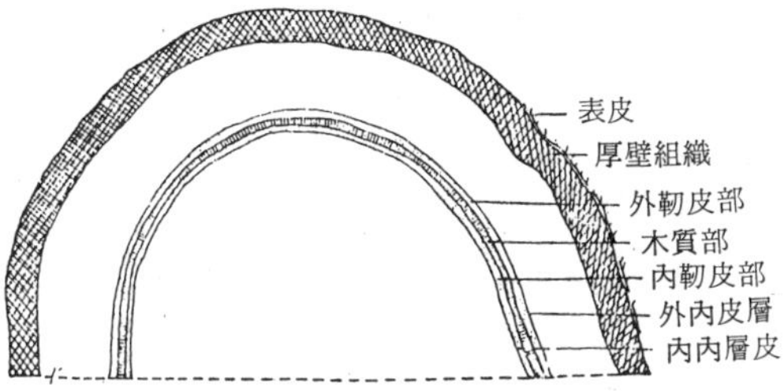

金毛狗脊葉柄基部橫斷面簡略圖

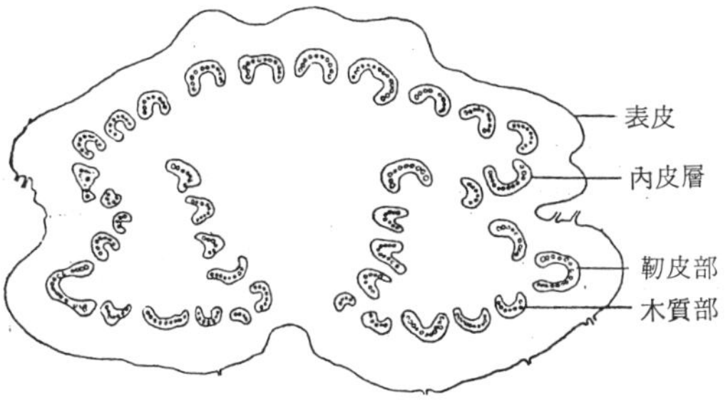

外 部 形 態

氣		味		色	

年　　月　　日　　　　　　　組　　姓 名

益 智 仁 [本草拾遺]

【基原植物】 益智 *Alpinia oxyphylla* MIQ.

多年生 草本으로 높이는 1～3 m이며 根莖은 길게 뻗는다. 줄기는 모여 나고 곧게 서고 잎은 두줄로 늘어서고 葉柄은 짧고 葉身은 披針形이다. 끝은 꼬리모양으로 뾰족하고 基部는 넓은 楔形, 緣에 脫落性의 작은 剛毛가 殘存하여 톱니를 이루고 있다. 꽃은 總狀花序가 頂生하고 花軸은 褐色으로 길이 10～15 ㎝, 짧은 털로 싸여 있고 下端에는 環狀의 苞가 한개있어 花柄을 싸고있다. 假雄蕊는 錐狀이며 발육한 수술은 1개이고 花絲는 길이 약 1 ㎝이며 葯은 線形, 길이는 약 7 ㎜이다. 子房은 下位로 柔毛에 덮여 있고 卵圓形에 3室이다. 각 室에는 8～9개의 胚珠가 있다. 花柱는 線形으로 柱頭는 頭狀, 附屬體는 2개로 捧狀이다. 蒴果는 楕圓形 내지 紡錘形으로 드문드문 털이 나 있고 果柄은 짧다. 開花期는 3～5월, 結實期는 5～6월이다.

【修　治】 ❶ 益智仁 : 먼저 河川 등의 모래를 용기에 넣고 센 불로 가열한 다음, 깨끗한 益智仁을 넣고 炒한다. 껍질이 일어나고 눌은 黃色을 띠면 꺼내어 체로 모래를 제거하고, 열이 있을 때 껍질을 깐 다음 子仁을 취한다.

❷ 鹽　炙 : 깨끗한 益智仁을 소금물과 섞어 불린 다음 소금물이 완전히 스며든 후 약한 불로 炒하여 黑褐色을 약간 띠면 꺼내어 식힌다.

益智仁 100 ㎏에 소금 2 ㎏을 쓴다.

【修治效果】 燥한 성질이 있어서 補脾止瀉, 收攝涎唾하는 효능이 높아서 嘔吐, 泄瀉, 口涎自流 등에 쓰인다. 그러나 鹽炙하면 그 辛味가 완화되고 入腎하는 힘이 커져 補腎作用으로 尿頻, 遺尿, 遺精, 早泄, 白濁, 崩中漏下에 많이 쓰인다.

【品　質】 톨이 크고 飽滿하며 氣味가 진한 것이 良品이다.

【理化學鑑別】

【貯　藏】 바람이 잘 통하고 건조한 곳에 보관하고, 습기를 피한다.

內 部 構 造

益智果皮橫斷面簡略圖

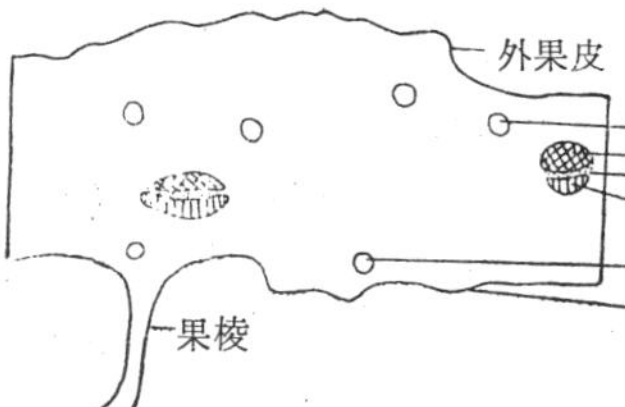

益智種子橫斷面圖

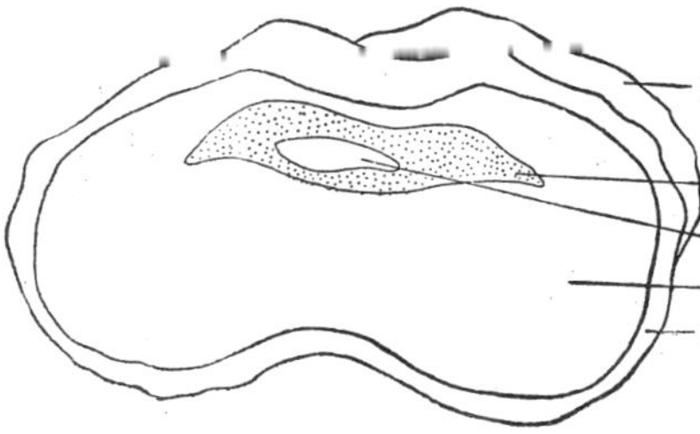

益智種子橫斷面詳細圖

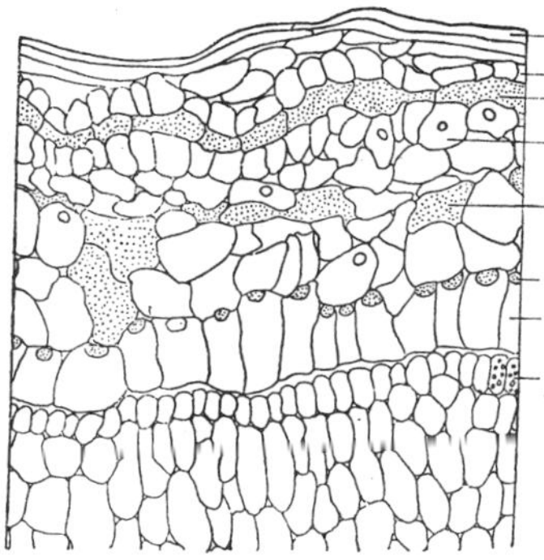

外 部 形 態

氣		味		色	

年　　月　　日　　　　　　組　　姓 名

骨 碎 補 [開寶本草]

【基原植物】 槲蕨 *Drynaria fortunei* (KUNZE) J. SM.

【修 治】 ❶ 骨碎補 : 非藥用部分 및 雜質을 제거하고 깨끗이 씻어서 물에 불렸다가 切片하여 말린다.
❷ 砂 炒 : 먼저 모래를 용기에 넣고 가열하여 표면이 매끄럽게 되고 쉽게 뒤섞을 정도가 되면 骨碎補를 넣고 계속 뒤섞는다. 표면이 일어나고 紅褐色을 띠며, 絨毛가 눋은 褐色을 띨 때 꺼내어 모래를 걸러내고 식힌다. 絨毛는 밀어서 제거한다.

【修治效果】 생 것은 표면이 絨毛로 덮여 있어 깨끗하지 못하고 질이 딱딱하여 煎湯이나 粉碎에 불편하다. 그러나 砂炒한 후에는 絨毛를 제거하기 쉽고 調劑와 製劑에도 편리하다.

【品 質】 굵고 크며 褐色인 것이 良品이다.

【理化學鑑別】

【貯 藏】 바람이 잘 통하고 건조한 곳에 보관한다.

內 部 構 造

槲蕨根莖橫斷面簡略圖

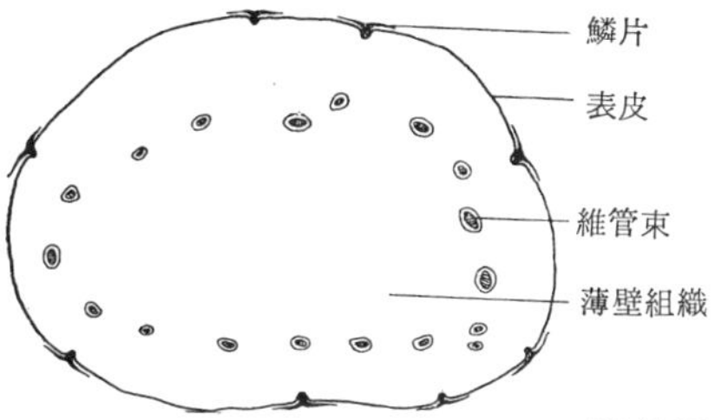

中華槲蕨根莖橫斷面簡略圖

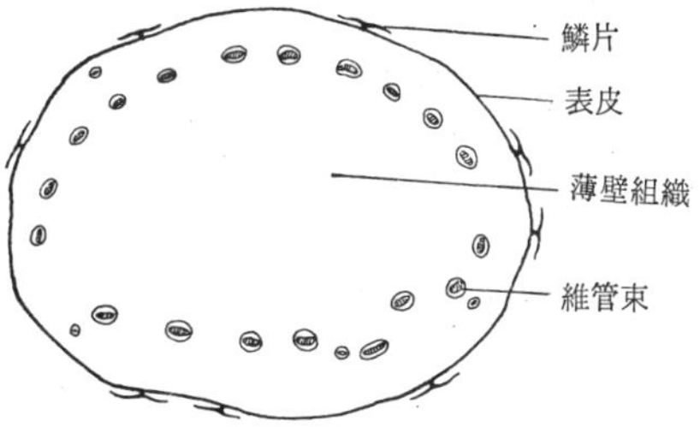

崖姜根莖橫斷面簡略圖

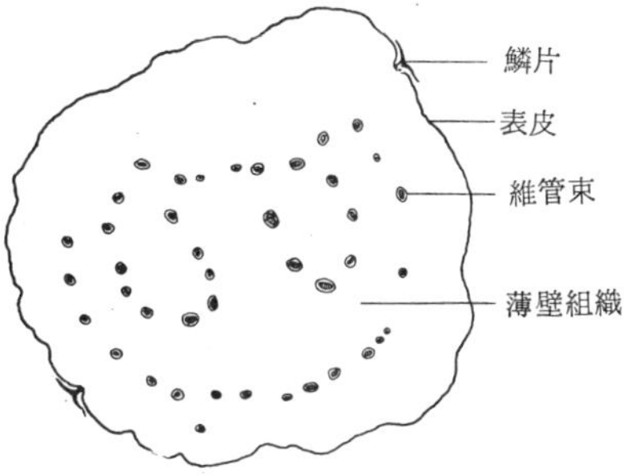

外 部 形 態

氣		味		色	

年　　月　　日　　　　組　　姓　名

菟 絲 子 [本經]

【基原植物】 갯실새삼 *Cuscuta chinensis* LAM.

一年生 寄生草本으로 바닷가의 순비기 등에 기생하고 줄기는 실같이 가늘고 부드러우며 왼쪽으로 감아 올라가고 도처에 吸器가 있어 寄生主의 組織內에 침입한다. 뚜렷한 잎은 없으며 바늘같은 三角狀 卵形의 鱗片葉이 드문드문 互生한다. 꽃은 白色이며 짧은 小花梗의 꽃이 總狀花序에 달리지만 밀집하여 한개의 덩어리 같으며 꽃밑에 작은 苞葉이 있다. 꽃받침은 술잔모양으로 길이 약 5㎜, 5개로 갈라진 裂片은 卵形 혹은 타원형이고, 花冠은 鐘形으로 길이 2～3㎜, 5개로 갈라진 三角形의 裂片은 수평으로 퍼진다. 5개의 수술은 花冠筒에 붙어 있으며, 蒴果는 扁球形으로 褐色이고 꽃받침으로 싸여 있고 種子가 4개씩 들어 있다. 開花期는 7～8월, 結實期는 8～10월이다.

【修 治】 ❶ 菟絲子 : 雜質을 제거하고 깨끗이 씻어서 말린다.

❷ 鹽 炙 : 깨끗한 菟絲子를 약한 불로 炒하여 微黃色을 띠고, 껍질이 터지는 소리가 나면 소금물을 뿌리고 炒하여 말린 다음, 향기가 나면 꺼내어 식힌다.

菟絲子 100㎏에 소금 2㎏을 쓴다.

❸ 製 餠 : 깨끗한 菟絲子를 알맞은 양의 물로 삶아서 터트리는데, 삶을 때 계속 저어주고 물이 완전히 흡수되고 죽처럼 되면 막걸리와 밀가루를 섞어서 떡으로 만든 다음 약 1㎝의 方形塊를 만들어 햇볕에 말린다.

菟絲子 100㎏에 막걸리 15㎏과 밀가루 15㎏을 쓴다.

【修治效果】 生用하면 養肝明目의 효과가 높아서 肝虛目暗에 많이 쓰인다. 소금물로 製한 후에는 약을 下行시키고, 補腎效果가 높아진다. 酒製한 후에는 温腎壯陽의 효능이 높아져서 陽痿早泄, 尿頻, 遺尿, 大便泄瀉, 胎元不固 등에 쓰인다.

【品 質】 灰黃色이고 顆粒이 飼滿한 것이 良品이다.

【理化學鑑別】

【貯 藏】 서늘하고 건조한 곳에 보관하고, 습기를 피한다.

內 部 構 造

菟絲子縱斷面簡略圖

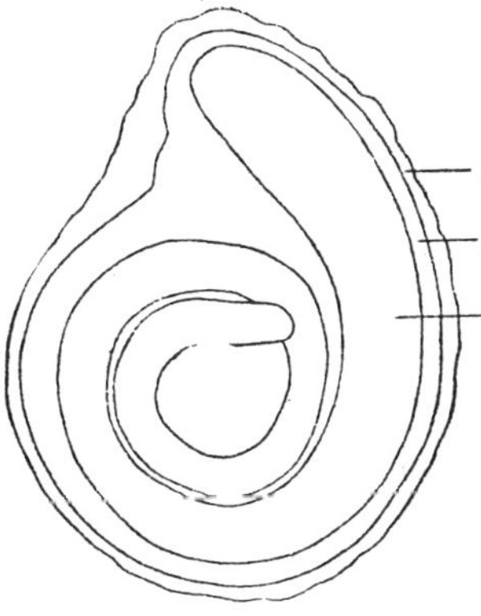

菟絲子表皮와 柵狀細胞層橫斷面圖

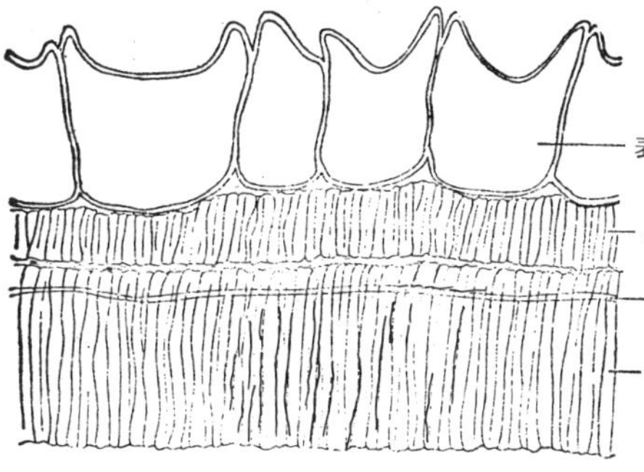

外 部 形 態

菟絲子外形圖

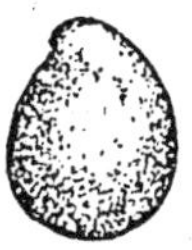

菟絲子 種子

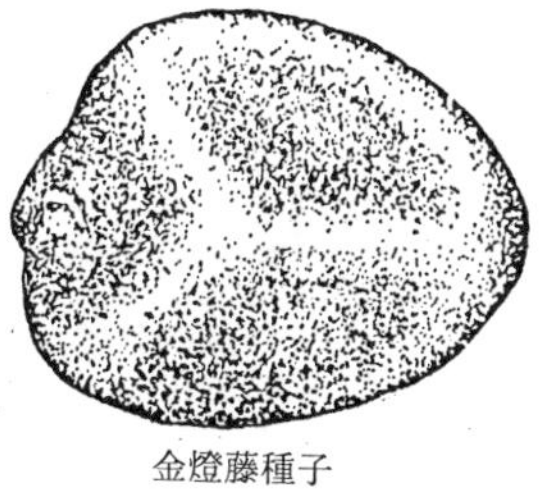

金燈藤種子

氣		味		色	

年　　月　　日　　　　　　組　　姓　名

沙 苑 子 [本草衍義]

【基原植物】 扁莖黃芪 *Astragalus complanatus* R. BR.

【修 治】 ❶ 沙苑子 : 雜質을 제거하고 깨끗이 씻어서 햇볕에 말린다.
❷ 鹽 炙 : 깨끗한 沙苑子를 소금물과 섞어 불린 다음 소금물이 완전히 스며든 후 약한 불로 炒하여 말린 다음 꺼내 식힌다.
沙苑子 100 kg에 소금 2 kg을 쓴다.

【修治效果】 温腎助陽藥에 속한다. 生用하면 益肝明目의 효능이 강하여 肝虛目昏에 많이 쓰인다. 鹽炙한 후에는 藥性이 和平하게 되어 平補陰陽하고 補腎固精, 縮尿止尿의 효능이 높아져서 腎虛腰痛, 夢遺滑精, 尿頻, 遺尿 등에 쓰인다.

【品 質】 顆粒이 飽滿하고 綠褐色인 것이 良品이다.

【理化學鑑別】

【貯 藏】 바람이 잘 통하고 건조한 곳에 보관한다.

內 部 構 造

沙苑子縱斷面圖

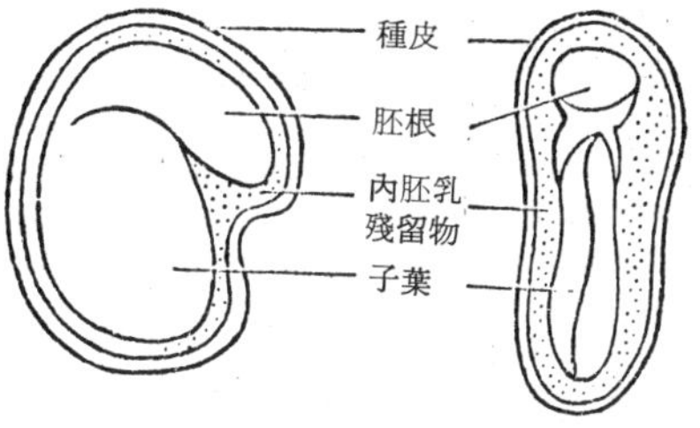

橫斷面圖

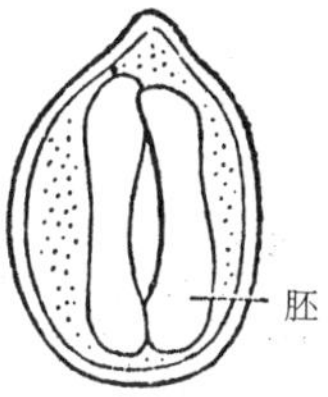

外 部 形 態

沙苑子外形圖

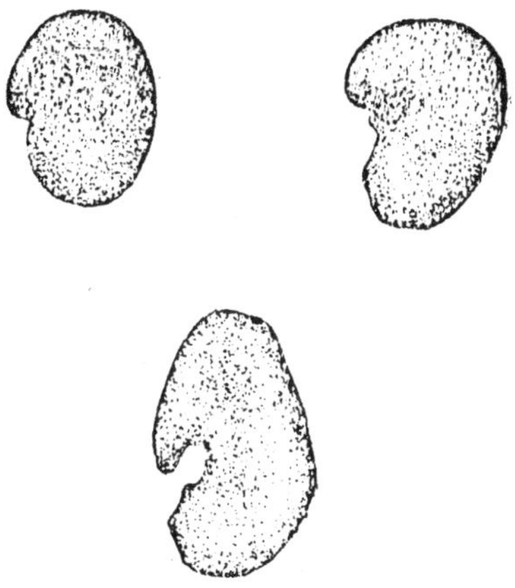

氣		味		色	

年　　月　　日　　　　　　組　　姓　名

鎖　　陽 [本草衍義補遺]

【基原植物】 鎖陽 *Cynomorium songaricum* RUPR.

多年生 寄生 草本으로 肉質이며 地下莖은 굵고 짧으며 혹모양으로 突起한 여러개의 吸收根이 있다. 줄기는 圓柱狀으로 暗紫赤色이며 높이 20cm~1m, 지름 3~6cm이고 대부분은 모래에 파묻혀 있고 基部는 굵다. 鱗片狀의 잎은 卵形 또는 三角狀 卵形이며 길이 0.5~1cm, 너비 1cm 가량으로 끝은 뾰족하다. 穗狀花序는 頂生하는데 둥근 角棒狀으로 길이 5~15cm, 지름 2.5~6cm이며 밀집한 꽃과 비늘모양의 苞片이 있다. 꽃은 雜性으로 暗紫色이고 芳香이 있으며, 2種의 수꽃과 암꽃 외에 수꽃보다 먼저 피는 많은 兩性花가 있다. 小堅果는 球形으로 색이 짙은 硬殼狀의 果皮가 있다. 開花期는 6~7월이다.

【修　治】 泥土와 雜質을 제거하고 洗淨하여 潤透시킨 다음 薄片으로 切片하여 曬乾한다.

【修治效果】

【品　質】 肥大하고 紅色이며 堅實하고, 斷面에 粉性이 많고 筋脈이 없는 것이 良品이다.

【理化學鑑別】

【貯　藏】 통풍이 잘 되는 건조한 곳에 보관한다.

內 部 構 造

外 部 形 態

氣		味		色	

年　　月　　日　　　　　　組　　姓 名

韭 子 [本草經集注]

【基原植物】 부추 *Allium tuberosum* ROTTLER

多年生 草本으로 全草에서 특이한 마늘냄새가 난다. 鱗莖은 좁은 卵形이며 外面은 시든 줄기섬유로 포위되어 있다. 花莖은 곧게 서며 높이는 30~40cm내외이고 잎은 밑에서 나며 線形이고 肉質이며 편평하고 길이는 30cm내외이고 綠色을 띤다. 꽃은 傘形花序로 頂生하며 여러개이고 자루는 가늘고 작으며 촘촘히 모여서 半球狀이다. 花冠은 벌어졌고 直徑 6~7mm내외이며, 花蓋는 6조각이고 長楕圓狀 披針形이며 끝이 날카롭고 6개의 수술은 花蓋片보다 다소 짧으며 葯은 黃色이다. 蒴果는 倒心臟形이고 綠色이다. 種子는 흑색이고 편평하고 대개가 半卵圓形이고 가장자리에 稜이 있고 開花期는 8~9월이다.

【修 治】 雜質을 제거하고 洗浄한 다음 曬乾하거나 炒하여 사용한다.

【修治效果】

【品 質】 黑色이며 飼滿하고 雜質이 없는 것이 良品이다.

【理化學鑑別】

【貯 藏】 건조한 곳에 보관한다.

內 部 構 造

韭子橫斷面簡略圖

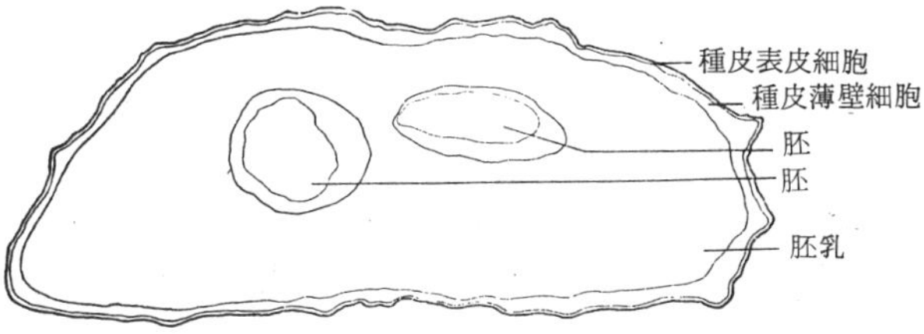

韭子粉末圖

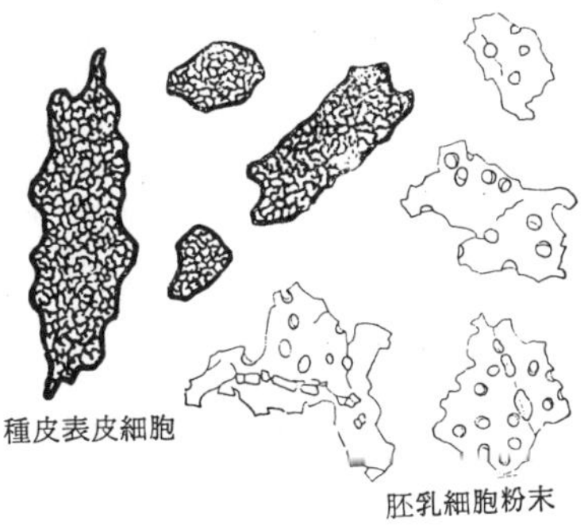

外 部 形 態

氣		味		色	

年　　月　　日　　　　　　組　　姓　名

陽 起 石 [本經]

【基原鑛物】 陽起石石綿 Actinolite asbestus

【修 治】 ❶ 陽起石 : 깨끗이 씻어서 햇볕에 말린 다음 부수어서 쓴다.
❷ 煅 : 깨끗한 陽起石을 도가니에 넣고 센 불로 빨갛게 달군 다음 꺼내어 식힌다. 빻아서 쓴다.
❸ 淬 : 陽起石을 작은 덩어리로 부수어서 도가니에 넣고 빨갛게 달군 다음 즉시 술에 단근질한다. 이를 반복하여 質이 성기어지고 술이 없어지면 건조한다.
　陽起石 100kg에 막걸리 20～30kg을 쓴다.

【修治效果】 煅한 후에는 質이 성기어지고 粉碎와 藥效의 추출이 쉬워진다. 酒淬한 후에는 壯陽效果가 높아진다.

【品 質】 針束狀이며 灰白色으로 光澤이 있고 손가락으로 비벼서 잘 부서지는 것이 良品이다.

【理化學鑑別】

【貯 藏】 건조한 곳에 보관한다.

内 部 構 造

外 部 形 態

氣		味		色	

年　月　日　　　組　姓　名

海　　馬 [本草拾遺]

【基原動物】 古氏海馬 *Hippocampus kelloggi* JORDAN et SNYDER

【修　治】 물로 깨끗이 씻어 細切하거나 搗碎하여 사용한다.

❶ 酒炙海馬 : 洗淨한 海馬를 黃酒에 濕潤시킨 다음 微火로 바삭바삭하며 黃色이 될 때까지 炙하여 사용한다.

【修治效果】

【品　質】 크고 白色이며 몸이 完整한 것이 良品이다.

【理化學鑑別】

【貯　藏】 서늘하고 건조한 곳에 보관하며, 좀이 먹지 않도록 주의한다.

內 部 構 造

外 部 形 態

海馬外形圖

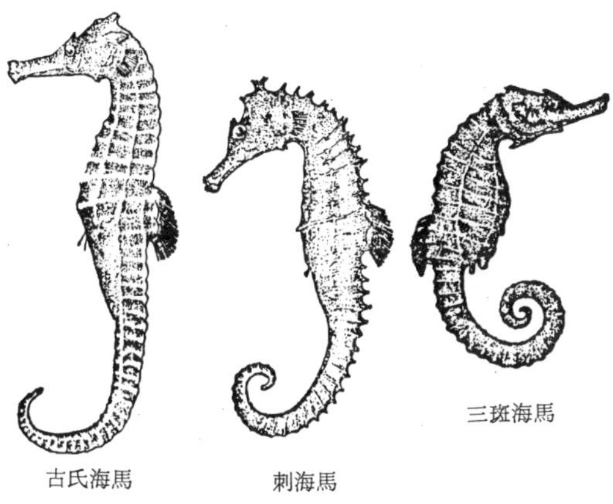

海龍外形圖

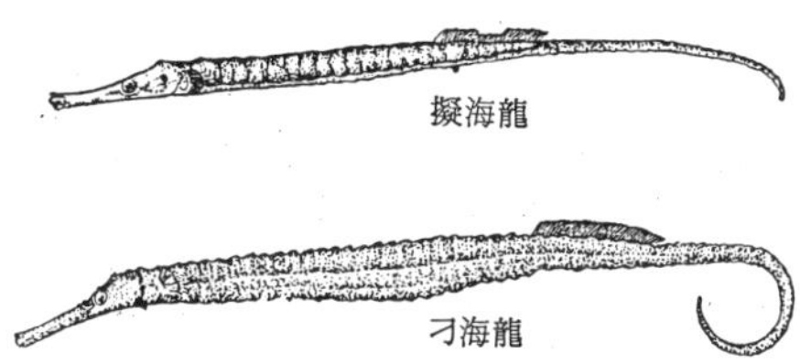

氣		味		色	

年 月 日 組 姓 名

蛇 床 子 [本經]

【基原植物】 벌사상자 *Cndium monnieri* (L.) CUSSON

一年生 또는 越年生 草本으로 높이는 1m쯤 된다. 줄기는 곧게 자라고 圓柱形인데 縱稜이 있고 가는 柔毛가 성기게 난다. 根生葉은 葉柄이 있고 밑부분에 짧고 넓은 葉鞘가 있다. 葉身은 卵形인데 2~3회 羽狀複葉으로 갈라지고 最終裂片은 線狀 披針形으로 끝이 날카롭고 줄기 上部의 잎은 根生葉과 비슷하나 葉柄이 비교적 짧다. 複傘形花序가 頂生 또는 側生하고 傘柄은 10~25개, 總苞片은 8~10개, 線形으로 가에 털이 있으며 小總苞는 8~10枚로 線形이다. 꽃잎은 5개로 白色이며 안으로 꼬부라지고 수술은 5개가 꽃잎과 互生하고 花絲는 가늘고 길며 葯은 楕圓形, 子房은 下位, 花柱는 2개이다. 果實은 楕圓形이고 날개같은 흰색 능선이 있다. 開花期는 4~7월, 結實期는 6~8월이다.

【修　治】 잡질과 모래, 흙을 제거하고 씻어서 건조한다.

【修治效果】

【品　質】 과립이 포만하고 회황색이며 향기가 진한 것이 良品이다.

【理化學鑑別】

【貯　藏】 습기가 없는 곳에 보관한다.

內 部 構 造

蛇床子(分果)橫斷面簡略圖

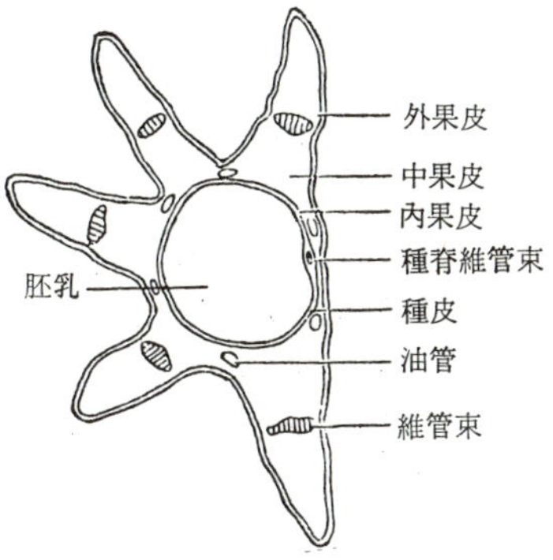

蛇床子橫斷面詳細圖

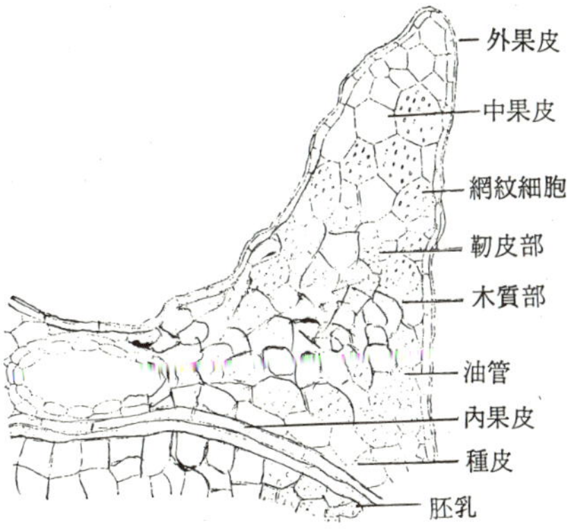

蛇床子橫斷面簡略圖

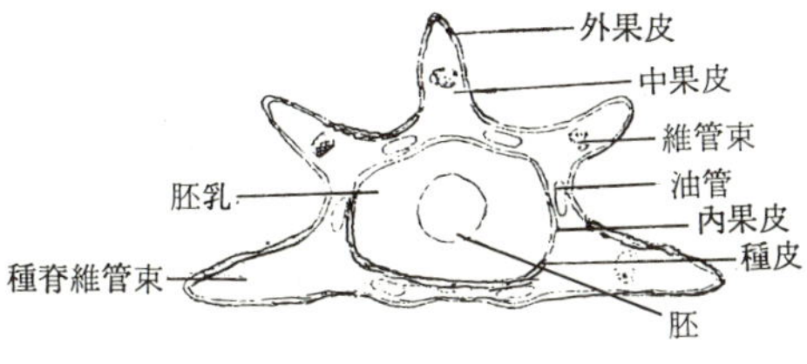

外 部 形 態

氣		味		色	

年　月　日　　　組　姓 名

第3節 補 血 藥

當 歸 [本經]

【基原植物】 참당귀 *Angelica gigas* NAKAI

多年生 草本으로 높이는 1~2 m에 달하고 전체가 黑紫色을 띤다. 줄기에는 홈이 있고 속은 비었으며 分枝는 적다. 잎은 엷은 草質로 2~3회 羽狀複葉으로 갈라진다. 갈라진 잎은 楕圓狀 披針形이고 가장자리에는 뾰족한 鋸齒가 있다. 複傘形花序는 黑紫色이고, 가지끝과 원줄기끝에서 複傘形花序가 발달하여 15~20개로 갈라지고 끝에 20~30개의 자주색 꽃이 달린다. 總苞는 1~2개로 葉鞘처럼 커지고 小總苞는 5~7개이고 線形이다. 分果는 楕圓形이며 길이 약 8㎜, 너비 약 5㎜로 넓은 날개가 있으며 稜 사이에 油管이 1개씩 있다.

【修 治】 ❶ 雜質을 제거하고 깨끗이 씻어서 물에 불린 다음, 薄片으로 잘라서 햇볕에 말리거나 低温乾燥한다.

❷ 酒 炙 : 當歸片을 막걸리와 섞어서 약간 불린 후 술이 완전히 스며들면 약한 불로 炒하여 짙은 黃色이 되면 꺼내어 식힌다.

當歸 100 kg에 막걸리 10 kg을 쓴다.

❸ 土 炒 : 먼저 흙가루를 용기에 넣고 가열한 다음, 當歸片을 넣고 약한 불로 炒한다. 當歸片에 細土가 붙을 정도가 되면 꺼내 체로 흙을 걸러낸다.

當歸 100 kg에 흙가루 30 kg을 쓴다.

❹ 炒 炭 : 當歸片을 용기에 넣고 중간 정도의 불로 炒하여 표면이 약간 검정색을 띠면 꺼내어 식힌다.

【修治效果】 生用하면 質이 潤하고 補血, 調經, 潤腸通便의 效能이 높다. 그러나, 酒炙하면 活血散瘀의 效能이 높아져서 血瘀經閉, 痛經, 産後瘀滯腹痛, 跌打損傷 및 風濕痺痛, 經絡不利 등에 쓴다. 土炒하면 當歸는 補血의 效能은 그대로지만 滑腸의 작용은 일으키지 않게 되므로 血虛하지만 便溏한 환자에게 쓸 수 있다. 當歸炭은 止血의 效能이 있어서 崩漏下血에 쓴다.

【品 質】 主根이 굵고 길며 油潤하고 外皮가 黃褐色이며, 斷面은 黃白色으로 氣味가 진한 것이 良品이다.

【理化學鑑別】

【貯 藏】 서늘하고 건조한 곳에 보관하고, 습기와 벌레에 주의한다. 일반적으로 장기간 보관하는 것은 바람직하지 않다.

內 部 構 造

當歸根橫斷面簡略圖

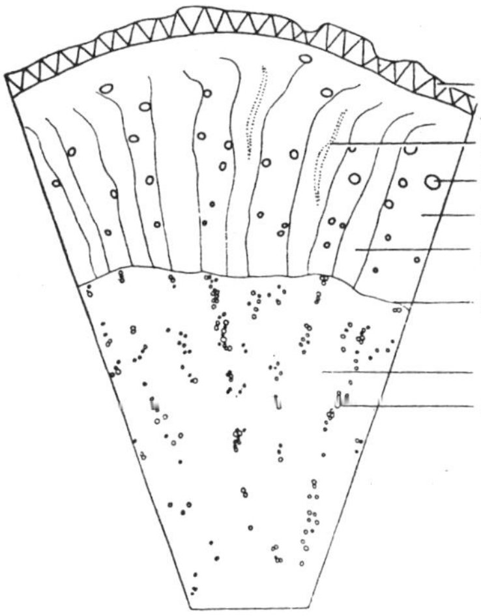

外 部 形 態

當歸根과 飮片圖

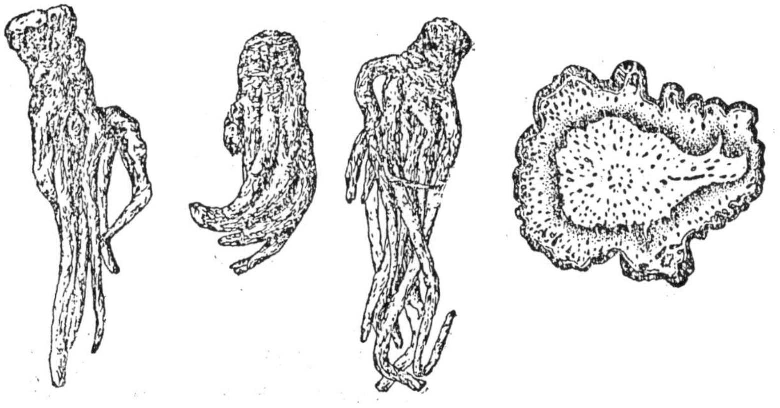

氣		味		色	

年　　月　　日　　　　　　組　　姓 名

熟 地 黃 [別錄]

【基原植物】 鮮地黃項 참조.

【修　治】 ❶ 乾地黃 : 雜質을 제거하고 깨끗이 씻은 다음 물에 담가 둔다. 厚片으로 잘라서 말린다.

❷ 熟地黃 : ⓘ 깨끗한 乾地黃에 막걸리를 섞어 시루 등의 용기에 넣고 밀폐하여 푹 고아서 黑色을 나타내고, 광택이 나며, 맛이 매우 달면 꺼내 건조한다. 남은 약즙은 다시 약에 넣고, 80%정도 건조되면 厚片으로 잘라 햇볕에 말린다.

乾地黃 100 kg에 막걸리 30 kg을 쓴다.

ⓘⓘ 깨끗한 乾地黃을 용기에 넣고 쪄서 黑潤하게 되면 꺼내어 80%정도 건조되면 厚片으로 잘라 다시 햇볕에 말린다.

❸ 乾地炭 : 熟地黃片을 센 불로 炒하여 표면이 눋은 黑色이 되면 물을 뿌려서 불꽃을 끈 다음 꺼내어 식힌다. 또는 密閉煅法으로 煅炭하기도 한다.

❹ 熟地炭 : 熟地片을 센 불로 炒하여 표면이 눋은 黑色을 띠면 물을 뿌려서 불꽃을 끈 다음 꺼내어 식힌다. 또는 密閉煅法으로 煅炭하기도 한다.

【修治效果】 乾地黃은 性이 寒하여 清熱凉血한다. 蒸하면 藥性이 寒(凉)한 것에서 温으로 바뀌고 味가 苦한 것에서 甜으로 바뀌며 效能이 清에서 補로 바뀐다. 熟地는 質厚味濃하고 滋膩하므로 소화되기 어려운데, 酒製한 후에는 性이 温으로 되어 補陰血을 주로 하고 술의 散하는 성질을 빌어 藥을 血脈에 통하게 하므로 補血의 효능이 더욱 높아져서 地黃이 滋補하나 滯膩하지 않게 한다. 乾地黃炭은 血分으로 들어가 凉血止血한다. 熟地黃炭은 補血止血하여 崩漏 등의 血虛出血症에 쓴다.

【品　質】

【理化學鑑別】

【貯　藏】 건조한 용기에 넣어 보관한다. 곰팡이에 주의한다.

內 部 構 造

外 部 形 態

氣		味		色	

年　　月　　日　　　　　　組　　姓 名

白 芍 藥 [本經]

【基原植物】 작약 *Paeonia lactiflora* PALL.

多年生 草本으로 높이는 50~80㎝이고 뿌리는 肥大하고 紡錘形이다. 줄기는 곧게 서고 根生葉은 1~2회 羽狀으로 갈라지고 윗부분의 것은 3개로 깊게 갈라지기도 하며 밑부분은 葉柄으로 흐른다. 小葉은 楕圓形 또는 披針形으로 가장자리가 밋밋하고 양면에 털은 없으며 표면은 짙은 綠色이다. 꽃은 매우 크고 白色, 赤色 등 여러 品種이 있으며 원줄기 끝에 1개씩 달리며 꽃받침잎은 5개로 가장자리가 밋밋하며 綠色이고 꽃잎은 10개 정도로 倒卵形이고 수술은 많으며 黃色이다. 子房은 3~5개로 짧은 암술머리가 뒤로 젖혀지며 蓇葖은 內縫線으로 터진다. 開花期는 5~6월이다.

【修 治】 ❶ 白芍薬 : 약재를 크기에 따라 나누어 깨끗이 씻은 다음 물에 담가 불린 후 薄片으로 잘라서 말린다.

❷ 酒 炙 : 白芍薬片을 술과 섞어서 술이 완전히 흡수되면 약한 불로 炒하여 옅은 黃色이 되면 꺼내 식힌다.

白芍薬 100㎏에 술 10㎏을 쓴다.

❸ 炒 黃 : 白芍薬片을 약한 불로 炒하여 옅은 黃色이 되면 꺼내어 식힌다.

【修治效果】 生用하면 斂陰平肝의 效能이 비교적 높아서 肝陽上亢으로 인한 頭痛, 眩暈, 耳鳴 등에 쓴다. 酒炙하면 酸寒한 性質이 감소되고 和中緩急의 效能이 높아지므로 脇肋疼痛, 腹痛에 쓴다. 産後腹痛에는 酒炙하면 효과가 더욱 좋다. 炒黃하면 薬性이 緩和되어 養血斂陰하므로 肝旺脾虛證에 쓴다.

【品 質】 뿌리가 굵고 단단하며 백색인 것이 良品이다.

【理化學鑑別】 ① 염화제2철시액으로 청자색~청록색을 나타내고 후에는 암청자색~암록색으로 변한다(tannin 등의 pnenol성 물질).

② 박층크로마토그라피법(정색제 : p-anisaldehyde, H_2SO_4T.S)에 따라 paeoniflorin을 확인한다.

【貯 藏】 서늘하고 건조한 곳에 보관한다.

內 部 構 造

杭白芍根橫斷面簡略圖

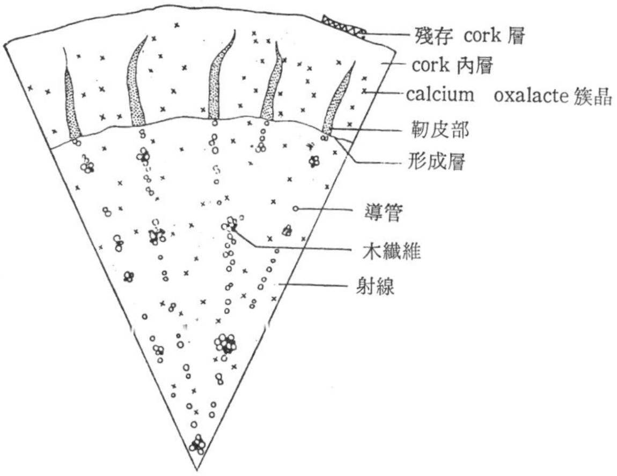

白芍藥根의 橫斷面

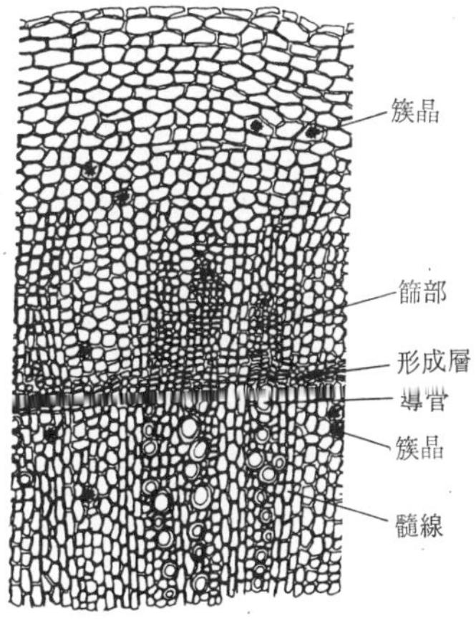

外 部 形 態

白芍藥根과 飮片圖

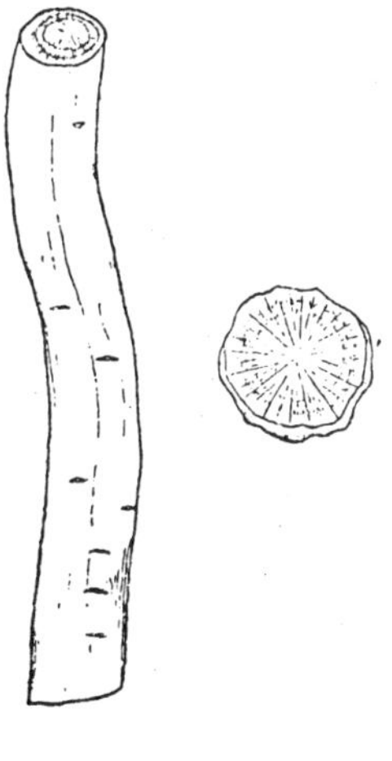

氣		味		色	

年　　月　　日　　　　　　組　　姓 名

何 首 烏 [開寶本草]

【基原植物】 하수오 *Polygonum multiflorum* THUNB.

多年生 덩굴성 草本으로 뿌리는 가늘고 길며 末端이 肥大하여 塊根을 형성하여 表面은 紅褐色 또는 暗褐色이다. 줄기의 밑부분은 약간 木質이며 속은 비어 있다. 잎은 互生하고 긴 葉柄이 있고 좁은 卵形 또는 心臟形이고 끝이 뾰족하고 밑부분이 心臟底이며 가장자리가 밋밋하고 앞면은 深綠色, 뒷면은 엷은 綠色이고 양면이 모두 매끄럽다. 托葉은 줄기를 싸고 鞘로 되고 膜質이며 褐色이고 5개로 갈라져서 花瓣狀이다. 수술은 8개이고 꽃받침보다 짧으며 子房은 卵形이고 암술대는 3개이다. 瘦果는 3개의 날개가 있으며 꽃받침으로 싸여 있고, 열매는 길이 2.5㎜ 정도로 세모진 卵形이고 黑色에 光澤이 있다. 開花期는 8~9월이고, 結實期는 11월이다.

【修 治】 ❶ 何首烏 : 雜質을 제거하고 깨끗이 씻어서 물에 약간 불린 다음 厚片이나 方塊로 잘라서 말린다.

❷ 蒸何首烏 : 生何首烏片이나 塊를 용기에 넣고 黑豆汁과 섞어서 불린 다음 용기(철로된 용기는 피한다)에 넣어 밀폐하여 찌거나 푹 삶아서 즙액이 완전히 흡수되고 褐色으로 되면 꺼내어 말린다.

何首烏片 100㎏에 黑豆 10㎏을 쓴다.

黑豆汁 만드는 법 : 黑豆 10㎏에 적량의 물을 가하여 약 4시간 정도 끓여서 즙액을 15㎏정도 되게 한다. 黑豆의 찌꺼기는 다시 물을 넣고 3시간 정도 끓여서 10㎏정도 전탕액을 만들어 전자와 합하여 25㎏을 쓴다.

【修治效果】 何首烏는 補陰藥인데 生用하면 性이 發散하고 通絡의 효능이 강하여 解毒散結, 滑腸하므로 泄瀉를 일으킨다. 黑豆와 함께 찐 후에는 味甘하고 厚하여 陰에 들어가 滋陰補腎, 養肝益血, 烏鬚髮의 效能이 있다.

【品 質】 크고 質이 堅實하며 무겁고 紅褐色이며, 斷面에 솜모양의 꽃무늬가 나타나고 粉性이 많은 것이 良品이다.

【理化學鑑別】 粉末에 에탄올을 추출한 여액과 암모니아시액을 가하여 흔들어 섞으면 물층은 연한 적색 또는 적색을 띤다(anthraquinone).

【貯 藏】 건조한 곳에 보관하고, 곰팡이와 벌레에 주의한다.

內 部 構 造

何首烏塊根橫斷面簡略圖

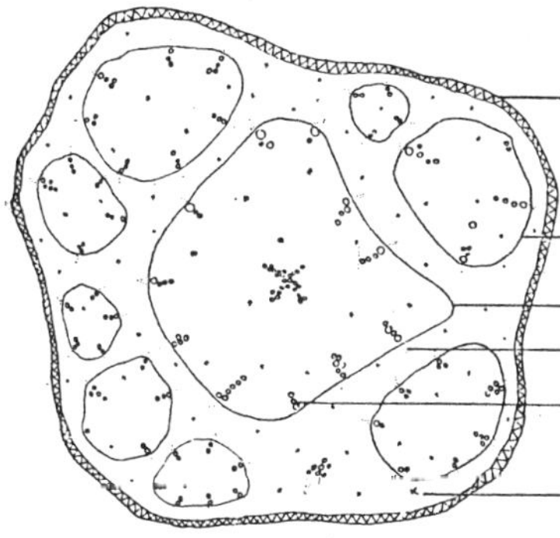

何首烏粉末圖

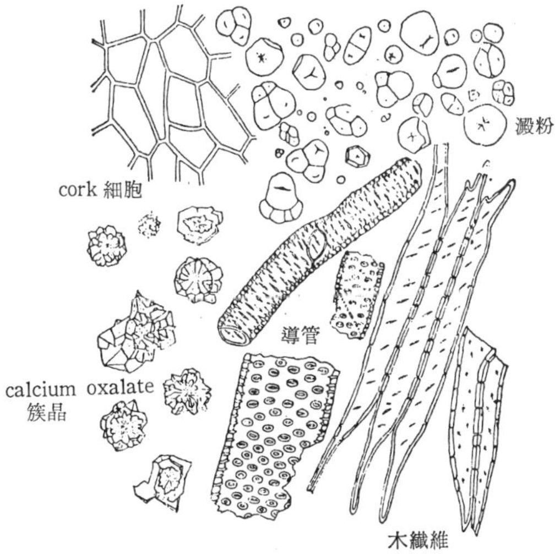

外 部 形 態

何首烏塊根과 飮片圖

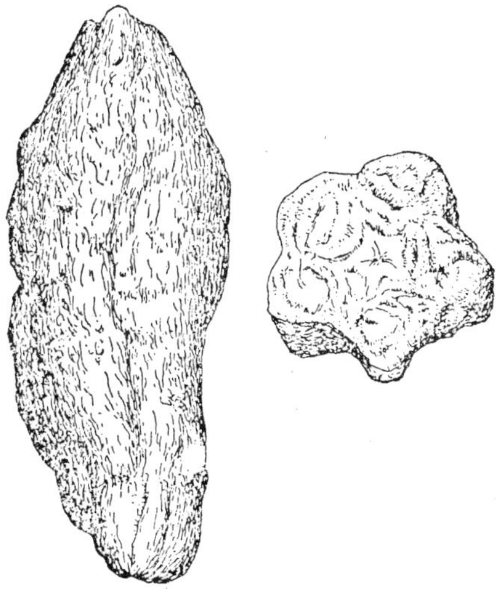

氣		味		色	

年　　月　　日　　　　　　組　　姓 名

阿　　膠 [本經]

【基原動物】 당나귀 *Equus aninus* L.

【修　治】 ❶ 阿膠珠 : 阿膠塊를 약한 불 위에서 가열하여 작은 方形의 塊로 만든다.
❷ 蛤粉炒 : 먼저 蛤粉을 용기에 넣고 가열하여 표면이 매끄럽게 되면 阿膠珠를 넣고 계속 뒤섞는다. 표면이 일어나고 圓球形을 이루며, 내부에 딱딱한 心이 없을 때 꺼내어 체로 蛤粉을 걸러내고 식힌다.
❸ 蒲黃炒 : 蒲黃을 용기에 넣고 가열하여 약간 변색이 되면 阿膠珠를 넣고 계속 뒤섞는다. 표면이 일어나고 圓球形을 이루며, 내부에 딱딱한 心이 없을 때 꺼내어 체로 蒲黃을 걸러내고 식힌다.

【修治效果】

【品　質】 색이 고르고 質이 잘 부서지고 半透明하며, 斷面은 光澤이 있고 腥氣가 없는 것이 良品이다.

【理化學鑑別】

【貯　藏】 서늘하고 건조한 곳에 보관한다. 밀폐하여 보관하는 것이 좋다.

內 部 構 造

外 部 形 態

氣		味		色	

年　　月　　日　　　　組　　姓 名

龍 眼 肉 [本經]

【基原植物】 龍眼 *Euphoria longan* (LOUR.) STEUD.

常綠喬木으로 높이는 10 m에 달한다. 幼枝는 銹色의 柔毛에 싸여 있다. 偶數羽狀複葉이 互生하고 小葉은 2~5쌍으로 互生하는데 革質로 楕圓形 또는 卵狀 披針形이며 짧고 뾰족하거나 뭉툭하며 가장자리는 밋밋하거나 또는 波狀으로 暗綠色인데, 落葉일 때는 褐色이고 아랫면은 粉綠色이다. 꽃은 兩性 또는 單性花와 兩性花가 共存하며 頂生 또는 腋生의 圓錐花序가 달린다. 꽃은 작고 黃白色이며 꽃받침은 5개로 깊게 갈라지고 꽃잎도 5개이며 국자형으로 안쪽에 털이 있다. 수술은 보통 8개이고 子房은 2~3室이며 柱頭는 둘로 갈라진다. 核果는 球形으로 지름 1.5~2 cm로 外皮는 黃褐色이며 假種皮는 白色에 多肉質이며 안에 黑褐色의 種子가 한개 있다.

【修 治】

【修治效果】

【品 質】 조각이 크고 肉質이 두꺼우며 質이 細軟하고 褐黃色으로 半透明하며 味가 甜한 것이 良品이다.

【理化學鑑別】

【貯 藏】 통풍이 잘 되고 건조한 곳에 보관하여 습기와 좀이 먹는 것을 방지한다.

內 部 構 造

外 部 形 態

氣		味		色	

年　　月　　日　　　　　　組　　姓　名

第 4 節　補 陰 藥

沙　　蔘 [本經]

【基原植物】 잔대 *Adenophora triphylla* var *japonica* HARA.

多年生 草本으로 높이는 60~120cm이고 뿌리가 굵으며 모양은 人蔘과 비슷하고 전체에 잔털이 있으며 줄기는 한개로 곧추 선다. 잎은 보통 4개가 輪生하고 葉身은 타원형 또는 披針形으로 길이 4~8cm, 너비 1.5~3cm이고 가장자리에 톱니가 있고 표면은 綠色, 뒷면은 연한 녹색으로 털이 밀생한다. 꽃은 원줄기 끝에 엉성한 圓錐花序를 형성하며 꽃받침은 5개로 갈라지며 약간 검은색을 띤 綠色이다. 花冠은 鐘形으로 藍紫色이며 끝이 좁아지지 않아 항아리 같고, 裂片과 수술은 각각 5개이다. 蒴果는 끝에 꽃받침이 달린 채로 익으며 卵圓形이다. 開花期는 7~8월이다.

【修　治】 根莖을 제거하고 洗浄하여 潤透시킨 다음 厚片으로 切片하여 건조한다.

【修治效果】

【品　質】 굵고 길며 飽滿하고 黃白色인 것이 良品이다.

【理化學鑑別】 粉末 2g에 물 20㎖를 넣고 水浴上에서 10분간 가열한 다음 여과하고 여액을 다음 방법으로 시험한다.

여액 2㎖를 취하여 5% α-나프톨시액에 에탄올 2~3 방울을 넣고 흔들어 섞은 다음 시험관 벽에 천천히 유산 0.5㎖를 넣으면 두 액의 接界面에는 자홍색의 環이 나타난다.

【貯　藏】 통풍이 잘 되고 건조한 곳에 보관하여 좀이 먹는 것을 방지한다.

內 部 構 造

南沙參根斷面簡略圖

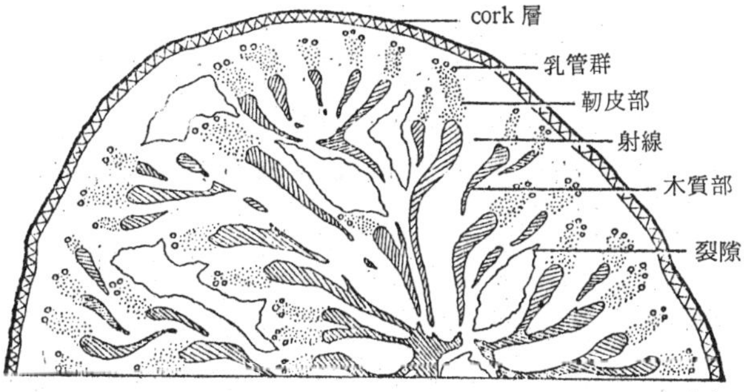

外 部 形 態

南沙參外形과 飮片圖

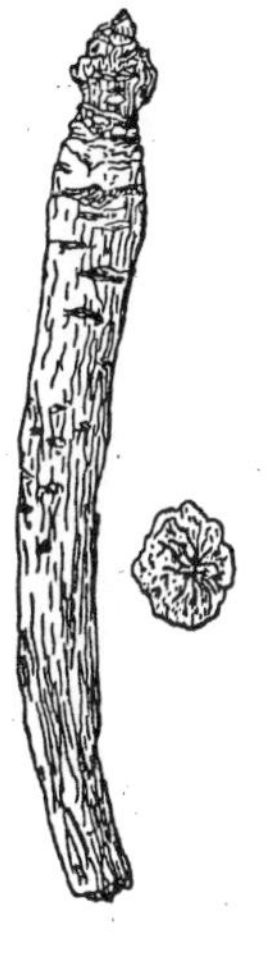

氣		味		色	

年 月 日 組 姓 名

麥 門 冬 [本經]

【基原植物】 맥문동 *Liriope platyphylla* WANG et TANG

多年生 草本으로 根莖은 옆으로 뻗으면서 새순이 나오고 마디는 膜質의 苞로 싸여 있고 수염뿌리에는 多肉質인 염주모양의 塊根이 항상 있다. 잎은 밑부분에서 叢生하며 線形이고 길이는 15~30cm, 너비 2~4mm로 끝이 둔하다. 花莖은 길이 6.5~12cm에 總狀花序로 頂生하며 偏側生이고 몇개의 잔 꽃이 성기게 나며 腋生한다. 꽃은 淡紫色이나 白色인 것도 있으며 모양은 작고 아래로 쳐진다. 花蓋는 6조각이고 長楕圓形이며 수술은 6개이고 花絲는 짧고 葯는 길며 子房은 中位로 3개로 갈라진 암술대가 있다. 漿果는 성숙하면 深綠色이며 둥글다. 開花期는 3월이다.

【修 治】 雜質을 제거하고 洗淨하여 潤透시킨 다음 去心하여 건조한다.

【修治效果】

【品 質】 質이 부드러우면서도 강인하고, 斷面은 黃白色으로 중앙에 가늘고 작은 木心이 있는 것이 良品이다.

【理化學鑑別】 薄片을 紫外光燈(653nm) 밑에 놓고 관찰하면 藍色의 형광을 나타낸다.

【貯 藏】 서늘하고 건조한 곳에 보관하여 습기를 방지한다.

內 部 構 造

麥門冬塊根橫斷面詳細圖

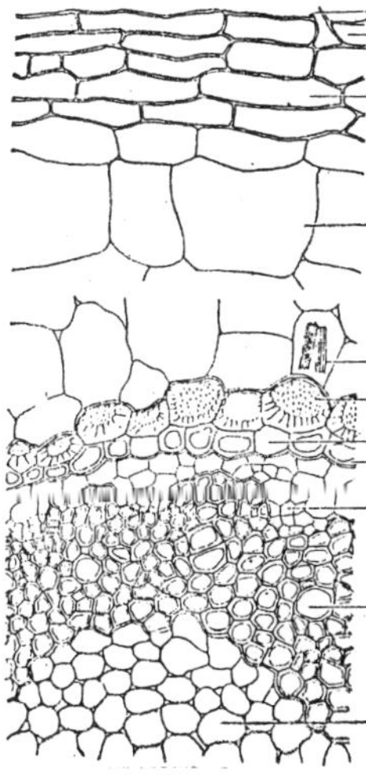

外 部 形 態

麥門冬外形圖

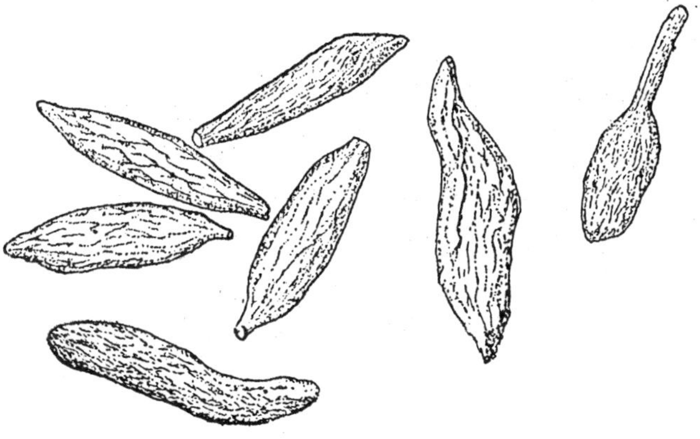

氣		味		色	

年　　月　　日　　　　　　　組　　姓 名

天　門　冬 [本經]

【基原植物】 천문동 *Asparagus cochinchimensis* MERR.

多年生 草本으로 塊根은 肉質로 여러개가 모여 나고 長楕圓形 또는 紡錘形으로 길이는 5～15cm내외이며 줄기는 가늘고 길며 가지는 갈라졌으며 길이는 2m이상이다. 잎처럼 생긴 가지는 2～3개가 葉腋에서 모여 나며 線形으로 편평하고 길이 1～2.5(～3) cm, 폭은 1mm전후이며 약간 彎曲한 짧은 가시로 되어 있다. 꽃은 1～3개가 葉腋에 모여 나고 黃白色 또는 白色으로 아래로 처진다. 花被는 6개로 2輪으로 배열되고 長卵形이나 卵狀 楕圓形으로 길이 약 2mm, 수술은 6개, 葯은 T字形, 암술은 1개, 子房은 3室, 柱頭는 3개로 갈라진다. 漿果는 球形으로 백색이고 지름은 6mm정도로 黑色 種子가 1개 들어 있다. 開花期는 5～6월이다.

【修　治】 雜質을 제거하고 洗淨한 다음 薄片으로 切片하여 건조한다.

【修治效果】

【品　質】 굵고 길며 黃白色으로 반투명한 것이 良品이다.

【理化學鑑別】

【貯　藏】 통풍이 잘 되고 건조한 곳에 보관하여 곰팡이가 생기는 것을 방지한다.

內 部 構 造

天門冬塊根橫斷面簡略圖

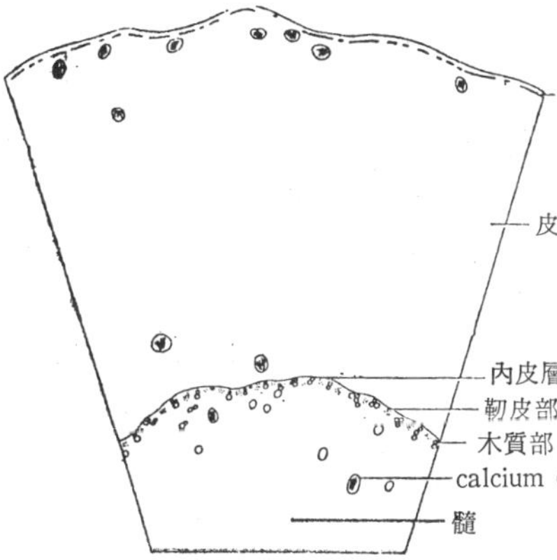

天門冬 橫斷面詳細圖

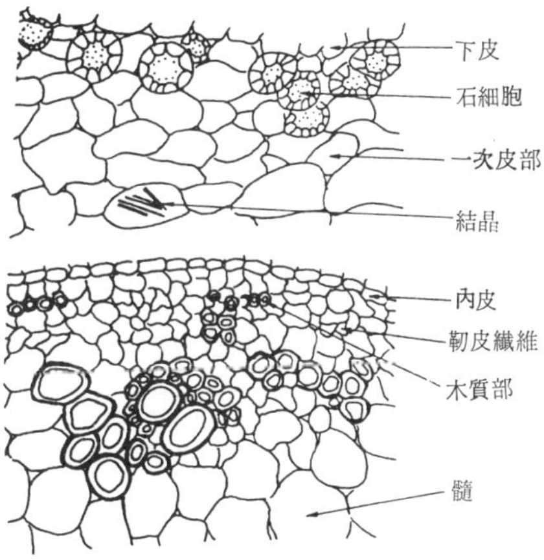

外 部 形 態

天門冬外形圖

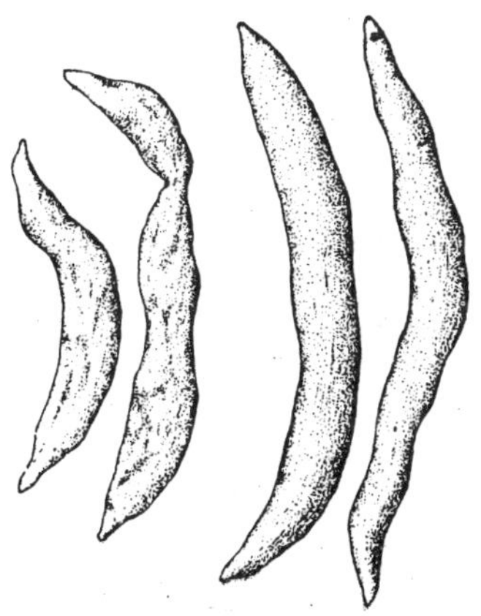

氣		味		色	

年　　月　　日　　　　　　組　　姓　名

石　　斛 [本經]

【基原植物】 金釵石斛 *Dendrobium nobile* LINDL.

多年生 附生草本으로 根莖에 여러개의 빳빳한 수염뿌리가 있다. 줄기는 圓形이고 표면은 光澤이 있고 높이는 20~40cm이며 마디가 많으며 녹갈색이다. 잎은 互生하며 넓은 披針形 또는 넓은 線形이며 끝이 날카롭고 길이 3~6cm이며 革質이고 매끄럽고 윤택하며 基部에 줄기를 포위한 膜質의 鞘가 있다. 꽃은 總狀花序로 頂生하며 꽃은 1~2개이고 꽃자루가 있으며 직경 3cm내외이다. 花蓋片은 楕圓狀 披針形이고 끝이 날카로우며 약간 벌어졌고 脣瓣은 약간 짧으며 卵狀의 菱形이고 하반부는 蕊柱를 양측으로 싸며 밑부분에 짧고 둥근 距가 있다. 꽃은 백색 혹은 엷은 홍색이며 結實하지 않는다. 開花期는 5~6월이다.

【修　治】 잔뿌리를 제거하고 씻어서 절단한 후 건조한다.

【修治效果】

【品　質】 황금색이며 질이 치밀하고 광택이 있는 것이 良品이다.

【理化學鑑別】

【貯　藏】 통풍이 잘 되는 곳에 보관한다.

內 部 構 造

石斛莖橫斷面簡略圖

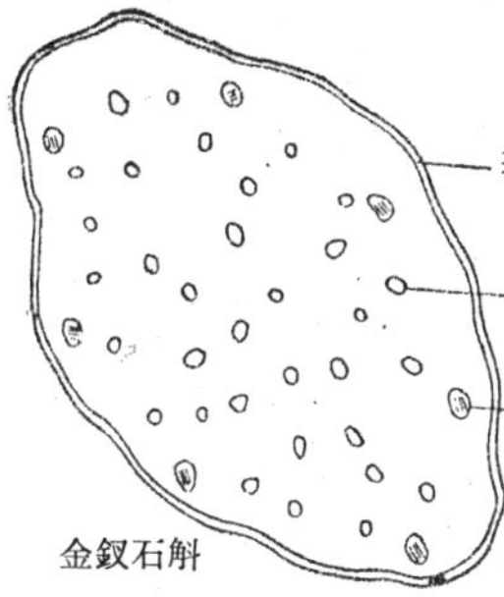

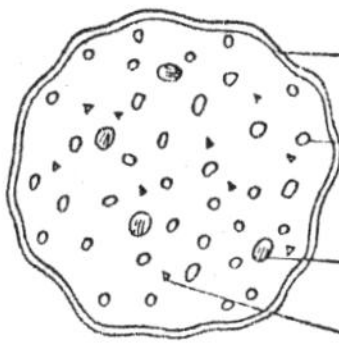

金釵石斛(莖)橫斷面詳細圖

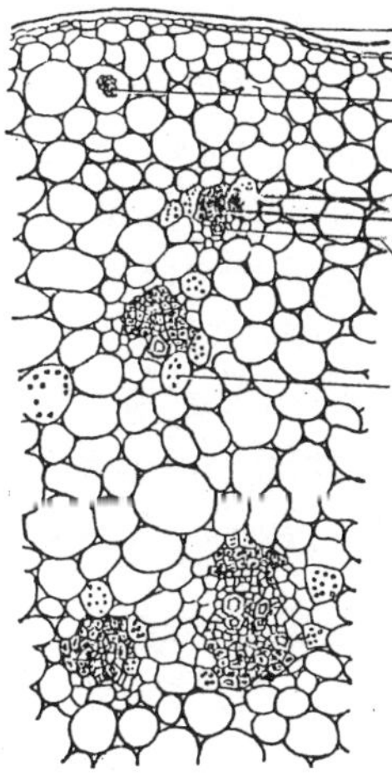

外 部 形 態

氣		味		色	

年　　月　　日　　　　　　組　　姓　名

玉　　竹 [本經]

【基原植物】 둥굴레 *Polygonatum odoratum* var. *pluriflorum* OHWI

多年生 草本으로 높이는 40~65cm이며, 肉質의 地下莖은 粘質이고 옆으로 뻗으며 가늘고 짧은 수염뿌리가 많으며 줄기는 곧게 자라고 上部는 약간 경사지며 반들반들하고 光澤이 있다. 잎은 줄기의 중앙으로 부터 上部에 互生하고 葉柄은 매우 짧고 楕圓形 또는 狹楕圓形이고 드물게는 長楕圓形인 것도 있다. 잎밑은 둥글거나 뭉툭하며 끝도 뭉툭하고 약간 厚質이며 길이 5~8cm내외이다. 表面은 黃綠色이고 뒷면은 粉처럼 희고 葉脈은 隆起하였다. 꽃은 腋生하고 花莖은 길이 1~1.4cm, 1~2개의 꽃이 달린다. 花被는 길이 1.4~1.8cm의 筒狀으로 白色을 띠고 끝은 6갈래로 째지며 裂片은 卵形이거나 廣卵形으로 淡綠色이다. 수술은 6개이고 花絲는 花筒 위에 달리며 葯은 서로 접근하고 子房은 3室이고 1개의 花柱는 성형이다. 漿果는 球形이고 검은색으로 익는다. 開花期는 6~7월이다.

【修　治】 잡질을 제거하고 물에 씻어 부드럽게 되면 두껍게 절단하여 건조한다.

【修治效果】

【品　質】 길고 비대하며 황백색인 것이 良品이다.

【理化學鑑別】

【貯　藏】 통풍이 잘 되는 곳에 보관하고 곰팡이나 벌레를 방지한다.

內 部 構 造

玉竹根莖橫斷面簡略圖

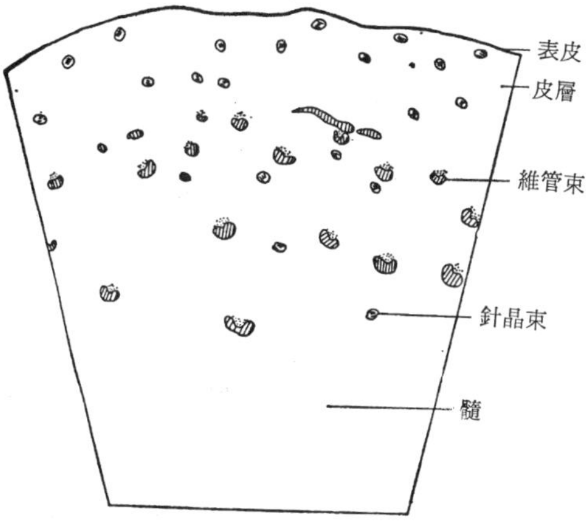

外 部 形 態

玉竹根莖外形圖

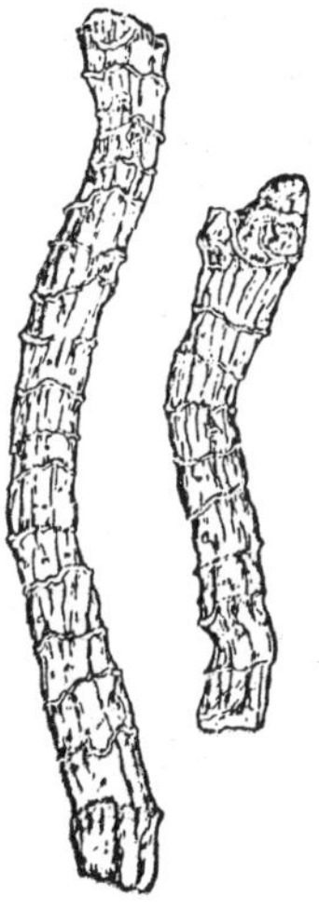

氣		味		色	

年　　月　　日　　　　　　組　　姓　名

黃　　精 [別錄]

【基原植物】 층층둥굴레 *Polygonatum stenophylum* MAX.

多年生 草本으로 根莖은 옆으로 뻗으며 비후한 肉質로 圓柱形이고 묵은 줄기의 脫痕이 있고 수염털이 조금 나와 있다. 줄기는 곧게 서고 圓柱形에 높이는 50~80 cm이며 매끄럽고 光澤이 있으며 털은 없다. 葉柄은 없고 보통 4~5개의 잎이 輪生한다. 葉片은 線狀 披針形에서 線形으로 되어 있고 길이는 7~11 cm, 너비 5~12 mm, 끝은 날카롭고 뾰족하며 말려 있고 윗면은 綠色이고 뒷면은 淡綠色이다. 꽃은 腋生하여 아래로 늘어져 있다. 花柄의 길이는 1.5~2 cm이고 끝이 둘로 갈라져서 두개의 꽃이 붙는다. 花被는 筒狀인데 白色이고, 길이 8~13 mm로 끝은 齒狀으로 6갈래로 째지며 綠白色을 띠고 있다. 수술은 6개이고 花被管의 중부에 着生하고 花絲는 매끄럽고 光澤이 있다. 암술은 1개이고 길이는 수술과 같다. 子房은 上位인데 柱頭에는 白毛가 있다. 液果는 직경이 7~10 mm의 球形이며 성숙하면 까맣게 된다. 開花期는 5~6월, 結實期는 6~7월이다.

【修　治】 ❶ 黃 精 : 雜質을 제거하고 깨끗이 씻어 물에 약간 적셔 연하게 되면 厚片으로 잘라서 말린다.

❷ 蒸黃精 : 黃精을 깨끗이 씻어서 여러번 쪄서 내외가 滋潤하고 黑色을 띠면 厚片으로 잘라서 말린다.

❸ 酒 蒸 : 黃精을 깨끗이 씻어서 막걸리와 섞어 시루나 기타 이와 같은 용기에 넣고 밀폐한 다음 水浴中에서 푹 찌며 중간에 한번 뒤집어 준다. 술이 완전히 흡수되고 색이 까맣게 되고 윤이 나며, 얼얼한 맛이 없을 때 꺼내어 切片한 다음 말린다.

黃精 100 kg에 막걸리 20 kg을 쓴다

【修治效果】 生黃精은 咽喉를 자극하는데, 蒸한 후에는 補脾潤肺益腎의 효능이 증가되고 얼얼한 맛이 없어져서 인후를 자극하지 않게 된다. 또, 이 약은 質이 潤하기 때문에 多服하거나 久服하면 消化에 방해를 받는데 酒製하면 약세를 도와서 滋하나 膩하지 않게 하여 補益作用을 잘 발휘하게 한다.

【品　質】 덩어리 뿌리가 크고 비만하며 황색으로 절단면이 투명한 것이 良品이다.

【理化學鑑別】

【貯　藏】 바람이 잘 통하고 건조한 곳에 보관한다. 곰팡이, 벌레에 주의한다.

內 部 構 造

滇黃精根莖橫斷面簡略圖

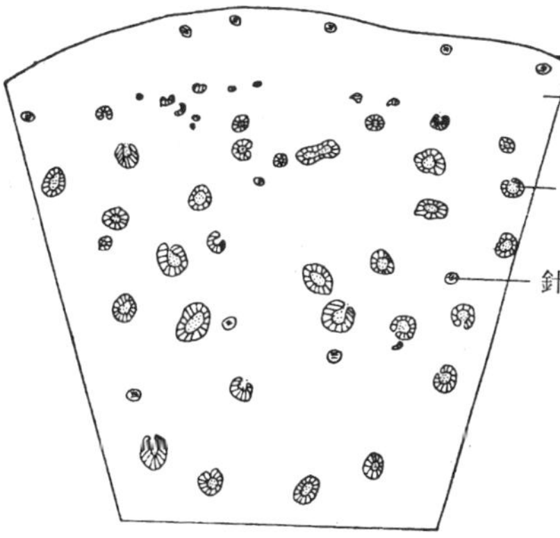

外 部 形 態

黃精外形圖

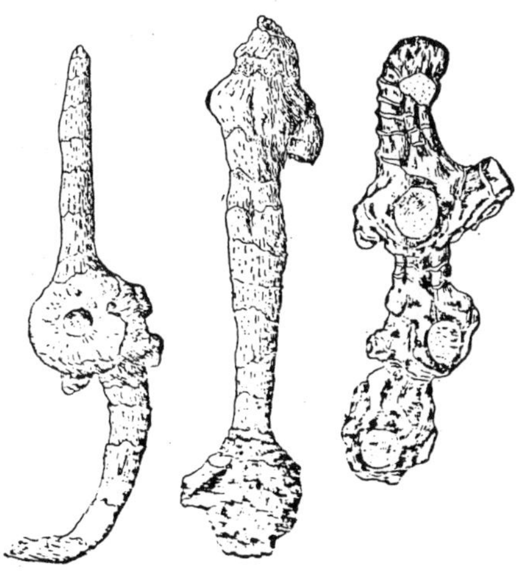

氣		味		色	

年　　月　　日　　　　　　組　　姓 名

百　　合 [本經]

【基原植物】 참나리 *Lilium lancifolium* THUNB.

多年生 草本으로 鱗莖은 球形이며 연한 黃色으로 多肉質이고 지름은 5~8cm이다. 줄기는 圓柱形이고 곧게 서고 높이 50~100cm이고 紫褐色을 띠며 줄기끝에 흰색의 綿毛가 산포한다. 잎은 互生하여 다닥다닥 달리고 葉柄이 없고 披針形이며 끝이 날카로우며 짙은 褐色의 珠芽가 葉腋에 달린다. 꽃은 줄기끝에 2~10개 이상이 달리며 花柄이 있고 밑을 향해 달린다. 花被 裂片은 6개이고 披針形이며 강하게 뒤로 젖혀졌고 안쪽에 흑자색의 점이 산포하며 밑에는 여러개의 짧은 돌기가 있다. 6개의 수술은 암술의 꽃 밖으로 길게 나오고 葯은 暗赤色이다. 蒴果는 狹長倒卵狀이며 結實하는 율이 적다. 開花期는 7~8월이다.

【修　治】 ❶ 百 合 : 雜質을 제거하고 체로 흙이나 먼지를 걸러낸다.
❷ 蜜 炙 : 깨끗한 百合을 약한 불로 炒하여 색깔이 약간 진해졌을 때 물에 희석한 익힌 꿀을 약간 뿌려서 계속 뒤섞으면서 炒하여, 표면이 微黃色으로 되고 손에 달라붙지 않을 정도가 되면 꺼내어 식힌다.

百合 100kg에 익힌 꿀 6kg을 쓴다.

【修治效果】 生用하면 淸心安神하여 熱病後의 餘熱未盡, 神志恍惚, 心煩 등증에 쓰인다. 蜜炙하면 潤肺止咳의 效能이 높아져서 陰虛燥咳의 症狀에 쓰인다.

【品　質】 조각의 육질이 두껍고 황백색으로 단단하고 힘줄이 적은 것이 良品이다.

【理化學鑑別】

【貯　藏】 바람이 잘 통하고 건조한 곳에 보관하고, 습기와 벌레에 주의한다. 炙百合은 밀폐된 용기에 보관해야 한다.

內 部 構 造

3 種百合鱗莖澱粉圖

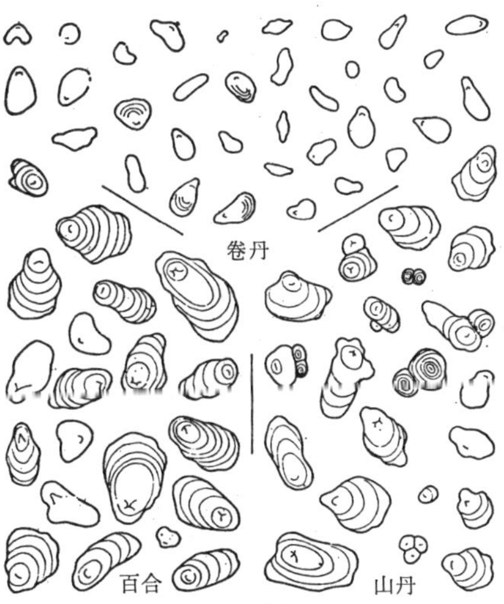

外 部 形 態

氣		味		色	

年　　月　　日　　　　　　　組　　姓 名

枸 杞 子 [本經]

【基原植物】 구기자나무 *Lycium chinense* MILL.

덩굴성 灌本으로 높이는 1m내외이다. 원줄기는 비스듬하게 자라면서 끝이 밑으로 처지지만 다른 물체에 기대어 자란 것은 높이가 4m에 달하고 가지에 흔히 가시가 있으나 없는 것도 있으며 外皮는 灰色으로 털이 없다. 잎은 互生하지만 여러개가 叢生하며, 葉身의 중앙은 넓은 卵形 또는 卵狀 披針形으로 끝은 尖頭 혹은 鈍頭이고 길이 3~8cm, 너비 0.6~2.5cm로 양면에 털이 없고 가장자리가 밋밋하며 葉柄은 길이 1cm 정도로 털이 없다. 꽃은 腋生하고 보통 單生 혹은 여러개가 모여 난다. 꽃받침은 鐘形이며 길이 3~4mm로 끝은 3~5개로 갈라진다. 花冠은 筒狀鐘形으로 花筒의 下部가 현저하게 좁아지고 위로 향할수록 점차 넓어지며, 끝은 5갈래로 갈라진다. 裂片은 長卵形으로 끝이 뾰족하고 자주빛이며 길이는 1cm 정도이고 纖毛가 있다. 5개의 수술과 1개의 암술이 있으며, 수술대는 길고 털이 있다. 열매는 卵形 또는 긴 楕圓形으로 길이 0.5~2cm, 지름 4~8mm로 深紅色 혹은 褐紅色을 띠며 種子는 여러개인데 편평한 腎形으로 黃褐色이다. 開花期는 6~9월, 結實期는 7~10월이다.

【修 治】

【修治效果】

【品 質】 열매가 크고 육질이 두꺼우며 속에 종자가 작고 홍색이며 질이 부드럽고 맛이 단것이 良品이다.

【理化學鑑別】

【貯 藏】 음랭처에 보관하고 뜨지않게 해야하며, 벌레를 방지한다.

內 部 構 造

寧夏枸杞子橫斷面簡略圖

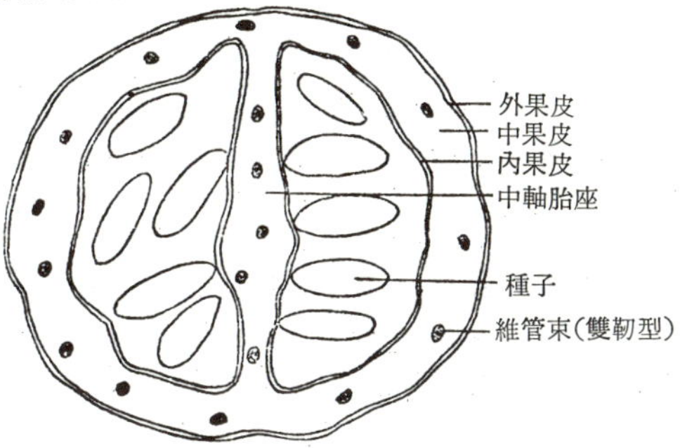

橫斷面詳細圖

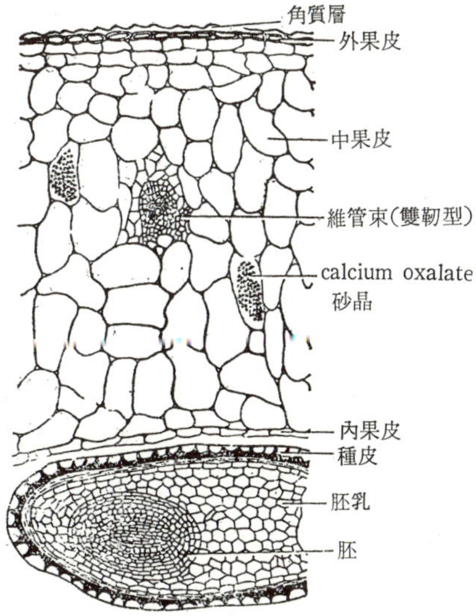

粉末圖

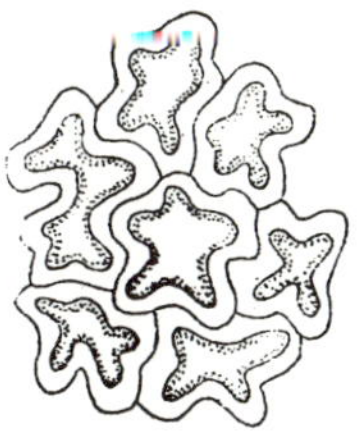
種皮石細胞(表面)

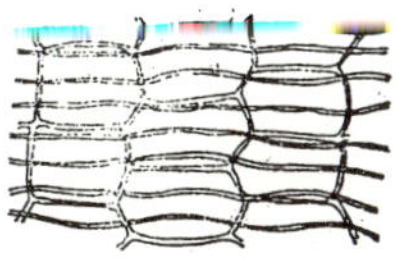
外果皮粉末(角質層紋理)

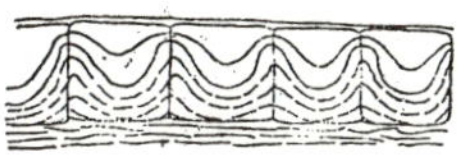
種皮石細胞(橫斷面)

外 部 形 態

氣		味		色	

年　月　日　　　組　姓　名

桑 椹 子 [新修本草]

【基原植物】 桑葉項 참조.

【修　治】

【修治效果】

【品　質】 열매가 크고 육질이 두꺼우며 자홍색으로 단맛이 많은 것이 良品이다.

【理化學鑑別】

【貯　藏】 통풍이 잘 되는 곳에 보관하고 벌레를 방지한다.

內 部 構 造

桑椹橫斷面簡略圖

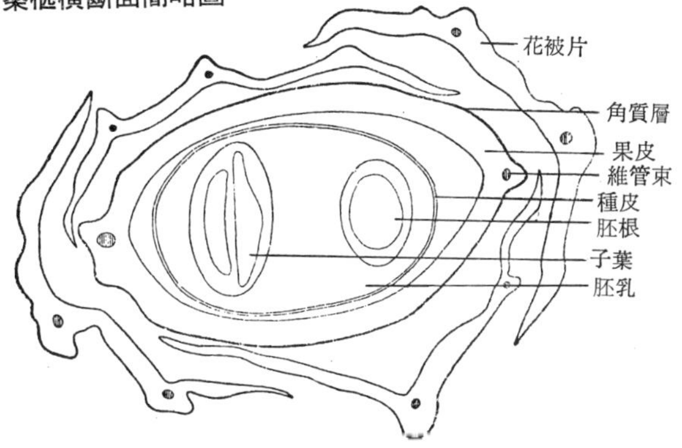

桑椹果皮橫斷面詳細圖

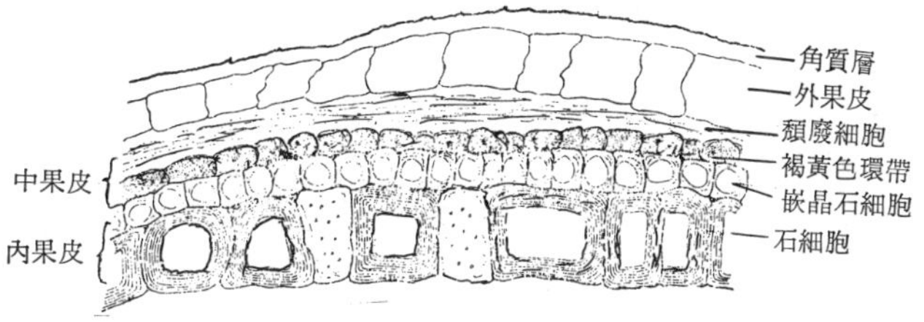

外 部 形 態

氣		味		色	

年　　月　　日　　　　組　　姓　名

女 貞 子 [本經]

【基原植物】 제주광나무 *Ligustrum lucidum* AIT.

常綠灌木 또는 小喬木으로 높이는 5~10m이고 樹皮는 灰色~淡灰褐色에 가지는 퍼지며 윤기가 있고 皮目이 있다. 잎은 對生하고 葉柄은 길이 1~2cm, 표면에는 흠이 있고 葉身은 革質에 卵形 내지는 卵狀披針形에 끝이 漸尖形이고 밑부분은 넓은 楔形이며 가장자리가 밋밋하다. 圓錐花序는 頂生하여 길이 10~15cm, 지름 8~17cm, 總花柄의 길이는 약 4cm이며 또는 없는 것도 있다. 苞片은 葉狀에 線狀 披針形으로 無柄이며 일찍 떨어져 없어진다. 小苞는 卵狀 三角形이고 小花柄은 매우 짧거나 없다. 꽃받침은 鐘形에 4개로 갈라지고 花冠은 裂片이 4개, 長方形에 白色이다. 수술은 2개, 암술은 1개, 子房은 上位 球形에 2室이고, 花柱는 圓柱狀에 柱頭가 얕게 갈라진다. 液果狀의 核果는 長楕圓形에 綠色이며 성숙하면 藍黑色이고 種子는 1~2개이다. 開花期는 7~8월, 結實期는 11~12월이다.

【修 治】 ❶ 女貞子 : 梗葉 및 雜質을 제거하고 깨끗이 씻어서 말린다. 찧어서 부수어 사용한다.
❷ 酒 蒸 : 깨끗한 女貞子를 막걸리와 섞어 약간 불려서 시루에 넣고 밀봉한 후 술이 완전히 흡수될 때까지 쪄서 색깔이 黑色으로 되고 윤기가 나면 꺼내 말린다. 찧어서 부수어 쓴다.

女貞子 100kg에 막걸리 20kg을 쓴다.

【修治效果】 藥性이 平和하고 生用하면 滋陰潤燥하여 肝熱目眩, 大便秘結에 많이 쓰인다. 酒製한 후에는 補肝腎效能이 높아져서 頭暈, 耳鳴, 視物不淸, 鬚髮早白에 많이 쓰인다.

【品 質】 입자가 크고 포만하며 회흑색으로 질이 단단한 것이 良品이다.

【理化學鑑別】

【貯 藏】 바람이 잘 통하고 건조한 곳에 보관한다. 습기 및 곰팡이에 주의한다.

內 部 構 造

女貞子果實縱斷面簡略圖

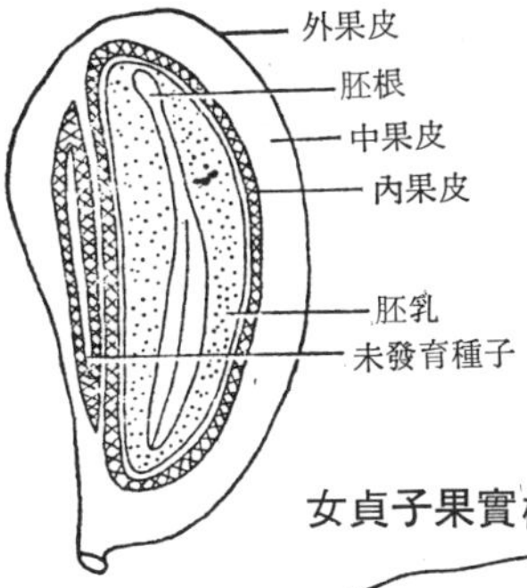

女貞子果實橫斷面簡略圖

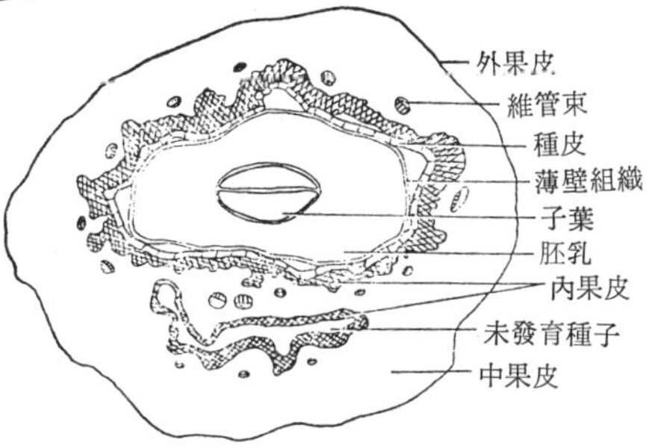

女貞子果實橫斷面詳細圖

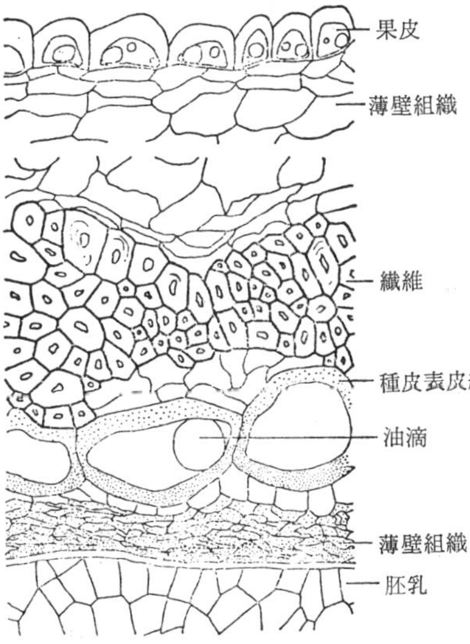

外 部 形 態

女貞子(果實)外形圖

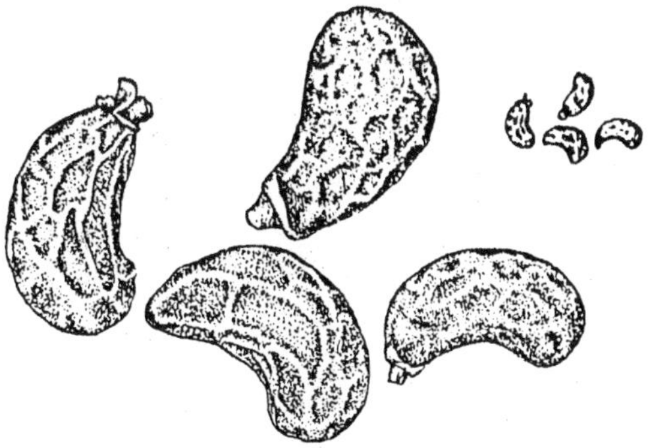

氣		味		色	

年　　月　　日　　　　組　　姓　名

龜　　板 [本經]

【基原動物】 남생이 *Chinemys reevesii* (GRAY)

【修　治】 ❶ 龜 板 : 물에 담가 물을 갈아주지 않고 기다려 皮肉筋膜이 풀어져서 甲骨과 쉽게 분리될 때 꺼내 깨끗이 씻어 햇볕과 이슬로 냄새가 없어질 때까지 놓아둔다.

❷ 砂 炒 : 먼저 모래를 용기에 넣고 센 불로 가열하여 모래가 매끈하게 되어 뒤섞기 좋아질 정도가 되면 크기에 따라 나눈 龜板을 구별하여 넣고 炒한다. 龜板의 질이 성기어지고 표면이 옅은 黃色을 띠면 꺼내어 체로 모래를 제거하고, 뜨거울 때 식초를 붓고 약간 담갔다가 건져서 말린다.

龜板 100kg에 식초 20kg을 쓴다.

【修治效果】 質이 매우 딱딱하고 비린내가 나는데, 砂炒한 후에는 質이 성기어져서 분쇄와 유효성분의 추출이 쉬워져서 약효가 높아진다. 또한 矯臭의 작용으로 복용이 편리해진다.

【品　質】 크고 육질이 없으며 龜板에 피의 흔적이 있는 것이 良品이다.

【理化學鑑別】

【貯　藏】 바람이 잘 통하고 건조한 곳에 보관한다.

內 部 構 造

外 部 形 態

龜板外形圖

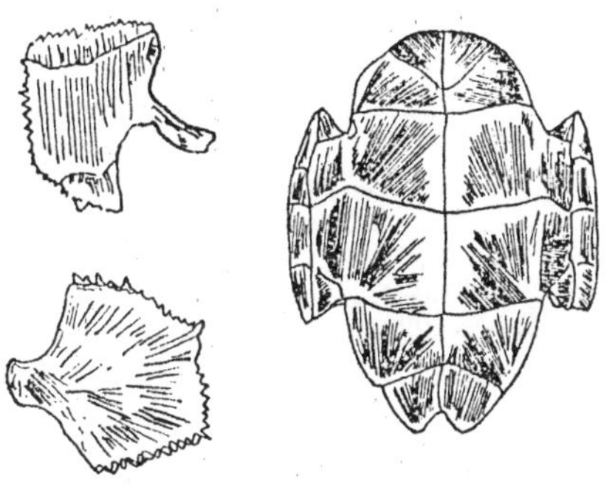

氣		味		色	

年　月　日　　　　組　姓 名

鱉　　甲 [本經]

【基原動物】 자라 *Trionyx sinensis* WIEGMANN

【修　治】 ❶ 鼈 甲 : 물에 담가 물을 갈아주지 않고 기다려 皮肉筋膜과 甲骨이 쉽게 분리될 때 꺼내어 깨끗이 씻어 햇볕과 이슬로 냄새가 없어질 때까지 놓아둔다.
❷ *砂 炒* : 먼저 모래를 용기에 넣고 센 불로 가열하여 모래가 매끈하게 되어 뒤섞기 좋아질 정도가 되면 크기에 따라 나눈 鼈甲을 구별하여 넣고 炒한다. 鼈甲의 질이 성기어지고 표면이 짙은 黃色을 띠면 꺼내어 체로 모래를 제거하고, 뜨거울 때 식초를 붓고 약간 담갔다가 건져서 말린다.
　鼈甲 100 kg에 식초 20 kg을 쓴다.

【修治效果】 質이 매우 딱딱하고 비린내가 나는데, 砂炒한 후에는 質이 성기어져서 분쇄와 유효성분의 추출이 쉬워진다. 醋製하면 矯臭와 복용에 편리하며 肝으로 들어가 消積의 效能을 높인다.

【品　質】 크고 육질이 남아 있지 않은 것이 良品이다.

【理化學鑑別】

【貯　藏】 바람이 잘 통하고 건조한 곳에 보관한다.

內 部 構 造

外 部 形 態

鱉甲外形圖

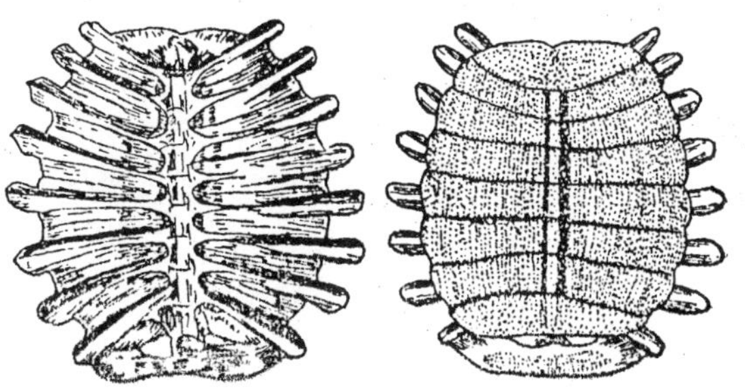

氣		味		色	

年　　月　　日　　　　　　組　　姓 名

第18章 收 澁 藥

第1節 止 汗 藥

麻 黃 根 [別錄]

【基原植物】 麻黃項 참조.

【修 治】 잡질을 제거하고 물에 씻어 부드럽게 되면 두껍게 썰어서 건조한다.

【修治效果】

【品 質】

【理化學鑑別】

【貯 藏】 습기가 없는 곳에 보관한다.

內 部 構 造

外 部 形 態

氣		味		色	

年　　月　　日　　　　　　組　　姓　名

第 2 節 止 瀉 薬

訶 子 [藥性本草]

【基原植物】 訶子 *Terminalia chebula* RETZ.

葉落喬木으로 높이는 20~30 m 이며 잎은 互生 또는 對生에 가깝고 卵形 또는 楕圓形이며 끝은 微突形, 밑부분은 鈍形 또는 圓形이고, 가장자리는 밋밋하다. 양면에는 털이 없으나 어린잎의 뒷면에는 부드러운 털이 약간 나 있는 것도 있다. 葉柄은 굵고 1.5~2 ㎝, 끝에 2개의 腺體가 있는 것도 가끔 나온다. 穗狀花序가 가지의 끝 또는 葉腋에 달리고 꽃은 白色이고 兩性花이다. 꽃받침은 杯狀으로 끝은 5裂하고 裂片은 三角形이며 끝이 날카롭고 뾰족하다. 꽃잎은 없고 수술은 10개, 葯은 黃色, 子房은 下位 1室이다. 胚珠는 2개, 花柱는 길고 突出해 있다. 核果는 倒卵形 또는 楕圓形, 어린 果實은 綠色이나 익으면 黃褐色이 되고 光澤이 있으며 乾燥하면 5개의 稜線이 나온다. 種子는 1개, 開花期는 6~8월, 結實期는 8~10월이다.

【修 治】 ❶ 訶子肉 : 雜質을 골라내고 깨끗이 씻어서 물에 약간 불려 연하게 한 다음 씨를 제거하고 말린다.

❷ 炒 黃 : 깨끗한 訶子肉을 약한 불로 炒하여 짙은 갈색으로 되면 꺼내어 식힌다.

❸ 煨 : ⓘ 麥麩煨—밀기울과 訶子를 용기에 넣고 약한 불로 煨하여 적당히 뒤섞다가 밀기울이 눋은 黃色으로 되고, 訶子가 짙은 갈색을 띠면 꺼내어 체로 밀기울을 걸러내고 씨를 제거한다.

訶子 100 ㎏에 밀기울 30 ㎏을 쓴다.

ⓘⓘ 麩煨—깨끗한 訶子를 반죽한 밀가루로 환처럼 만들어 햇볕에 반쯤 말렸다가 砂燙法으로 燙煨하고 계속 뒤섞어 표면이 눋은 黑色으로 되면 꺼내어 체로 모래를 제거하고 껍질을 벗긴 다음 씨를 제거한다.

訶子 100 ㎏에 밀가루 50 ㎏을 쓴다.

【修治效果】 生用하면 淸肺行氣하여 久咳失音을 치료한다. 外用하면 澁性이 증가되어 固腸止瀉하므로 久瀉久痢 및 脫肛 등에 쓰인다.

【品 質】 황갈색으로 약간 쭈그러지고 광택이 있으며 단단하며 건조가 잘 된 것이 良品이다.

【理化學鑑別】

【貯 藏】 바람이 잘 통하고 건조한 곳에 보관한다.

內 部 構 造

訶子果皮橫斷面簡略圖

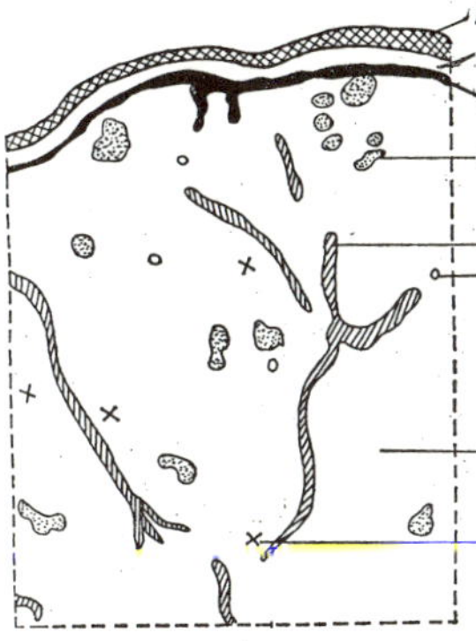

訶子果皮外部橫斷面詳細圖

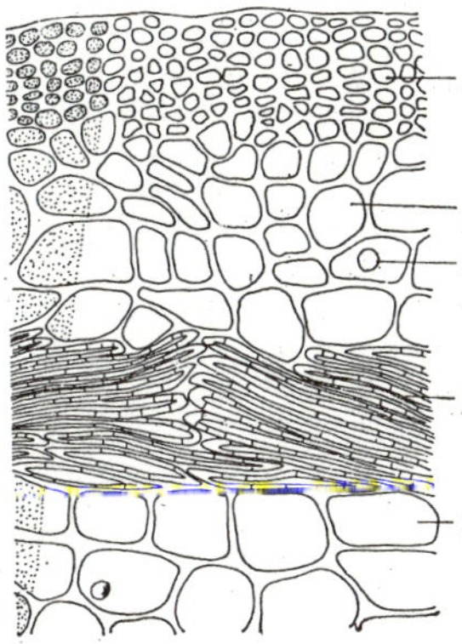

訶子果實種子粉末圖

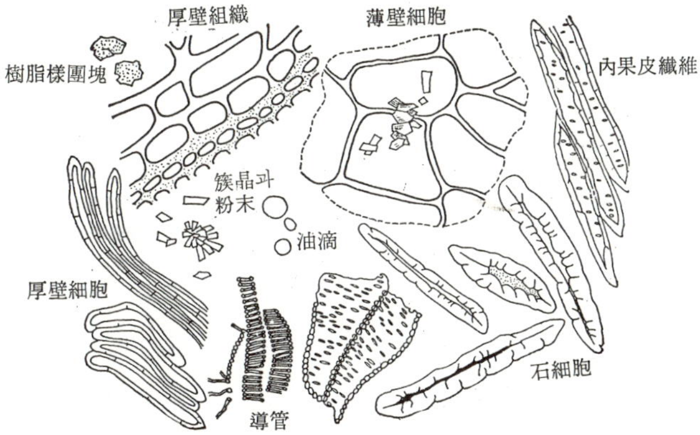

外 部 形 態

氣		味		色	

年　　月　　日　　　　組　　姓　名

肉 豆 蔻 [開寶本草]

【基原植物】 肉豆蔻樹 *Myristica fragrans* HOUTT.

常綠喬木으로 높이는 20 m에 달한다. 잎은 互生하고 楕圓狀 披針形에 길이는 5~15 ㎝로 革質이다. 잎의 끝은 尾狀이고 밑부분은 급하게 뾰족해지고 가장자리는 밋밋하고 윗면은 淡黃褐色, 아랫면의 색은 비교적 짙고 紅褐色의 葉脈이 있다. 葉柄의 길이는 6~12 ㎜, 꽃은 雌雄二家로 수꽃의 總狀花序는 길이 2.5~5 ㎝이고 小苞片은 鱗片狀이다. 꽃은 드문드문 달리고 黃白色이며 楕圓形 또는 壺形에 길이는 6 ㎜로 아래로 늘어져 있다. 葯은 9~12개, 合着하여 자루가 있는 圓柱形의 기둥이다. 果實은 배(梨)모양이거나 圓球形에 가깝고 아래로 늘어져서 달린다. 3.5~6㎝ 로 淡紅色 또는 黃色이고 성숙하면 세로로 두개로 갈라진다. 붉은 紅色의 假種子가 나타난다. 種子는 長球形, 種皮는 紅褐色에 木質이다.

【修　治】 ❶ 麥麸煨 : 밀기울과 肉豆蔻를 용기에 넣고 약한 불로 가열하여 적당히 뒤섞다가 밀기울이 눌은 黃色으로 되고, 肉豆蔻가 짙은 갈색을 띠면 꺼내 체로 밀기울을 걸러내고 식힌다. 빻아서 쓴다.

肉豆蔻 100 ㎏에 밀기울 40 ㎏을 쓴다.

❷ 滑石粉煨 : 滑石粉을 용기에 넣고 가열하여 반들반들해지면 肉豆蔻를 넣고 적당히 뒤섞다가 肉豆蔻가 짙은 갈색을 띨 때 꺼내어 체로 滑石粉을 걸러내고 식힌다. 빻아서 쓴다.

❸ 麸　煨 : 밀가루에 적량의 물을 넣고 덩어리로 반죽하여 薄片으로 눌러 肉豆蔻를 싸거나 肉豆蔻 표면을 물로 습윤하게 하고 밀가루로 환처럼 싸고 다시 습윤하게 3~4층을 싼다. 햇볕에 반쯤 말려 이미 가열한 滑石粉이 들어있는 용기에 넣고 적당히 섞다가 표면이 눌은 黃色으로 되면 꺼내어 체로 滑石粉을 걸러내고 식힌 다음 밀가루껍질을 벗겨낸다. 빻아서 쓴다.

肉豆蔻 100 ㎏에 밀가루 50 ㎏을 쓴다.

【修治效果】 기름기가 많아서 滑腸과 刺戟性의 부작용이 있다. 製한 후에는 기름기가 감소되어 滑腸하지 않게 하며, 刺戟性을 감소시켜 固腸止瀉의 효능을 높인다.

【品　質】 크고 무거우며 단단하고 표면이 반들반들하며 기름기가 있으며 쪼개면 향기가 강렬한 것이 良品이다.

【理化學鑑別】

【貯　藏】 바람이 잘 통하고 건조한 곳에 보관한다. 여름철에는 石灰로 된 항아리에 묻어서 보관하여 벌레를 피해야 한다.

內 部 構 造

肉豆蔻橫斷面簡略圖

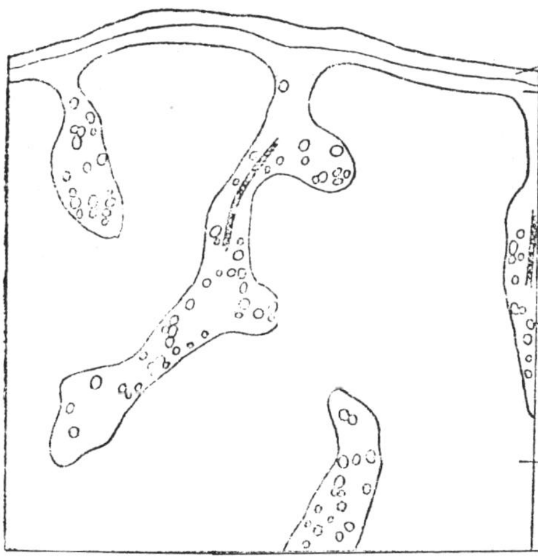

外 部 形 態

肉豆蔻(種仁)外形圖

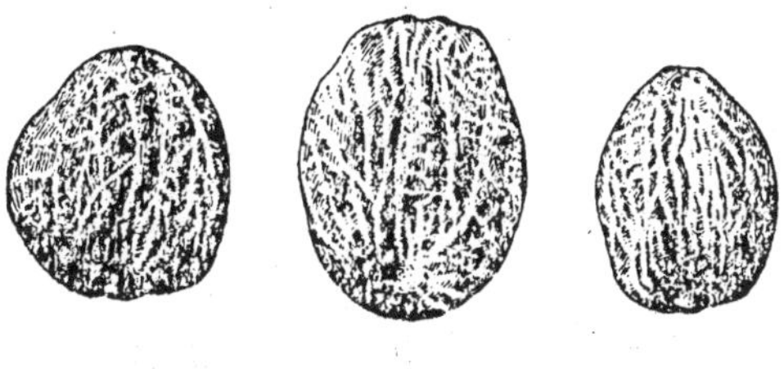

氣		味		色	

年　　月　　日　　　　　　　　組　　姓 名

烏　　梅 [本經]

【基原植物】 매화나무 *Prunus mume* SIEB. et ZUCC.

落葉小喬木으로 높이는 5m에 달하고 樹皮는 淡灰色 또는 淡綠色, 가지가 많이 갈라지고 잎은 互生하고 葉柄이 있으며 腺體가 있다. 어린가지의 葉柄 밑부분에 線形의 托葉이 2개 있다. 葉身은 卵形에서 長楕圓狀 卵形이며 길이는 4~9cm로 양면에 잔털이 있거나 뒷면의 葉脈 위에 털이 있고 가장자리에는 예리한 잔 톱니가 있다. 꽃은 잎보다 먼저 피며 백색 또는 분홍색으로 향기가 강하고 1~2개가 한곳에 달리는데 花梗은 거의 없고 꽃받침잎은 5개로 밑부분은 花托과 癒合한다. 꽃잎은 廣倒卵形이고 수술은 여러개인데 花托의 주위에 붙어 있다. 암술은 1개, 子房은 密毛에 싸여 있다. 核果는 둥글고 지름 약 2~3cm이며 絨毛에 싸여 있고 綠色이지만 7월에 黃色으로 익고 核은 果肉에서 떨어지지 않고 표면에 凹點이 많다. 開花期는 3~4월이다.

【修　治】 ❶ 烏　梅 : 雜質을 골라내고 잘 씻어서 말린다.

❷ 炒　炭 : 깨끗한 烏梅肉을 센 불로 炒하여 표면이 일어나고 눋은 黑色이나 黑褐色을 띠면 꺼내어 식힌다.

❸ 烏梅肉 : 깨끗한 烏梅를 물로 축축하게 하여 연하게 되면 부수어 核을 없애고 肉을 취하여 말린다. 또는 찐 다음 去核하고 肉을 취하여 말린다.

【修治效果】 生用하면 斂肺, 澁腸, 生津, 安蛔의 效能이 높고, 炒炭하면 收斂止血作用을 갖게 된다.

【品　質】 크고 육질이 두꺼우며 씨가 작으며 부드럽고 쪼개지지 않았으며 신맛이 강한 것이 良品이다.

【理化學鑑別】

【貯　藏】 서늘하고 건조한 곳에 보관한다. 먼지가 묻지 않게 주의한다.

內部構造

外部形態

氣		味		色	

年　月　日　　　組　姓名

五 倍 子 [本草拾遺]

【基原植物】 붉나무 *Rhus chinensis* MILL.

落葉低木 또는 小喬木으로 높이는 7m에 달하고 樹皮는 灰白色에 많은 皮目과 三角形의 葉痕이 있다. 잎은 奇數羽狀 複葉인데 互生하고 小葉은 7~13개이다. 葉軸에는 날개가 있고 小葉에는 葉柄이 없고 卵形이거나 卵狀楕圓形이며 끝은 날카롭고 밑부분은 둥글거나 뾰족하며 가장자리에는 거친 톱니가 있다. 圓錐花序는 頂生하고 花軸에는 茶褐色의 柔毛가 밀생하고, 꽃은 작고 雜性이다. 兩性花의 꽃받침잎, 꽃잎 및 수술은 각각 5개이고 암꽃은 퇴화된 5개의 수술과 3개의 암술대가 달린 1室의 子房이 있다. 核果는 扁球形에 黃赤色인데 黃褐色의 잔털에 덮여 있다. 開花期는 7~8월, 結實期는 10월이다.

【修　治】 쪼개서 잡질을 제거한다.

【修治效果】

【品　質】 크고 완전하며 벽이 두껍고 회갈색인 것이 良品이다.

【理化學鑑別】 粉末 0.5g에 물 4㎖를 넣고 가열한 다음 여과한다. 여액 1㎖에 $FeCl_3$ $6H_2O$ 9g과 물 10㎖를 용해시켜서 얻은 용액 한방울을 떨어뜨리면 남흑색의 침전물이 발생한다.

【貯　藏】 통풍이 잘 되는 곳에 보관한다.

內 部 構 造

五倍子橫斷面詳細圖

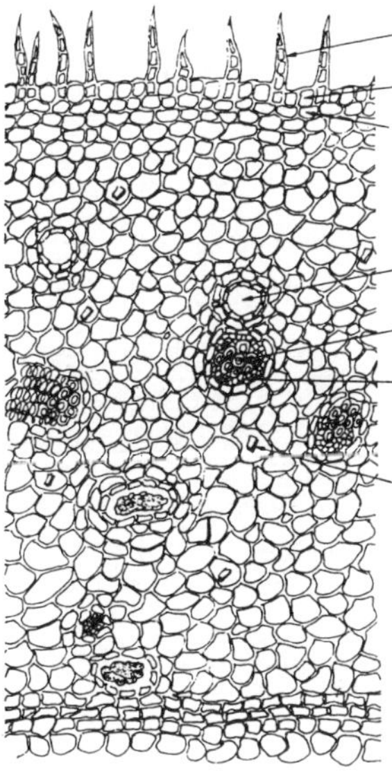

外 部 形 態

五倍子外形圖

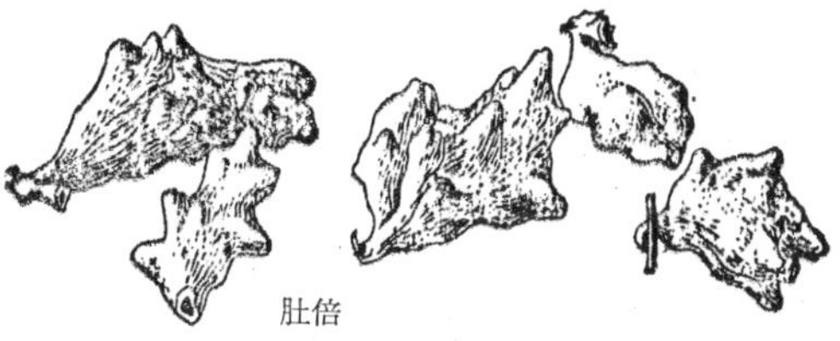

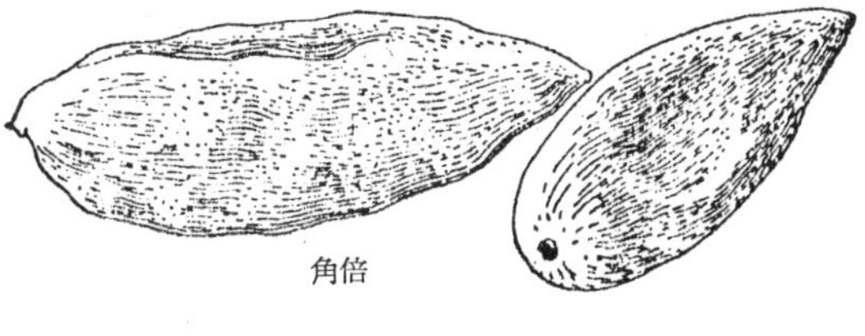

氣		味		色	

年　　月　　日　　　　　　組　　姓　名

第 3 節　澁精 縮尿 止帶藥

五　味　子 [本經]

【基原植物】 오미자 *Schizandra chinensis* (TURCZ.) BAILL.

落葉 덩굴성 木本으로 莖皮는 灰褐色이며 皮目이 뚜렷이 나타나 있다. 小枝는 褐色이고 잎은 互生하고 葉柄은 가늘고 길다. 葉身은 얇고 膜質이며 卵形 또는 廣卵形 내지는 廣楕圓形이며, 길이 5~11 cm, 너비 3~7 cm, 끝은 갑자기 뾰족해지고 밑부분은 楔形, 廣楔形 또는 圓形이고 가장자리에 작은 齒牙狀의 톱니가 있고 윗면은 淡黃色 아랫면은 淡黃色 芳香이 있다. 꽃은 雌雄二家花로 약간 붉은빛이 도는 黃白色이며 수꽃에는 긴 花柄이 있고 꽃잎은 6~9개이고 卵狀 長楕圓形이다. 수술은 5개이고 암술은 많다. 花托은 나사모양으로 배열되고 子房은 倒洋梨形, 花柱는 없고 꽃가루를 받은 후에 花托은 穗狀으로 生長하여 이삭모양으로 늘어지는 열매 송이가 달린다. 果實은 漿果이며 둥글고 지름은 5~7 mm이며 성숙된 후에는 深紅色이 되고 1~2개의 種子가 들어 있다. 開花期는 6~7월, 結實期는 8~9월이다.

【修　治】 ❶ 五味子 : 雜質을 제거하고 찧어서 부수어 쓴다.

❷ 醋 蒸 : 깨끗한 五味子를 식초와 섞어 약간 불린 다음 쪄서 식초가 완전히 흡수되고 표면이 紫黑色을 나타내면 꺼내어 말린다.

五味子 100 kg에 식초 15 kg을 쓴다.

❸ 酒 蒸 : 깨끗한 五味子를 막걸리와 섞어 약간 불린 다음 적당한 용기에 넣고 쪄서 술이 완전히 흡수되고 표면이 黑色이나 灰黃色이 되면 꺼내어 그늘에 말린다.

五味子 100 kg에 막걸리 20 kg을 쓴다.

【修治效果】 生用하면 咳嗽藥에 들어가서 斂肺止咳하는데, 酒製하면 益腎固精하므로 腎虛遺精 등에 쓰인다. 또, 醋製하면 酸澁收斂作用이 높아져서 咳嗽, 遺精, 泄瀉 등에 쓰인다.

【品　質】 입자가 크고 과피가 자홍색이며 육질은 두꺼우면서 부드러운 것이 良品이다.

【理化學鑑別】

【貯　藏】 바람이 잘 통하고 건조한 곳에 보관한다. 곰팡이에 주의한다.

內 部 構 造

北五味子(果皮와 種子)橫斷面圖

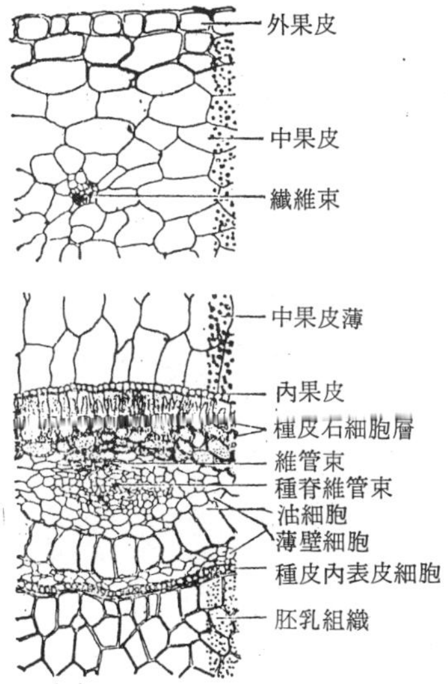

北五味子(果皮와 種子)粉末圖

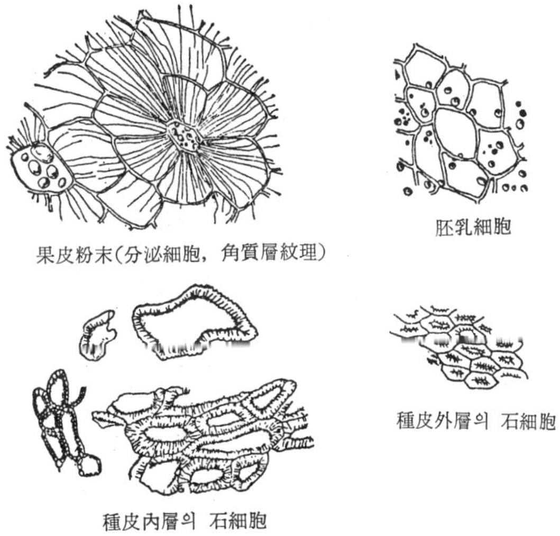

外 部 形 態

北五味子外形圖

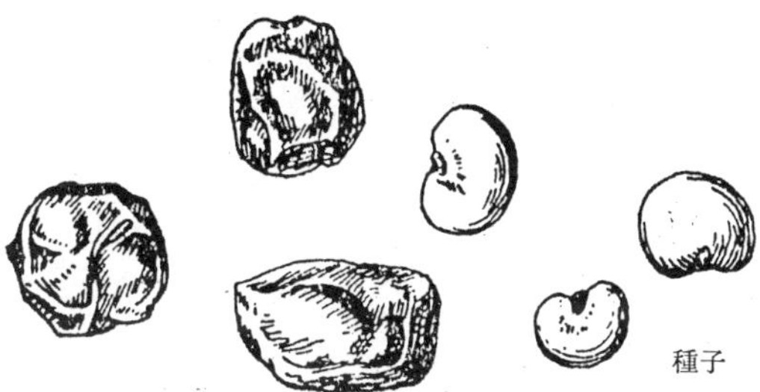

氣		味		色	

年　　月　　日　　　　　　組　　姓 名

蓮 子 肉 [本經]

【基原植物】 연꽃 *Nelumbo nucifera* GAERTN.

多年生 水生草本으로 根莖은 肥厚하며 옆으로 길게 뻗고, 外皮는 黃白色이고 節部는 졸라매었고 鱗葉과 不定根이 나고 마다사이는 굵고 內部는 白色이며 管에 작은 구멍이 많이 있다. 葉身은 둥근 방패형이며 水面에서 높게 솟고 지름이 40cm내외이며 圓形에 가깝고 가장자리는 밋밋하다. 葉脈이 사방으로 퍼지며 물에 잘 젖지 않고 葉柄은 圓柱形이며 짧은 가시 같은 突起가 있다. 꽃은 크고 연한 紅色 또는 白色이며 花莖은 葉柄처럼 가시가 있고 끝에 한송이가 피며 芳香이 있다. 꽃받침잎은 4~5개이며 일찍 떨어진다. 꽃잎은 길이 8~12cm, 너비 3~7cm, 倒卵形으로 끝은 뭉툭하며 花托은 倒圓錐形으로 頂部는 편평하고 小孔이 20~30개가 있고 각 小孔에는 楕圓形의 子房이 한개 있고 花柱는 매우 짧다. 結實期에는 花托이 점점 커져서 內部는 海綿狀이 되는데 속칭 蓮蓬이라 한다. 堅果는 楕圓形으로 果皮는 단단하고 革質이며, 속에 한개의 種子가 들어 있다. 속칭 蓮子(연밥)라 한다. 開花期는 7~8월이다. 結實期는 9~10월이다.

【修 治】 ❶ 蓮子肉 : 雜質을 제거하고 따뜻한 물에 약간 담가 연하게 되면 그 心을 빼내고 曬乾한다.
❷ 炒 黃 : 깨끗한 蓮子肉을 약한 불로 炒하여 표면의 색과 윤기가 짙어지고 내면이 黃色으로 되며 향기가 나면 꺼내 식힌다.

【修治效果】 炒하면 고유의 香氣를 내고, 澁한 성질이 강해지며, 補脾止瀉, 温腎固精의 효능이 높아진다.

【品 質】 열매가 크고 포만하며 쪼개지지 않은 것이 良品이다.

【理化學鑑別】

【貯 藏】 바람이 잘 통하고 건조한 곳에 보관한다. 벌레가 잘 먹으므로 주의한다.

內 部 構 造

外 部 形 態

氣		味		色	

年　月　日　　　　組　姓　名

芡　　實 [本經]

【基原植物】 가시연꽃 *Euryale ferox* SALISB.

一年生 水生草本으로 흰수염뿌리와 불확실한 줄기가 있다. 初生葉은 水中에 있는데 화살형이고, 後生葉은 水面 위로 뜨고 葉柄이 길고 圓柱形으로 속은 비었으며 윗면에는 여러개의 가시가 나 있다. 葉身은 楕圓狀 腎臟形 또는 둥근 방패형으로 지름은 20~120cm이며 表面은 深綠色의 蠟으로 덮여 있고 隆起가 많이 있고 葉脈이 갈라지는 곳에는 날카로운 가시가 있으며, 背面은 深紫色으로 葉脈이 突起하였고 絨毛가 있다. 꽃은 單生, 花莖이 굵고 가시가 많고 水面 위로 뻗어 나온다. 꽃받침은 4개로 곧게 서고 披針形에 多肉質이며 外面은 綠色이며 가시가 있고 內面은 紫色을 띠고 있다. 꽃잎은 여러개이며 3輪으로 나누어 배열되고 紫色을 띤다. 수술은 여러개이고, 子房은 半下位에 8室, 花柱는 없고 柱頭는 紅色이다. 液果는 球形에 海綿質, 黑紫色이고 外面은 가시로 덮였고 上部에는 宿存하는 꽃받침이 있다. 種子는 球形에 黑色, 假種皮가 있고 딱딱하다. 꽃은 紫色으로 開花期는 7~8월이다.

【修　治】 雜質을 제거하고 사용한다.

【修治效果】

【品　質】 입자가 포만하고 粉性이 많으며 雜質이 없는 것이 良品이다.

【理化學鑑別】

【貯　藏】 통풍이 잘 되는 곳에 보관하고 벌레를 방지한다.

內 部 構 造

芡實內種皮橫斷面詳細圖

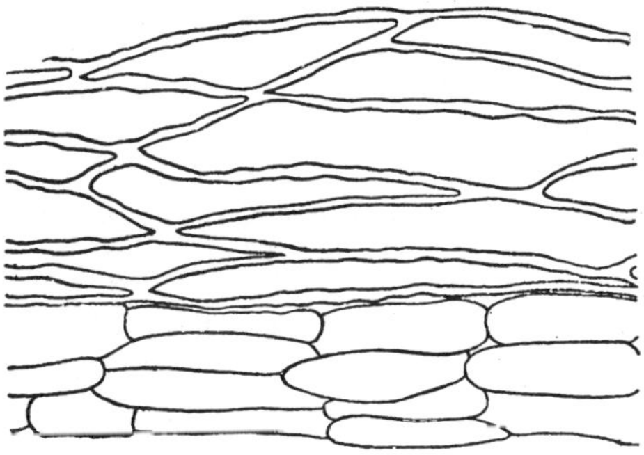

芡實澱粉圖

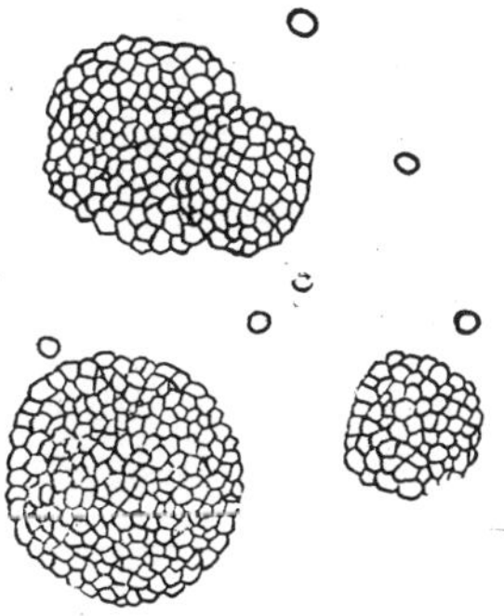

外 部 形 態

氣		味		色	

年　　月　　日　　　　　　組　　姓 名

山 茱 萸 [本經]

【基原植物】 산수유나무 *Cornus officinalis* Sieb. et. Zucc.

落葉小喬木으로 높이는 7m내외이다. 樹皮는 灰褐色이고 잘 벗겨지며 小枝에는 털이 없다. 잎은 對生하며 卵形, 楕圓形 또는 長楕圓形으로 끝이 좁고 날카로우며 밑부분은 둥글거나 넓은 楔形이고 가장자리는 밋밋하다. 윗면은 약간 반들반들하고 혹은 가는 털이 난 것도 있고 뒷면은 白色의 伏毛로 덮여 있고 脈腋에 黃褐色의 털이 촘촘히 있다. 꽃받침은 兩性으로 잎보다 먼저 피며 黃色의 작은 꽃이 傘形花序에 20~30개씩 달린다. 꽃받침잎은 4개이나 구별하기 어렵고 꽃잎 및 수술은 각 4개이고 子房은 下位이다. 核果는 長楕圓形에 길이 1.2~1.5cm로 성숙하면 赤色이 된다. 種子는 長楕圓形에 肋條가 있다. 開花期는 3~4월, 結實期는 7~8월이다.

【修 治】 ❶ 山茱萸 : 깨끗이 씻어서 雜質과 果核을 제거한다.
❷ 酒 蒸 : 山茱萸肉을 막걸리와 섞어 밀폐된 용기에 넣어 밀봉한 다음 쪄서 술이 완전히 흡수되고 표면이 黑色으로 윤이 날 때에 꺼내어 말린다.

山茱萸肉 100kg에 막걸리 20kg을 쓴다.

【修治效果】 山茱萸核은 滑精하므로 去核하여 滑精을 막아야 한다. 이 약은 生用하면 斂陰止汗의 효능이 높아져서 自汗, 盜汗에 쓰인다. 蒸하면 補腎澁精, 固精縮尿의 효능이 높아져서 頭目眩暈, 陽痿早泄, 尿頻遺尿에 많이 쓰인다. 술의 성질은 溫通하여 약효를 도와주므로 酒蒸하면 溫補肝腎의 효능을 높이고 酸性을 감소시켜 腰部痠痛, 脇肋疼痛, 頭昏目眩, 耳鳴, 遺精 등증에 쓰인다.

【品 質】 核仁이 없으며 육질이 두껍고 홍색이며 부드러운 것이 良品이다.

【理化學鑑別】

【貯 藏】 건조한 용기에 보관해야 한다. 습기, 벌레에 주의한다.

內 部 構 造

山茱萸果肉粉末圖

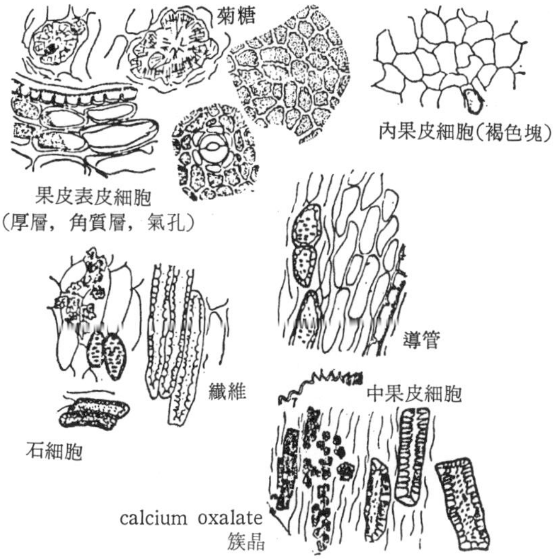

外 部 形 態

山茱萸果肉外形圖

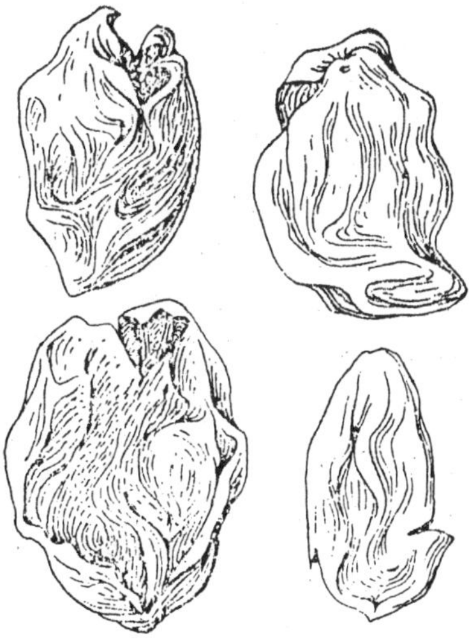

氣		味		色	

年　　月　　日　　　　　　組　　姓　名

金 櫻 子 [蜀本草]

【基原植物】 금앵자나무 *Rosa laevigata* MICHX.

常綠攀援灌木으로 높이는 3m에 달한다. 줄기는 赤褐色이고 아래로 향한 갈고리모양의 가시가 있다. 잎은 3出複葉이 互生하고 小葉은 革質의 楕圓狀 卵形에서 卵狀 披針形이다. 側生한 小葉은 비교적 작다. 葉柄과 小葉 뒷면의 中央脈에는 가시가 없거나 또는 드문드문 있는 것도 있다. 葉柄의 길이는 1~2cm로 褐色의 가는 가시모양의 腺이 있다. 托葉의 하반부는 葉柄과 合生하고 葉柄과 갈라진 상반부는 線狀 披針形이다. 꽃은 지름이 5~8cm로 옆에서 나온 가지의 끝에 單生한다. 花莖은 굵고 튼튼하며 약 3cm로 곧은 가시가 있다. 꽃받침잎은 5개로 卵狀 披針形으로 모양이 잎과 비슷한 것도 있다. 꽃잎은 5개, 수술은 여러개이며 葯은 T字形으로 붙어 있다. 암술은 離生하며 여러개의 心皮로 이루어지고 絨毛에 싸여 있다. 花柱는 線形, 柱頭는 圓形이다. 성숙한 花托은 赤色에 球形 또는 倒卵形이고 곧은 가시가 있고 끝에는 긴 꽃받침이 남아 있고 그 안에 骨質의 瘦果가 많이 들어 있다. 開花期는 5월, 結實期는 9~10월이다.

【修 治】 ❶ 金櫻子 : 흙이나 먼지 雜質을 체로 걸러내고 남아있는 꽃받침이나 가시 등을 제거한 다음, 깨어서 核을 제거하고 깨끗이 씻어서 말린다.

❷ 蜜 炙 : 익힌 꿀을 약간의 물에 희석한 후 金櫻子片에 뿌려서 내부까지 완전히 스며들면 약한 불로 炒하여, 표면이 짙은 黃色으로 되고 손에 달라붙지 않을 정도가 되면 꺼내어 식힌다.

金櫻子 100kg에 익힌 꿀 10kg을 쓴다.

【修治效果】 생 것은 酸澁하여 固精澁腸, 縮尿止瀉하지만, 蜜炙한 후에는 補腎, 益氣의 효능이 높아진다.

【品 質】 크고 육질이 두꺼우며 홍색으로 광택이 있으며 가시를 제거한 것이 良品이다.

【理化學鑑別】

【貯 藏】 바람이 잘 통하고 건조한 곳에 보관한다. 벌레에 주의한다. 炙金櫻子는 밀폐된 용기에 보관해야 한다.

內 部 構 造

金櫻子花萼筒橫斷面簡略圖

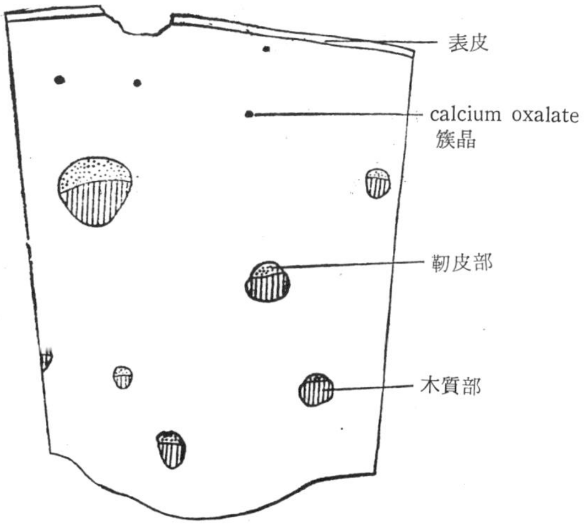

內表皮着生單細胞非腺毛

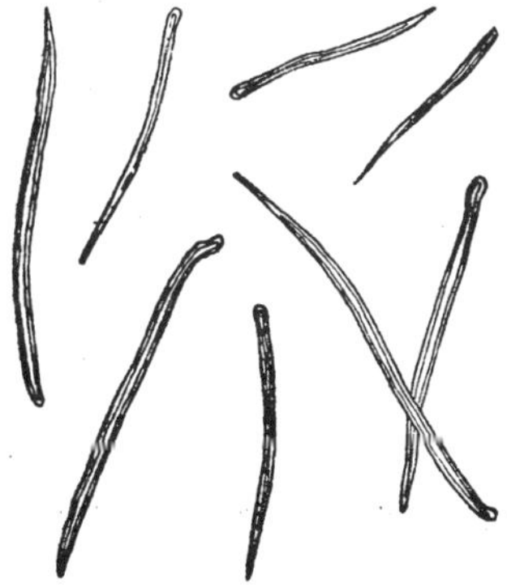

外 部 形 態

金櫻子果實外形圖

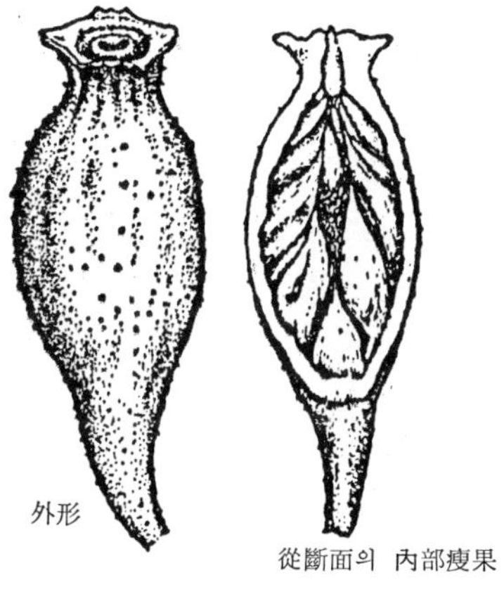

氣		味		色	

年　　月　　日　　　　　　組　　姓 名

桑 螵 蛸 [本經]

【基原動物】 사마귀 *Paratenodara sinensis* de SAUSSURE

【修　治】 雜質을 제거하고 맑은 물로 진흙 등을 깨끗이 씻은 다음 시루에 넣고 센 불로 한시간 정도 찐 다음 꺼내어 말린다. 剪碎하여 사용한다.

【修治效果】 益腎固精薬인데, 生用하면 泄瀉를 일으키나 蒸한 후에는 泄瀉 등의 副作用을 없애고 蟲卵 등을 죽임으로써 보관에 편리하게 한다.

【品　質】 완전하며 황색으로 가볍고 알이 아직 부화하지 않았으며 나무가지등의 잡질이 없는 것이 良品이다.

【理化學鑑別】

【貯　藏】 바람이 잘 통하고 건조한 곳에 보관한다. 벌레에 주의한다.

內 部 構 造

外 部 形 態

桑螵蛸外形圖

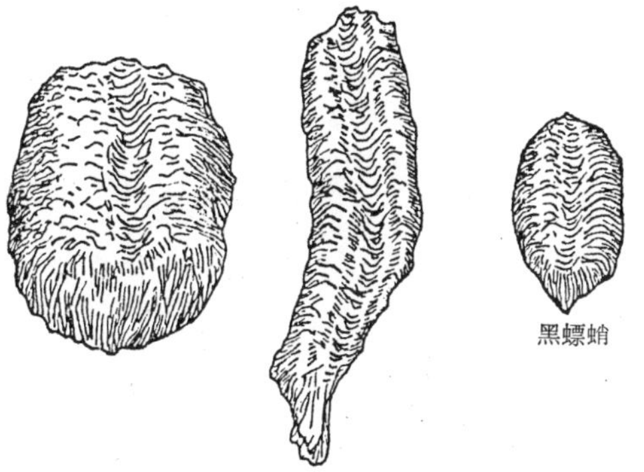

長螵蛸　黑螵蛸

氣		味		色	

年　月　日　　　組　姓　名

覆 盆 子 [別錄]

【基原植物】 華東覆盆子 *Rubus chingii* Hu

落葉灌木으로 높이는 3 m에 달하고 줄기는 곧게 자라고 끝이 휘어져 땅에 닿으면 뿌리가 내리며 赤褐色의 白粉에 덮여 있고 편평한 갈고리모양의 皮刺가 있다. 寄數羽狀複葉이 互生하며 葉柄이 있다. 小葉은 3~7개인데 5개가 많다. 頂生한 小葉이 비교적 크고 卵形으로 끝은 날카롭고 밑부분은 넓은 楔形이거나 둥글고 가장자리에는 고르지 않은 크고 날카로운 톱니가 있다. 잎 뒷면은 葉脈에 따라서 柔毛가 있고 托葉은 線形이다. 傘房花序가 頂生 또는 腋生하고 털이 있고, 꽃받침잎은 5개로 披針形에 끝은 꼬리모양이고 表面에는 털이 있다. 꽃잎은 5개로 淡紅色에 倒卵形이고 꽃받침보다 짧다. 수술과 암술은 여러개이고 花柱는 頂生에 가깝다. 聚合果는 작고 卵形인데 익으면 검붉게 된다. 開花期는 5~6월, 結實期는 7~8월이다.

【修 治】

【修治效果】

【品 質】 입자가 완전하고 포만하여 단단하고 황녹색으로 신맛이 있는 것이 良品이다.

【理化學鑑別】

【貯 藏】 건조한 곳에 보관한다.

內 部 構 造

覆盆子小核果縱斷面

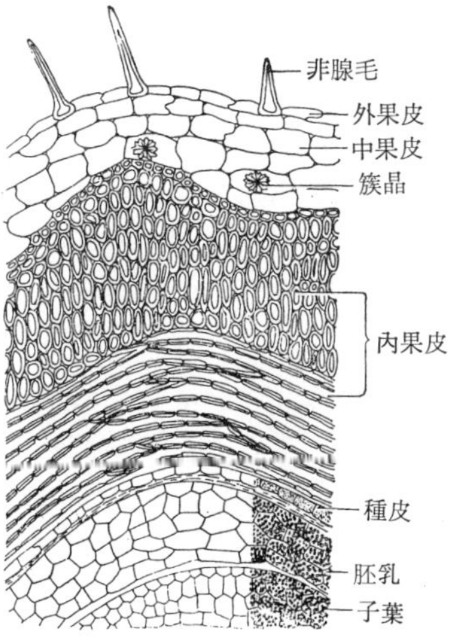

覆盆子小核果縱斷面簡略圖

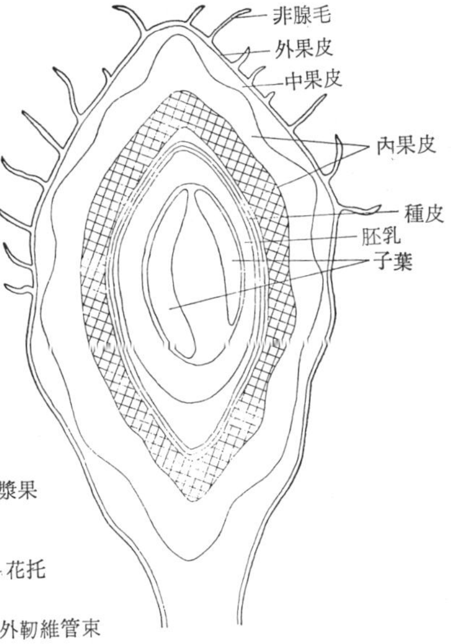

覆盆子聚合果橫斷面簡略圖

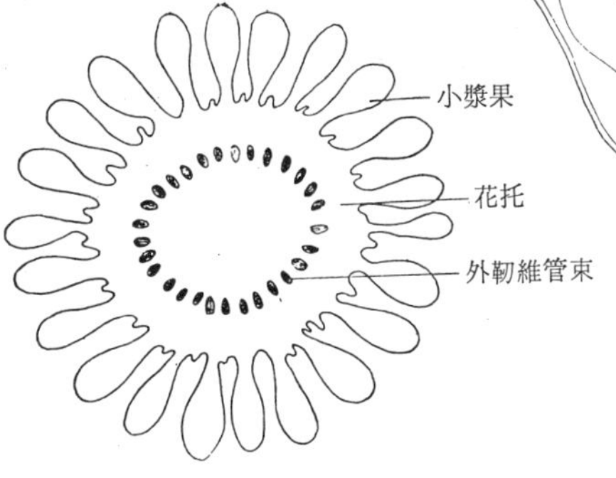

外 部 形 態

氣		味		色	

年　　月　　日　　　　　　組　　姓　名

海 螵 蛸 [本經]

【基原動物】 無鍼烏賊 *Sepiella maindroni* de ROCHEBRUNE

【修　治】 雜質을 제거하고 가루내어 사용한다.

【修治效果】

【品　質】 백색으로 깨끗한 것이 良品이다.

【理化學鑑別】 분말에 묽은 염산을 떨어뜨리면 기포가 발생한다.

【貯　藏】

內 部 構 造

海螵蛸粉末圖

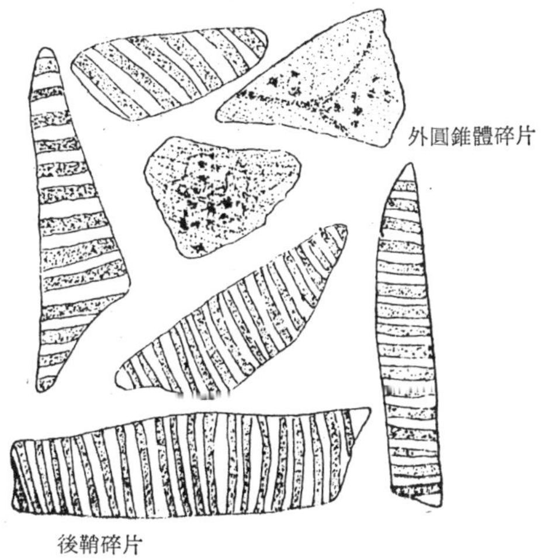

外 部 形 態

海螵蛸外形圖

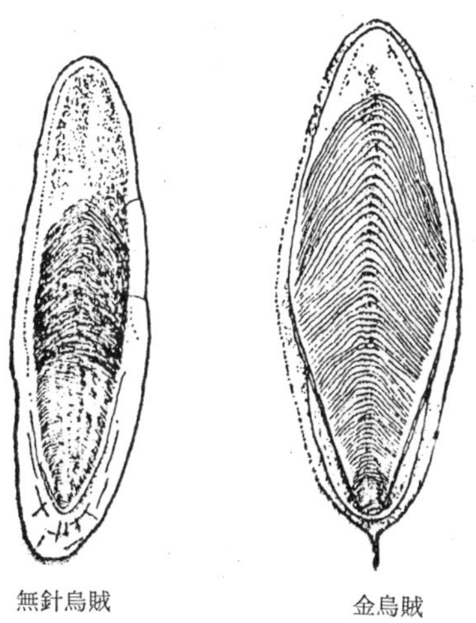

氣		味		色	

年　　月　　日　　　　　　組　　姓　名

白　　礬 [本經]

【基原鑛物】 明礬石　Alunite

【修　治】 ❶ 白　礬 : 雜質을 제거하고 도쇄한다.
❷ 煆(枯礬) : 깨끗한 白礬을 용기에 넣고 가열하여 녹여서 수분이 완전히 증발되고, 기체가 방출되지 않으며, 전체가 백색의 벌집모양의 고체로 되었을 때에 꺼내어 식힌다.

【修治效果】 生用하면 收斂, 燥濕, 解毒祛痰의 효능이 있는데, 煆한 후에는 燥濕, 收斂의 효능이 높아져서 瘡瘍收肌斂口, 疥癬 및 局部創傷出血에 쓴다.

【品　質】

【理化學鑑別】

【貯　藏】 서늘하고 건조한 곳에 보관한다. 습기 및 먼지에 주의한다.

내부구조
內 部 構 造

外 部 形 態

氣		味		色	

年 月 日 組 姓 名

第19章 涌 吐 藥

常　　山 [本經]

【基原植物】 黃常山 *Dichroa febrifuga* LOUR.

落葉灌木으로 높이는 1~2 m에 달하고 가지는 黃褐色으로 털은 없으며 햇가지는 綠色에 白色의 털이 성기에 나 있으나 곧 脫落하여 매끄럽게 된다. 單葉이 互生하며 半透明한 黃色의 腺點이 있고 惡臭가 난다. 葉柄은 溝狀에 白色의 털이 성기게 있거나 없으며 짧고, 잎은 菱狀 卵形 또는 卵狀 楕圓形으로 끝은 날카로우며 밑은 둥글고 가장자리는 밋밋하거나 작은 톱니가 있다. 꽃은 單性에 雌雄二家花로 黃綠色이다. 수꽃은 花序는 總狀이고 햇가지의 밑부분에 側生하고 花軸과 花柄에는 白色의 털이 있고 花軸의 밑부분에 苞片이 1개 있고 꽃받침잎은 4개, 꽃잎도 4개, 수술 4개가 꽃잎과 對生한다. 암꽃은 單生하고 假수술이 4개, 子房은 上位, 心皮는 4개, 花柱는 짧고 柱頭는 4개로 갈라진다. 蒴果는 끝이 2개로 갈라지고 種子는 黑色이며 둥글고 開花期는 4월이다.

【修　治】 ❶ 常　山 : 雜質 및 殘莖을 제거하고 크기에 따라 나누어 물에 담가 불린 후 薄片으로 잘라서 말린다.

❷ 酒　炙 : 常山片을 막걸리에 불려서 술이 완전히 스며들면 약한 불로 炒하여 약이 거의 마르고 짙은 黃色으로 되었을 때에 꺼내어 그늘에 말린다.

常山 100 kg에 막걸리 20 kg을 쓴다.

【修治效果】 生用하면 강렬한 催吐作用이 있지만, 酒炙한 후에는 嘔吐 등의 부작용이 감소된다.

【品　質】 절단면이 옅은 황색이고 질이 단단하며 무거운 것이 良品이다.

【理化學鑑別】

【貯　藏】 바람이 잘 통하고 건조한 곳에 보관한다.

內 部 構 造

常山根橫斷面簡略圖

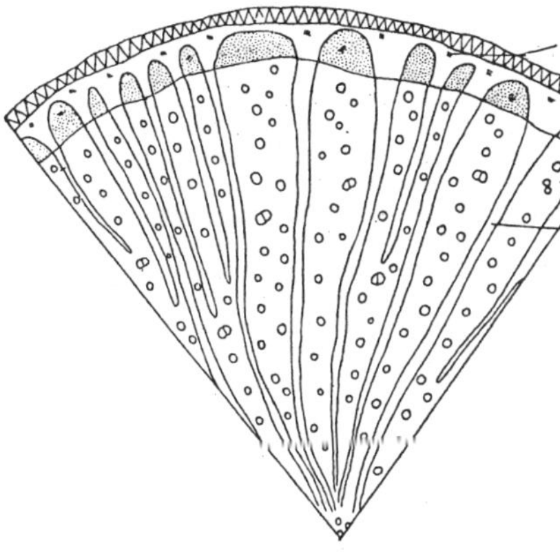

外 部 形 態

常山과 飮片圖

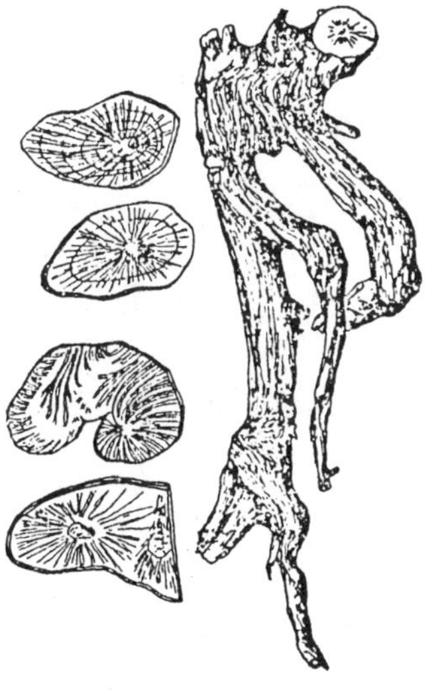

氣		味		色	

年　　月　　日　　　　　　組　　姓 名

藜　蘆 [本經]

【基原植物】 참여로 *Veratrum nigrum* L.

多年生 草本으로 높이는 60～100cm내외이다. 根莖에는 여러개의 가는 뿌리가 나며 多肉質이다. 줄기는 곧게 서고 잎은 互生하고 줄기 下部에 3～4잎이 촘촘히 互生하며 楕圓形 또는 卵狀 披針形이고 길이는 30cm 정도로 끝이 점점 뾰족해지고 밑이 좁으며 밑부분으로 갈수록 좁아져서 鞘에 연달아서 줄기를 싸고 있다. 꽃은 大形의 圓錐花序가 頂生하며 여러개이고 밀착하며, 花軸은 거칠거칠하며 苞는 披針形이고 꽃자루보다 짧고 花莖은 6조각이고 長楕圓形이며 끝이 뭉툭하고 6개의 수술은 花蓋片 길이의 반이다. 子房은 卵形이고 암술대는 세갈래로 갈라져서 뒤로 젖혀지고 蒴果는 楕圓形이며 길이는 1cm정도로 세개의 홈이 있고 끝이 세개로 갈라진다. 種子는 여러개이고 開花期는 7～8월이다.

【修　治】

【修治效果】

【品　質】 뿌리가 粗壯하고 雜質이 없는 것이 良品이다.

【理化學鑑別】 자외선등 밑에서 관찰하면 뿌리의 표피가 떨어진 곳에서 남색의 형광을 볼 수 있다.

【貯　藏】 건조한 곳에 보관한다.

內 部 構 造

藜蘆橫斷面簡略圖

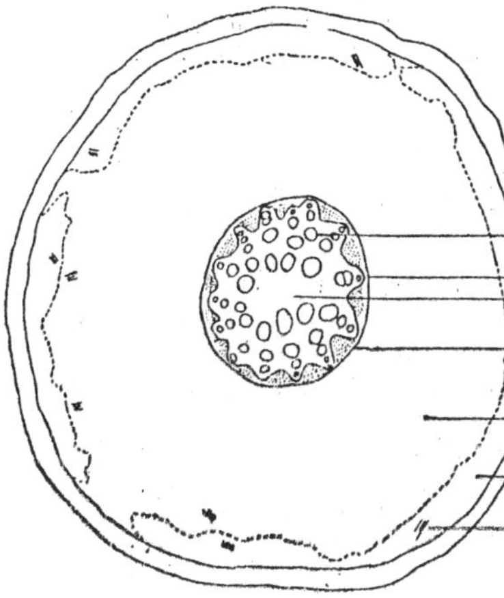

外 部 形 態

藜蘆外形圖

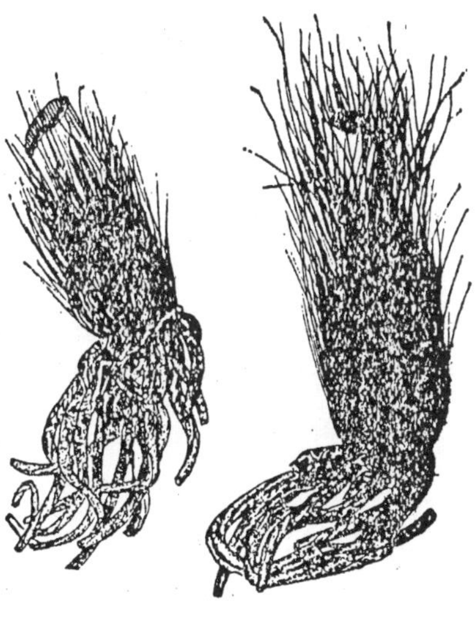

氣		味		色	

年　　月　　日　　　　　　組　　姓　名

第20章 外 用 藥

硫 黃 [本經]

【基原鑛物】 硫黃 Sulfur

【修 治】 ❶ 雜質을 제거하고 부수어서 조각으로 만든다.
❷ 製硫黃 : 깨끗한 硫黃塊에 적량의 豆腐를 넣고 삶아서 豆腐가 黑色이나 黑綠色으로 되면 꺼내어 물에 씻어서 그늘에 말린다.
硫黃 100 kg에 豆腐 200 kg을 쓴다.

【修治效果】 生用하면 有毒하며 疥癬, 濕疹, 癩瘡에 쓴다. 製한 후에는 毒性이 감소되어 養胃, 尿頻, 大便冷閉, 虛寒腹瀉, 腹痛에 많이 쓴다.

【品 質】 황색이며 광택이 있고 질이 잘 부스러지는 것이 良品이다.

【理化學鑑別】

【貯 藏】 건조한 곳에 보관한다.

内 部 構 造

外 部 形 態

氣		味		色	

年　　月　　日　　　　組　　姓　名

雄　　黃 [本經]

【基原鑛物】 雄黃 Realgar

【修　治】 ❶ 雄黃粉 : 磁石을 써서 雄黃에서 쇳가루를 골라낸 다음, 乳鉢에 넣고 적량의 물을 부어 갈아서 죽처럼 만든다. 그 후에 많은 물을 다시 붓고 저은 뒤 잠시 기다려 현탁액을 따라낸다. 아래에 가라앉은 알맹이들은 다시 갈고, 이와 같이 여러번 반복하여 남은 것은 손으로 비벼서 거친 입자와 광택이 없어질 때까지 한다. 잡질을 버리고 따라낸 현탁액을 방치하였다가 위의 맑은 물을 따라내고 말린 다음 다시 곱게 간다.

【修治效果】 極細末하고 깨끗이 하므로써 製劑와 복용에 편리하게 한다.

【品　質】 홍색으로 덩어리가 크고 광택이 있으며 잘 부스러지는 것이 良品이다.

【理化學鑑別】

【貯　藏】 건조한 곳에 밀폐하여 보관한다.

內 部 構 造

外 部 形 態

氣		味		色	

年 月 日 組 姓 名

斑　蝥 [本經]

【基原動物】 南方大斑蝥 *Mylabris phalerata* PALL.

【修　治】 ❶ 斑　蝥 : 머리, 다리, 날개 및 雜質을 제거한다.
❷ 米　炒 : 먼저 용기를 가열한 다음 쌀을 넣고 炒하여 연기가 나면 斑蝥와 함께 炒한다. 쌀이 눌은 黃色을 띠고 斑蝥가 약간 붉은 색을 띠면 꺼내어 체로 쌀을 걸러낸다.
斑蝥 100 kg에 쌀 20 kg정도를 쓴다.

【修治效果】 독이 있으며 맛과 냄새가 좋지 않다. 米炒하면 독성이 감소되고, 역겨운 맛과 냄새가 없어진다.

【品　質】 크고 완전하며 색이 선명하고 썩은 냄새가 없는 것이 良品이다.

【理化學鑑別】

【貯　藏】 바람이 잘 통하고 건조한 곳에 보관한다. 벌레에 상하기 쉬우므로 주의한다. 독이 많으므로 보관에 주의한다.

內 部 構 造

外 部 形 態

南方大斑蝥

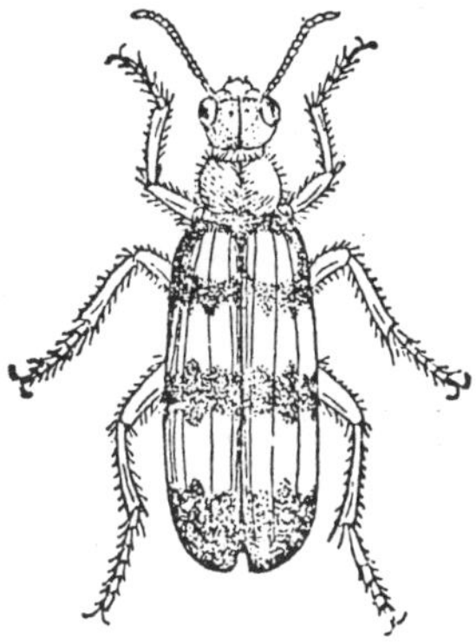

氣		味		色	

年　　月　　日　　　　　　組　　姓　名

本草學實習〈下〉 定價 14,000원

1991年 8月 5日 初版印刷
2013年 1月 15日 重版發行

編 者 全國韓醫科大學 本草學教材編纂委員會
發行者 權 賢 俊

發行所 圖書出版 永 林 社

서울特別市 東大門區 里門 3洞 255-173
代表電話 (02) 968-4736 · 968-4739 FAX (02) 965-9791
E-mail hwunhj@korea.com
登錄 2008年 1月 31日 第 8-86號

ISBN 978-89-85897-11-X 93510
ISBN 978-89-85897-09-8 (전2권)